DIAGNOSTIC ET TRAITEMENT

DES

AFFECTIONS OCULAIRES

PAR LES DOCTEURS

X. GALEZOWSKI
PROFESSEUR LIBRE D'OPHTHALMOLOGIE

V. DAGUENET
MÉDECIN-MAJOR DE 1re CLASSE

II

IRIS — CRISTALLIN
CORPS VITRÉ — CHOROIDE — RÉTINE

Avec figures intercalées dans le texte.

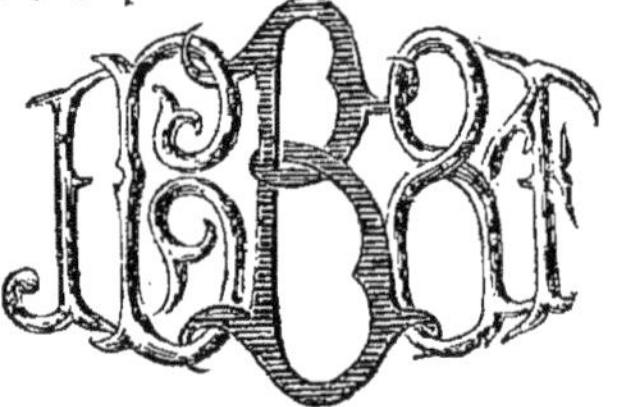

PARIS
LIBRAIRIE J.-B. BAILLIÈRE ET FILS
19, Rue Hautefeuille, près du boulevard Saint-Germain

1885

Cet ouvrage sera complété par un troisième et dernier fascicule, auquel seront joints le titre et la table des matières. Prix de l'ouvrage complet....... 16 fr.

Nous terminerons ces considérations sur les troubles fonctionnels de l'iris, en faisant remarquer que la mydriase et le myosis, envisagés dans leur pathogénie et comme éléments de diagnostic dans les affections cérébro-spinales, constituent un des chapitres les moins bien connus de la pathologie. Tant de causes diverses influencent les mouvements de l'iris, qu'on n'a pu encore parvenir à faire la part exacte de ce qui revient à chacune d'elles. On se rend compte de ces difficultés, en réfléchissant que les mouvements de la pupille sont sous la dépendance de la sensibilité rétinienne, de l'intégrité de l'axe réflexe qui de la rétine se rend à l'oculo-moteur, et de toutes les influences morbides de nature irritative ou paralysante, qui peuvent atteindre la troisième paire, le grand sympathique et probablement certains centres moteurs de l'écorce cérébrale. Que d'éventualités dont il faut tenir compte dans une question aussi complexe ! Aussi la clinique s'est-elle bornée jusqu'ici à enregistrer des faits et à recueillir des observations, laissant à l'avenir le soin de les classer et de découvrir les lois qui les régissent.

TUMEURS DE L'IRIS.

Parmi les tumeurs de l'iris, nous avons déjà eu occasion de signaler les condylômes, les tubercules et les abcès; il nous reste à étudier les kystes et les mélano-sarcômes.

Kystes. — Les kystes de l'iris sont rares. Ils se présentent sous la forme de petites tumeurs arrondies, demi-transparentes, à surface lisse dépourvue de vaisseaux et sur laquelle on ne reconnaît plus aucune fibre irienne distincte. Les uns sont solides et renferment quelquefois de petits poils, les autres contiennent un liquide transparent; mais un point commun à ces deux variétés de kystes, c'est leur origine qui est presque toujours une lésion traumatique.

Lorsque le kyste est solide, on admet qu'au moment de la blessure de la cornée, quelques parcelles d'épithélium pénètrent dans l'œil en même temps que l'instrument vulnérant et viennent se greffer sur l'iris, où elles continuent à se développer et à proliférer. Si des cils sont en même temps entraînés dans la chambre antérieure avec leur bulbe pileux, on comprend facilement qu'ils puissent s'implanter dans l'iris et y donner lieu à de véritables tumeurs épidermoïdales.

L'origine des kystes liquides est plus difficile à saisir, et a été l'objet des explications les plus variées. Certains auteurs les considèrent comme dus à une sorte de plissement de l'iris, occasionné par un traumatisme, plissement qui constitue une petite loge que l'humeur aqueuse remplit, distend et augmente de plus en plus. D'autres rapportent la maladie au développement de microbes déposés dans une plaie de l'iris par les instruments qui le blessent. Nous pensons pour notre part qu'il existe deux sortes de kystes : les uns simples, séreux, provenant d'un soulèvement de la couche d'endothélium qui recouvre l'iris ; les autres reconnaissant pour origine des animalcules, des vibrions, des parcelles épithéliales de la cornée, déposés dans l'épaisseur de cette membrane. Masse a décrit une variété spéciale de kystes perlés, et, par ses expériences récentes, a démontré que l'introduction des parcelles épithéliales de la cornée sur l'iris peut être d'une façon non douteuse la cause des kystes que l'on voit s'y développer.

Diagnostic. Le diagnostic des kystes de l'iris ne présente pas beaucoup de difficultés ; néanmoins il est intéressant d'en donner un rapide aperçu.

La surface du kyste est ordinairement lisse, uniforme, d'une teinte semblable à celle de l'iris et sans aucune trace des fibres radiées ou circulaires. Ses contours sont bien circonscrits et arrondis, de sorte que l'ensemble de la tumeur a une forme sphéroïdale. Tantôt cette tumeur est simple, tantôt au contraire bilobée, comme cela a été démontré par Guépin. A mesure que le kyste prend du développement, il se rapproche de la cornée et peut à un moment donné remplir toute la profondeur de la chambre antérieure. En même temps la pupille diminue de plus en plus d'étendue, car elle se trouve masquée et pour ainsi dire coiffée par la tumeur. A l'éclairage ophthalmoscopique, on aperçoit cette pupille toute déformée et ayant un de ses bords limité par une tumeur bosselée, ce qui lui donne la forme de la moitié d'un cercle.

Quoi qu'il en soit, les kystes de l'iris ont une tendance à progresser, ce qui rend toujours leur pronostic sérieux. Les principaux accidents auxquels ils donnent lieu sont : l'ulcération de la cornée, lorsqu'ils sont assez volumineux pour comprimer cette membrane ; des poussées inflammatoires qui peuvent aboutir à une irido-choroïdite et quelquefois enfin des phénomènes sympathiques. Aussi faut-il se hâter de procéder à leur enlèvement, avant qu'ils aient acquis un développement trop considérable.

La ponction du kyste, son broiement avec une pince (Stœber), la dilacération de son enveloppe, sont presque toujours suivis de récidive et doivent être abandonnés. La seule opération à tenter est l'extirpation de la tumeur, avec excision de la partie de l'iris qui lui sert de base d'implantation. Traitement

En pratiquant l'excision de l'iris, on doit faire la plus grande attention à ce que le couteau ne pénètre pas dans le kyste et ne vide pas son contenu, car l'extraction en deviendrait difficile, sinon impossible. L'excision du kyste avec la partie de l'iris sur laquelle il est implanté doit être aussi complète que possible, car il suffirait de laisser dans l'œil une portion quelconque de ses parois, pour que la tumeur se reproduise après quelque temps.

Mélano-sarcôme. — Nous ne ferons que signaler les mélano-sarcômes de l'iris, qui débutent exceptionnellement dans cette membrane et ne l'atteignent qu'après avoir envahi les régions voisines et surtout la choroïde.

Mais il existe des cas dans lesquels des tumeurs mélanosarcomateuses prennent naissance dans l'iris, sans qu'il y ait la moindre altération du côté des membranes internes de l'œil. Hirschberg en a rapporté un cas, et, pour notre compte, nous avons aussi observé et décrit un fait de ce genre.

Le diagnostic de ces sortes de tumeurs n'est point difficile. On les reconnaît à une tuméfaction bosselée, circonscrite dans une portion de l'iris, ayant une teinte brunâtre, saillante dans la chambre antérieure et ne donnant lieu pendant longtemps à aucun phénomène inflammatoire.

Dès que l'aspect de la tumeur et sa marche rapidement progressive ont assuré le diagnostic, il est nécessaire de recourir à l'énucléation du globe.

DES IRIDO-CHOROIDITES.

IRIDO-CHOROIDITE. IRIDO-CYCLITE. — IRIDO-CHOROIDITE SÉREUSE, PLASTIQUE, SUPPURATIVE. — IRIDO-CHOROIDITE SYPHILITIQUE, GOUTTEUSE, DYSMÉNORRHÉIQUE. — TRAUMATIQUE. — MÉTASTATIQUE. — SYMPATHIQUE.

IRIDO-CHOROIDITE.

On sait que l'iris, le corps ciliaire et la choroïde ne forment en quelque sorte qu'une seule membrane continue désignée sous le nom de tractus uvéal. Cette disposition nous explique la facilité du processus inflammatoire à se propager à cette membrane tout entière, lorsqu'il a envahi un point quelconque de son étendue, et nous rend compte en même temps de la fréquence de l'irido-choroïdite.

De même que les iritis, les irido-choroïdites peuvent être envisagées sous bien des points de vue différents : Division.

1° Si on prend d'abord en considération le siège de l'altération, on peut établir une première distinction entre les irido-choroïdites et les irido-cyclites.

Les premières occupent toute l'étendue du tractus uvéal et principalement le segment postérieur de la choroïde; les secondes semblent concentrer surtout leur action sur la région ciliaire, mais en y accentuant leurs effets et en donnant à la maladie des allures toutes spéciales et souvent un caractère de gravité exceptionnelle.

2° Au point de vue de la nature de l'exsudat, on retrouve

ici, comme dans les inflammations de l'iris, des irido-choroïdites séreuses, des irido-choroïdites plastiques et des irido-choroïdites suppuratives.

3° Relativement aux causes qui donnent naissance à la maladie et lui impriment certains caractères particuliers, on peut reconnaître les principales variétés suivantes, qui sont les mieux dessinées et les plus fréquentes : 1° les irido-choroïdites diathésiques (syphilitique, goutteuse, dysménorrhéïque) ; 2° les irido-choroïdites traumatiques ; 3° les irido-choroïdites métastatiques; 4° les irido-choroïdites sympathiques.

4° Si on tient compte du point de départ de la maladie, et ceci est très important pour la thérapeutique, on doit distinguer parmi les irido-choroïdites: 1° celles qui se propagent de l'iris à la choroïde ou atteignent simultanément ces deux membranes (irido-choroïdites proprement dites) ; 2° celles qui de la choroïde s'étendent à l'iris (choroïdo-iritis), ce qui implique une plus grande gravité de l'affection.

5° Au point de vue du mode de développement de la maladie, une division non moins importante consiste à reconnaître des irido-choroïdites primitives ou spontanées et des irido-choroïdites consécutives, expressions dont il est indispensable de bien comprendre le véritable sens clinique.

Les premières sont celles qui attaquent d'emblée et simultanément l'iris et la choroïde ou qui se propagent de l'une à l'autre par continuité de tissu. Les secondes sont les irido-choroïdites qui succèdent à une iritis, quelle qu'en soit la nature, mais qui sont consécutives à de nombreuses synéchies postérieures, c'est-à-dire à des obstacles matériels apportés à la libre circulation de l'humeur aqueuse. Notons que ce sont ces irido-choroïdites de cause mécanique et dont nous expliquerons plus loin le mode de formation, qui constituent la grande majorité des irido-choroïdites et servent généralement de type à la description qu'on en donne.

6° Si nous ajoutons enfin que l'irido-choroïdite peut être aiguë ou chronique, nous aurons établi les principales divisions que nous croyons propres à faciliter l'étude de la maladie et à donner une idée générale de cette affection véritablement fort complexe.

Symptômes.

Les symptômes de l'irido-choroïdite doivent être étudiés du côté de l'iris et du côté de la choroïde.

1° Du côté de l'iris, on observe tous les signes que nous avons décrits à propos de l'iritis, à savoir : le changement de coloration de la trame irienne, le rétrécissement et la déformation de la pupille, la présence de nombreuses synéchies postérieures et enfin, dans les formes aiguës et sub-aiguës de la maladie, le trouble de la chambre antérieure et l'injection périkératique. En outre, l'iris présente parfois deux autres caractères qui, lorsqu'ils existent, ont une importance toute spéciale pour le diagnostic : nous voulons parler de sa voussure et de sa vascularisation.

La voussure que l'iris fait en avant est tantôt partielle, tantôt totale. Elle indique que l'humeur aqueuse, toujours plus ou moins altérée, est accumulée derrière sa surface, par suite d'une adhérence complète du bord pupillaire à la capsule ; or, pareille condition ne peut exister sans que la choroïde soit tiraillée et en souffre dans sa nutrition, de sorte que c'est là un bon signe d'irido-choroïdite.

Nous en dirons autant de la vascularisation de l'iris. Quand on aperçoit des vaisseaux courir sur sa surface, quand parfois surtout on voit de gros troncs vasculaires scléroticaux, tortueux et engorgés, s'avancer jusqu'au voisinage de la cornée et là disparaître brusquement pour perforer la sclérotique et continuer leur trajet sur la surface de l'iris, on peut être certain que ce sont là des signes d'une gêne circulatoire énorme de tout le tractus uvéal, gêne qui est caractéristique de la maladie qui nous occupe.

2° Du côté de la choroïde, les symptômes ne sont pas moins tranchés.

1° Un des plus constants est la présence de flocons filiformes dans le corps vitré, ce qui indique d'une façon certaine la participation de la choroïde à la maladie.

2° On constate en outre des troubles divers en rapport avec la gêne circulatoire et les stases veineuses qui se produisent dans toute l'étendue du tractus uvéal. C'est sous cette influence que le sang remplit quelquefois la chambre antérieure (hyphéma) et que de nombreuses hémorrhagies peuvent se produire dans le corps vitré, par suite de la rupture des vaisseaux choroïdiens.

C'est également cette gêne circulatoire qui apporte un trouble profond dans la nutrition du globe ; tantôt en augmentant sa tension lorsque les liquides intra-oculaires sont sécrétés en trop grande abondance ou que leurs voies de filtration sont entravées; tantôt au contraire en provoquant son ramollissement, lorsque cette sécrétion est insuffisante ou tarie. La palpation de l'œil nous donne ainsi des renseignements exacts sur ce qui se passe à son intérieur, et constitue un moyen d'exploration dont nous pouvons tirer grand parti.

3° A une période plus avancée, le cristallin s'opacifie ; puis, si la maladie n'est pas arrêtée, la rétine se décolle, la papille devient blanche et l'œil s'atrophie, laissant voir sur sa surface les quatre rainures qu'y impriment les muscles droits et qui sont un signe caractéristique de sa complète désorganisation.

Tels sont les principaux signes objectifs de l'irido-choroïdite, mais les troubles fonctionnels sont eux-mêmes très importants pour le diagnostic. Sans insister sur la photophobie, le larmoiement et les douleurs péri-orbitaires qui accompagnent l'état aigu de la maladie, nous trouvons des signes diagnostiques de grande valeur dans le trouble de la vision et dans la sensibilité que présente l'œil au toucher.

La choroïde ne saurait en effet être atteinte sans que l'acuité visuelle soit assez notablement affaiblie et sans que la vision périphérique ne présente elle-même un rétrécissement plus ou moins régulier ou des scotômes. Avec les progrès de l'affection, le trouble visuel s'accentue de plus en plus et la cécité finit par être complète.

La sensibilité de la région ciliaire au toucher est également un signe très important de la maladie, mais il est surtout caractéristique de l'irido-cyclite, et nous aurons occasion d'y revenir, lorsque nous étudierons particulièrement cette dernière affection.

Après ces quelques détails sur l'irido-choroïdite envisagée d'une façon générale, abordons les principales variétés de la maladie et voyons d'abord ce que nous devons entendre par irido-cyclite.

Irido-cyclite.

A vrai dire, le cercle ciliaire est toujours atteint, lorsqu'il existe une irido-choroïdite, et on ne comprendrait pas qu'il pût être indemne, puisqu'il sert de région intermédiaire entre l'iris et la choroïde ; mais il est des cas où il semble être le principal siège des accidents inflammatoires, qui ne tardent pas à amener dans l'œil les désordres les plus graves ; c'est alors que la maladie prend le nom d'irido-cyclite.

Le diagnostic de cette affection est en général facile, et la seule inspection de l'œil peut quelquefois nous en révéler l'existence.

Quand on voit, par exemple, l'iris enflammé être tiraillé en arrière, de façon à agrandir considérablement la chambre antérieure, on peut tenir pour certain qu'il s'agit d'une irido-cyclite, car ce phénomène est dû à des produits exsudatifs de la région ciliaire, qui subissant une sorte de rétraction cicatricielle, entraînent en arrière l'iris auquel ils sont adhérents.

D'autre part, lorsque dans une iritis on voit apparaître un hypopion et surtout un hypopion à répétition, c'est-à-dire disparaissant facilement pour reparaître avec la même facilité, on peut l'attribuer d'une façon à peu près certaine à l'inflammation du cercle ciliaire.

Enfin, lorsqu'avec une injection périkératique très prononcée, on aperçoit de grosses veines tortueuses se dessiner sur la sclérotique et annoncer une gêne circulatoire considérable du tractus uvéal, on peut encore considérer ce signe comme reflétant à l'extérieur ce qui se passe à l'intérieur de la région ciliaire, et en conclure qu'il existe là des stases veineuses, dont la marche de la maladie fera bientôt voir les redoutables conséquences.

Ce sont là les symptômes les plus apparents de la maladie, mais ils font souvent défaut et l'irido-cyclite peut exister avec une voussure de l'iris en avant aussi bien qu'avec sa rétraction en arrière. Nous devons alors chercher d'autres signes de diagnostic, et nous les trouvons principalement : 1° dans les opacités du corps vitré qui ne manquent jamais ; 2° dans le ramollissement rapide que subit le globe, par suite des sécrétions insuffisantes que lui fournit le corps ciliaire altéré, et enfin dans la vive sensibilité de la région ciliaire au toucher.

Pour constater ce dernier caractère qui a une importance considérable, il est nécessaire de promener sur le pourtour de cette région un stylet boutonné et d'exercer une légère pression. On éveille alors en un point plus ou moins circonscrit une douleur intense, qui pousse le malade à rejeter violemment la tête en arrière. La pression à l'aide du doigt permet d'arriver au même résultat et c'est là le procédé généralement mis en usage, quand on ne cherche pas à préciser d'une façon en quelque sorte mathématique l'étendue du point douloureux.

Un autre trouble fonctionnel, qui n'a pas la même valeur diagnostique que le précédent, mais qui ne fait jamais défaut, est un affaiblissement visuel toujours très prononcé. Ainsi la vision périphérique est toujours notablement rétrécie et l'acuité visuelle considérablement réduite.

Tels sont les principaux caractères de l'irido-cyclite. C'est l'ophthalmie sympathique qui nous en offre le type le plus complet, mais nous constatons également cette affection dans certaines diathèses et surtout à la suite des violents traumatismes de la région ciliaire, ainsi que nous aurons occasion de l'expliquer.

2° Le deuxième groupe d'irido-choroïdite que nous avons admis, comprend les irido-choroïdites séreuse, plastique et suppurative.

Irido-choroïdite séreuse.

L'irido-choroïdite séreuse a les mêmes allures indolentes que l'iritis séreuse : peu ou point de synéchies postérieures, de sorte que l'état de l'orifice pupillaire permet toujours d'éclairer le fond de l'œil, de constater facilement les flocons filiformes du corps vitré et d'établir ainsi le diagnostic.

L'excès de tension intra-oculaire est également un des caractères dominants de cette affection, que nous regardons du reste comme de nature glaucomateuse et qui comporte les mêmes indications thérapeutiques que le glaucome proprement dit.

Irido-choroïdite plastique.

L'irido-choroïdite plastique est la forme la plus commune de l'affection. Ici les produits exsudatifs sont abondants, donnent lieu à des synéchies postérieures épaisses et nombreuses qui oblitèrent la pupille, interceptent la communication entre les deux chambres de l'œil et amènent consécutivement la voussure de l'iris et quelquefois sa vascularisation.

Déposés dans la région ciliaire, ces mêmes produits compriment les nerfs et les vaisseaux et déterminent des troubles circulatoires et nutritifs de toutes sortes, qui finissent par amener l'atrophie du globe et sa désorganisation complète. Nous ne nous étendrons pas davantage sur ce tableau clinique, dont nous venons déjà d'indiquer les principaux traits, en décrivant les symptômes de l'irido-choroïdite en général.

Irido-choroïdite suppurative.

L'irido-choroïdite suppurative, dans ses formes les moins accusées, se distingue par des hypopions répétés qui se produisent à intervalles plus ou moins rapprochés.

Dans ses formes graves et quand elle se généralise, ce qui arrive surtout à la suite d'une blessure de la région ciliaire, elle constitue un véritable phlegmon de l'œil ou panophthalmie, dont nous décrirons plus loin les caractères.

Irido-choroïdite diathésique.

3° Nous avons maintenant à nous occuper des irido-choroïdites envisagées au point de vue des causes spéciales qui leur donnent naissance et leur impriment des caractères particuliers. Sous ce point de vue, les plus intéressantes à étudier sont les irido-choroïdites constitutionnelles ou diathésiques, au nombre desquelles nous comptons l'irido-choroïdite syphilitique, l'irido-choroïdite goutteuse et l'irido-choroïdite dysménorrhéique.

Irido-choroïdite et Irido-cyclite syphilitique.

La diathèse syphilitique donne souvent lieu à l'irido-choroïdite et quelquefois même à l'irido-cyclite.

Un des caractères de la spécificité, c'est qu'à l'inverse de ce qui a lieu pour beaucoup d'autres variétés d'irido-choroïdite, on trouve toujours l'humeur aqueuse plus ou moins trouble et la cornée plus ou moins altérée. Cette altération de la cornée est tantôt une kératite ponctuée, tantôt une véritable kératite parenchymateuse, avec de larges infiltrations limitées généralement aux parties centrales, mais pouvant s'étendre sur une grande partie de la cornée, dont elles recouvrent quelquefois le tiers ou les deux tiers. Dans certains cas, ces masses infiltrées semblent être principalement disposées le long des filets nerveux et affectent alors une disposition rayonnante, avec de petites ramifications opaques facilement visibles à la loupe.

2° Un second caractère de spécificité, c'est que la syphilis n'a aucune tendance à donner lieu à la formation de pus, mais produit des exsudats interstitiels remarquables par la facilité avec laquelle ils se vascularisent ; c'est pourquoi le tissu de l'iris présente souvent un développement anormal de vaisseaux capillaires, assez nombreux et assez serrés en certains points pour faire croire à une tache hémorrhagique. Nous regardons cette formation de nouveaux vaisseaux comme un signe important de syphilis, et nous avons déjà vu tout le parti que l'on peut en tirer pour le diagnostic de l'iritis syphilitique.

3° Il est un autre signe qui est pathognomonique quand il existe : nous voulons parler des véritables productions gommeuses qui se développent quelquefois dans la région ciliaire, où on les voit repousser l'iris en avant, soulever la sclérotique et déterminer une sorte de saillie staphylomateuse, dont la nature ne saurait être méconnue, si on prend en considération son rapide accroissement, le refoulement de l'iris du côté de la cornée, le trouble considérable qui se manifeste dans le corps vitré et l'affaiblissement notable de la vision qui en résulte.

4° Enfin le diagnostic de l'irido-choroïdite syphilitique peut souvent être établi par induction, grâce aux autres manifestations syphilitiques que l'on trouve soit sur l'œil, soit sur les autres parties de l'organisme. Tout ce que nous avons dit à ce sujet en décrivant l'iritis syphilitique trouve ici son application, et nous y renvoyons le lecteur.

Irido-choroïdite goutteuse.

L'irido-choroïdite goutteuse a aussi une physionomie particulière.

Cette irido-choroïdite est toujours précédée par une ancienne iritis. Ce n'est que lorsque celle-ci a présenté de nombreuses rechutes, a duré des années et a pris un caractère essentiellement chronique, que la choroïde finit par participer à l'inflammation. On voit alors des flocons filiformes abondants nager dans le corps vitré, et il n'est pas rare de trouver en même temps dans le fond de l'œil de larges plaques d'atrophie choroïdienne.

Ce qui achève de caractériser cette affection, c'est qu'elle est remarquable par la violence des douleurs qu'elle occasionne, par les rechutes fréquentes auxquelles elle donne lieu et qui alternent souvent avec des accès de goutte ou de migraine ophthalmique, et enfin par la facilité avec laquelle elle se complique de sclérite (sclérite circonscrite). C'est ainsi qu'on voit souvent dans le cours de l'affection une portion de la sclérotique voisine de la cornée s'injecter et se tuméfier, ce qui constitue un signe important de diagnostic.

Notons enfin que la diathèse goutteuse, quoique ne respectant pas toujours le cercle ciliaire, revêt les caractères de l'irido-choroïdite plutôt que ceux de l'irido-cyclite. Pour cette raison, nous n'avons pas à craindre de voir survenir l'atrophie du globe; mais en revanche l'irido-choroïdite goutteuse amène assez souvent des accidents glaucomateux, ce qui doit nous engager à surveiller toujours attentivement ici l'administration de l'atropine.

Irido-choroïdite dysménorrhéique.

L'irido-choroïdite dysménorrhéique n'a pas en général les allures violentes d'une inflammation aiguë. Elle débute au contraire lentement, souvent sous les apparences d'une iritis séreuse avec kératite ponctuée. Le corps vitré se trouble et se remplit souvent de gros flocons fibrineux qui nagent dans son intérieur et qui sont dus à des épanchements du sang plus ou moins abondants. A une période avancée de la maladie, il n'est pas rare de voir des plaques d'atrophie choroïdienne se dessiner sur le fond de l'œil, principalement dans la région de l'ora serrata.

Cette irido-choroïdite est en général assez rebelle au traitement et a souvent tendance à élever la tension intraoculaire. Elle est souvent liée soit à la dysménorrhée, soit à la ménopause, de sorte qu'elle est assez fréquente.

Irido-choroïdite et irido-cyclite traumatiques.

Les blessures de la région ciliaire, surtout quand elles sont étendues, irrégulières, ou compliquées par la présence d'un corps étranger, sont aussi une des causes fréquentes d'irido-choroïdite et surtout d'irido-cyclite.

L'inflammation qui se déclare est remarquable par la violence des symptômes inflammatoires qui éclatent et par les troubles nutritifs qui se manifestent. C'est ainsi qu'on voit souvent le cristallin s'opacifier, les membranes profondes se désorganiser et l'œil se ramollir et finir par s'atrophier. Là ne se borne pas encore l'action néfaste d'une telle affection, car si l'irido-choroïdite traumatique est compliquée par la présence d'un corps étranger, elle peut encore, après avoir détruit un œil, provoquer l'ophthalmie sympathique, dont elle est une des causes les plus fréquentes.

Une variété toute chirurgicale d'irido-cyclite traumatique est celle qui survient à la suite de l'opération de la cataracte, surtout lorsqu'elle a été exécutée par le procédé de de Graefe. Le voisinage qu'une incision très périphérique de la cornée affecte nécessairement avec la région ciliaire, la brèche faite à l'iris qui ne laisse plus cette dernière membrane comme une barrière entre cette région et la plaie faite à la cornée, sont autant de causes qui nous expliquent la facilité avec laquelle la suppuration du lambeau peut retentir sur le cercle ciliaire et déterminer une inflammation redoutable, dont la perte de l'œil est la conséquence pour ainsi dire fatale.

Il nous reste à décrire l'irido-choroïdite métastasique et l'irido-choroïdite sympathique. La première sera étudiée en même temps que les affections de la choroïde. Quant à la seconde, elle a une origine et des allures tellement spéciales qu'elle mérite une description complètement à part (Voy. *Ophthalmie sympathique*).

Causes et pathogénie. L'irido-choroïdite relève de causes multiples dont il importe de connaître le mode d'action, car l'étiologie et la pathogénie jouent un rôle considérable dans le traitement de cette affection.

Notons d'abord que toute iritis, de quelque nature qu'elle soit, peut conduire à l'irido-choroïdite, lorsqu'elle laisse à sa suite des synéchies postérieures nombreuses ou une synéchie postérieure totale qui obstrue la pupille, ou la fait adhérer de toute part à la capsule du cristallin. Que se passe-t-il en effet dans ces conditions? Toute communication n'est pas absolument interrompue entre les deux chambres de l'œil, comme on pourrait le supposer, car les expériences d'Ulrich nous ont appris que l'iris laisse filtrer l'humeur aqueuse; mais cette perméabilité du tissu irien a des limites, et il arrive un moment où l'humeur aqueuse, sécrétée par les procès ciliaires, s'accumule derrière l'iris, fait vousser cette membrane en avant et comprime le cercle ciliaire, où elle détermine des stases veineuses et une irritation qui se propage à la choroïde tout entière.

Tel est, selon Desmarres et de Graefe, le mode de production de beaucoup le plus fréquent de l'irido-choroïdite ; c'est l'obstacle apporté à la communication entre les deux chambres de l'œil qui en est le point de départ, et c'est le rétablissement de cette communication qu'il est nécessaire d'obtenir pour à tout prix faire cesser la maladie.

A côté du groupe formé par les irido-choroïdites dont nous venons de parler et qui sont dites consécutives, nous trouvons la classe des irido-choroïdites primitives. Celles-ci relèvent de causes nombreuses et sont souvent la manifestation de diverses maladies diathésiques, telles que la syphilis, la goutte et le rhumatisme. L'influence de la syphilis ne saurait nous étonner, car nous savons que dans l'œil, son véritable terrain de prédilection est l'iris et la choroïde. Quant à l'arthritisme, rappelons qu'on a eu maintes fois l'occasion de constater l'alternance de l'irido-choroïdite avec des accès de goutte ou de rhumatisme articulaire aigu.

Dans un autre ordre de causes, l'irido-choroïdite peut dépendre de troubles utérins dus, soit à la dysménorrhée, soit à la ménopause. Quel est le lien mystérieux qui rend ainsi solidaires ces deux parties de l'organisme? Nous l'ignorons encore, mais nous pouvons constater son existence d'une façon non douteuse; de là, le précepte de ne jamais perdre de vue l'utérus, quand on est à la recherche des causes souvent fort obscures de la maladie.

L'irido-choroïdite peut aussi tenir à des causes locales (trausmatisme de la région ciliaire, corps étranger de l'œil, ophthalmie sympathique). Une remarque qui a ici son importance, c'est que les corps étrangers peuvent déterminer une irido-choroïdite, après avoir longtemps séjourné dans l'œil et y être restés silencieux; de là, la nécessité de ne pas oublier la possibilité d'une pareille éventualité, afin de ne pas s'exposer à se méprendre complètement sur la cause de la maladie.

Ajoutons enfin que l'irido-choroïdite peut quelquefois être provoquée par une affection de la choroïde et mérite ainsi le nom de choroïdo-iritis, qui a l'avantage d'en rappeler le point de départ. A ce sujet, il est curieux de voir que les inflammations de l'iris n'ont en quelque sorte aucune tendance à se propager à la choroïde par continuité de tissu, tandis que l'inverse n'a pas lieu et que certaines affections de la choroïde retentissent volontiers sur l'iris. C'est ainsi que les choroïdites atrophiques se compliquent parfois de quelques synéchies, mais c'est le décollement de la rétine, dû lui-même à une transsudation séreuse de la choroïde qui a la plus fâcheuse influence, car il donne souvent lieu à une choroïdo-iritis fort douloureuse et fort tenace, dont il importe au plus haut point de faire un diagnostic exact.

Diagnostic.

Reconnaître qu'il existe tout à la fois une inflammation de l'iris et une inflammation de la choroïde, et préciser la variété d'irido-choroïdite à laquelle on a affaire : telles sont les principales questions à résoudre pour établir le diagnostic.

Nous avons appris plus haut à diagnostiquer l'iritis par le changement de coloration de l'iris, par le rétrécissement et la déformation de la pupille et enfin par les synéchies postérieures qui emprisonnent le bord pupillaire. Nous supposons donc résolue la première partie du problème et il nous reste à examiner comment on reconnaît l'inflammation concomitante de la choroïde, ou autrement dit, comment on distingue une irido-choroïdite d'une simple iritis.

Nous avons vu qu'on peut demander à l'iris lui-même la solution de cette question et trouver quelquefois, dans l'inspection de cette membrane, les premiers éléments du diagnostic. En effet, si nous voyons la pupille atrésiée ou emprisonnée par de nombreuses synéchies, nous nous rappellerons que l'irido-choroïdite est tout au moins menaçante si elle n'existe déjà, car c'est là, comme nous l'avons dit, la condition la plus favorable à son développement.

Si l'iris fait une voussure en avant, soit en partie, soit dans sa totalité, nous en conclurons à l'existence de l'affection, sachant que cette voussure est due à l'accumulation de l'humeur aqueuse dans la chambre postérieure et ne saurait guère exister sans tirailler la choroïde et sans y amener des désordres plus ou moins graves.

Enfin, lorsque nous voyons la trame irienne se vasculariser et de gros vaisseaux courir sur sa surface, nous aurons là la preuve d'une gêne très notable de la circulation de l'intérieur de l'œil, gêne qu'une simple iritis ne saurait produire et qui indique d'une façon certaine la participation du corps ciliaire à l'inflammation.

Mais l'aspect de l'iris n'est pas toujours aussi caractéristique, surtout au début de la maladie, et il peut même arriver qu'une synéchie postérieure pour ainsi dire complète ne donne lieu à aucune voussure de la membrane irienne, si un pertuis, quelque étroit qu'il soit, laisse encore communiquer la chambre postérieure avec la chambre antérieure.

Nous devons alors chercher nos éléments de diagnostic du côté de la choroïde elle-même, et nous les trouvons : 1° dans les fines opacités du corps vitré, constatées à l'ophthalmoscope, 2° dans tous les signes qui peuvent indiquer une gêne circulatoire du tractus uvéal (injection périkératique, hyphéma, épanchement de sang dans le corps vitré), 3° dans les variations par excès et surtout par défaut de la tension intra-oculaire, 4° dans les troubles de nutrition du globe (ramollissement du bulbe, opacité du cristallin), 5° et enfin dans certains troubles fonctionnels, tels que la sensibilité exagérée de la région ciliaire au toucher et un affaiblissement visuel considérable.

Ce dernier signe, qui ne manque en quelque sorte jamais, est souvent mis à profit pour établir rapidement le diagnostic. En effet, tandis que dans l'iritis le trouble de la vue est en général nul ou très peu prononcé, et se montre toujours en rapport avec l'état de l'orifice pupillaire, il n'en est pas de même dans l'irido-choroïdite. On constate toujours ici un affaiblissement assez considérable de l'acuité visuelle, en même temps que la vision périphérique présente elle-même des lacunes, des scotomes, des rétrécissements. Ce sont là autant de caractères qui séparent nettement l'irido-choroïdite d'une simple iritis et rendent impossible toute confusion entre ces deux affections.

2° Lorsque l'existence de l'irido-choroïdite a été reconnue, il importe d'en préciser la variété. La maladie est-elle localisée dans le cercle ciliaire? Quelle en est la nature? Quelles en sont les causes? Ce sont là autant de questions à résoudre et dont la solution se trouve déjà indiquée dans les détails que nous avons donnés.

Un dernier point, que nous n'avons pas encore traité et qui nous intéresse, est celui qui est relatif au point de départ de la maladie. Comment celle-ci a-t-elle débuté? A-t-on affaire à une irido-choroïdite proprement dite ou à une chorio-iritis? La réponse est des plus faciles quand on a assisté au début de l'affection et qu'on en a vu se dérouler toutes les phases, mais elle peut être singulièrement enbarrassante dans un cas donné, c'est-à-dire en présence d'une vieille irido-choroïdite, ayant amené dans l'œil de graves désordres.

Le diagnostic doit alors s'appuyer sur les commémoratifs. Quand l'iritis a été le point de départ de l'affection, le malade signale au début de son mal des douleurs périorbitaires violentes revenant par crises et ne s'accompagnant pendant longtemps que d'un trouble visuel peu appréciable. Au contraire, quand la maladie a débuté par la choroïde, c'est le trouble de la vision qui pendant longtemps a été le seul phénomène dominant. Remarquons que c'est surtout le décollement de la rétine que l'on vise dans ce diagnostic, car c'est l'affection d'origine choroïdienne qui retentit le plus souvent sur l'iris. Or, son début brusque et les symptômes fonctionnels très nets qui l'accompagnent sont de nature à frapper l'esprit du malade et à lui faire donner des réponses nettes et précises.

Ajoutons en outre qu'on trouve jusqu'à un certain point dans la diminution de la pression intra-oculaire et dans l'apparition d'une cataracte des éléments de diagnostic. En effet le décollement de la rétine n'entraîne généralement l'irido-choroïdite qu'après avoir amené une cataracte, tandis que l'opacité du cristallin n'arrive dans l'irido-choroïdite ordinaire que longtemps après les débuts du mal.

Traitement. Le traitement de l'irido-choroïdite ou de l'irido-cyclite repose principalement sur l'état aigu ou chronique de l'affection et sur les causes qui lui ont donné naissance.

1° Lorsque les symptômes inflammatoires sont très accentués, lorsque l'œil est injecté et les douleurs péri-orbitaires violentes, il faut aller au plus pressé et combattre le processus phlegmasique par tous les moyens que nous avons à notre disposition. Les applications de sangsues sur les tempes, la ventouse Heurteloup et même la saignée générale, les dérivatifs de toutes sortes, les frictions mercurielles, les diverses préparations narcotiques et calmantes trouvent ici leur indication toute spéciale.

Nous n'avons pas à revenir sur les règles d'un pareil traitement que nous avons déjà exposé tout au long en étudiant l'iritis avec tous les développements qu'il comporte. Il est toutefois une particularité importante à signaler, c'est que tandis que dans l'iritis aiguë on peut en général faire un abondant usage des instillations d'atropine, on est tenu ici à une plus grande circonspection. On ne doit pas oublier en effet que dans l'irido-choroïdite la tension intra-oculaire est sujette à de grandes variations. Est-elle faible ou normale, on peut sans crainte user largement de l'atropine. Tend-elle à s'élever, il est indiqué de mettre en usage les instillations alternatives d'atropine et d'ésérine ou de pilocarpine. La palpation de l'œil est donc un guide que l'on doit toujours consulter; mais bien souvent le malade sert lui-même de réactif très sensible, en accusant l'atropine de lui augmenter manifestement les douleurs, ce qui est une contre-indication formelle de son emploi.

Lorsque l'irido-choroïdite est chronique, on doit se préoccuper surtout de l'état de l'orifice pupillaire. Si la pupille est emprisonnée par de nombreuses synéchies postérieures, il est nécessaire d'intervenir le plus promptement possible et de dégager l'iris de ses adhérences par l'iridectomie ou l'iridorhexis de Desmarres, sans perdre son temps à pratiquer des instillations d'atropine qui sont complètement insuffisantes.

Même indication, quand l'irido-choroïdite est consécutive, c'est-à-dire succède à une iritis mal soignée ou à des attaques fréquentes d'iritis qui ont donné lieu à l'oblitération de la pupille. Toutefois, si on ne veut pas dans certains cas s'exposer à de graves échecs, il est nécessaire de combattre préalablement les symptômes aigus de la maladie et surtout les causes qui lui ont donné naissance.

2° Les causes de l'irido-choroïdite ont en effet une influence considérable sur le traitement.

1° S'il s'agit d'une irido-choroïdite syphilitique, les frictions mercurielles à haute dose et; dans les cas graves, les injections de peptonate ou de cyanure de mercure doivent faire la base de la médication, bien plutôt que les antiphlogistiques énergiques et les sangsues, qui sont ici rarement indiqués, car la maladie ne provoque pas en général les douleurs violentes qui signalent certaines autres irido-choroïdites. On conseille en même temps les bains de vapeur ou les injections de pilocarpine, afin de provoquer une sudation abondante.

Localement on doit mettre en usage soit les instillations d'atropine seule, soit les instillations alternatives d'atropine et d'ésérine, en se guidant pour cela sur les sensations éprouvées par le malade et sur l'état de la tension intra-oculaire. Enfin quelques vésicatoires volants promenés autour de l'orbite complètent ce traitement qui, lorsqu'il est suffisamment prolongé, donne souvent des résultats merveilleux et quelquefois même inespérés.

Lorsque ces divers moyens ne conduisent pas à une complète guérison, lorsque le trouble visuel persiste et que l'orifice pupillaire ne se dégage pas, on doit songer ici, comme dans toute autre irido-choroïdite, à libérer la pupille des adhérences qui entretiennent la maladie. Toutefois une règle importante qu'il ne faut pas oublier, c'est qu'il est contre-indiqué de pratiquer une iridectomie avant que les symptômes aigus soient passés, et qu'un traitement mercuriel énergique ait été institué. Depuis que le professeur Verneuil a attiré l'attention sur l'influence que les maladies constitutionnelles exercent sur les traumatismes et les opérations chirurgicales, nous avons eu bien des fois occasion de démontrer que l'œil est à ce point de vue un des organes les plus susceptibles de l'économie. Lorsqu'il est le siège d'accidents syphilitiques en particulier, il présente pour tout traumatisme une intolérance remarquable. On ne doit donc songer ici à une opération que dans les cas tout à fait urgents, lorsque l'économie a été soumise à un long traitement préalable et lorsque les accidents inflammatoires aigus ont complètement cessé.

2° A-t-on affaire à une irido-choroïdite goutteuse ou rhumatismale, il est utile, au point de vue des indications thérapeutiques, de distinguer deux cas principaux. Dans le premier, l'irido-choroïdite est survenue brusquement, a manifestement succédé à une attaque de goutte ou de rhumatisme et rentre dans la classe des métastases goutteuses ; c'est alors qu'indépendamment du traitement général on doit s'efforcer de rappeler les manifestations de la diathèse sur les articulations ordinairement atteintes, au moyen de frictions irritantes, de sinapismes ou de vésicatoires. Dans le second, l'affection a un début moins brusque et dépend uniquement de la constitution du malade. Il convient alors d'insister sur le traitement interne par les alcalins, par le salicylate de soude (à la dose de quatre à six grammes par jour), et par les préparations de colchique tout en ne négligeant aucun des moyens hygiéniques qui conviennent dans la diathèse goutteuse. Rappelons aussi que certaines eaux minérales alcalines telles que Vichy, Vals, Kissingen, Carlsbad, sont spécialement indiquées et rendent quelquefois les services les plus signalés.

Un point qu'il est important de ne pas perdre de vue, c'est que l'irido-choroïdite goutteuse est souvent violente dans ses allures et très douloureuse, de sorte qu'il est fréquemment nécessaire d'appliquer plusieurs sangsues sur les tempes et d'y revenir à trois ou quatre jours d'intervalle. Enfin il n'est pas rare de la voir se compliquer d'accidents glaucomateux; ce qui nous oblige à être particulièrement réservé dans l'emploi de l'atropine.

Nous n'employons donc ce mydriatique ni à haute dose ni trop fréquemment ; nous lui préférons même souvent les instillations de bromhydrate d'homatropine ainsi formulées :

Bromhydrate neutre d'homatropine.........	0gr,05
Eau distillée.............................	10 gr.

instillations que nous faisons alterner à 1/4 d'heure d'intervalle avec celles d'ésérine ou de pilocarpine, en employant ce dernier collyre à la dose suivante :

Nitrate neutre de pilocarpine...............	0gr,15
Eau distillée.............................	10 gr.

Saturer avec un excès de pilocarpine libre.

3° Enfin lorsque l'irido-choroïdite relève de troubles utérins, le premier devoir du médecin est toujours de remonter à la source du mal. Il doit s'efforcer de rétablir la menstruation en appliquant quelques sangsues sur la partie supérieure des cuisses, à l'arrivée présumée de l'époque menstruelle. Il agira en même temps sur la santé générale en faisant exécuter à la malade des marches régulières, des exercices journaliers et en lui administrant un régime tonique, dont les préparations de fer, de quinquina et d'arsenic font la base.

De l'iridectomie dans l'irido-choroïdite.

Comme nous venons de le voir plus haut, l'iridectomie trouve dans le traitement de l'irido-choroïdite de fréquentes applications. Sans entrer dans les détails de l'opération, certains points méritent cependant de nous arrêter un instant. 1° Où doit-on par exemple établir l'emplacement de la nouvelle pupille ? Selon nous, c'est généralement à la partie supérieure de l'iris qu'il faut opérer de préférence, afin que la brèche faite à cette membrane soit masquée par la paupière ; mais dans le cas où les exsudats obstruent principalement les parties centrales et inférieures de l'orifice pupillaire, nous conseillons un tout autre emplacement. En effet une iridectomie supérieure risquerait dans ces cas de ne pas permettre une entrée suffisante aux rayons lumineux; c'est pourquoi nous avons toujours recours à une iridectomie inférieure ou interne.

2° Lorsqu'on sectionne ou qu'on arrache l'iris, il s'écoule immédiatement une assez grande quantité de liquide jaunâtre, qu'un observateur inexpérimenté peut être tenté de prendre pour du corps vitré. Afin de ne pas croire à tort à cet accident, il est important de savoir que ce liquide n'est autre chose que l'humeur aqueuse altérée qui, accumulée depuis longtemps derrière l'iris, a pris une teinte sale et jaunâtre.

3° Dans certains cas, cette sortie de l'humeur àqueuse, sur laquelle il faut toujours avoir l'attention fixée, ne se fait pas. Cela tient à ce que l'on n'a arraché qu'une partie de l'épaisseur de l'iris ou que le liquide est encore emprisonné par une légère couche exsudative placée sur sa surface. Cette couche est souvent recouverte de dépôts d'uvée et prend alors un aspect noirâtre qui ressemble à celui d'une pupille artificielle faite dans les conditions les plus normales. Aussi, pour la reconnaître, est-il nécessaire de se servir de la loupe ou de l'ophthalmoscope et de procéder de nouveau à son extraction. Dans le cas où on ne réussit pas à l'enlever, au lieu de prolonger des tentatives qui peuvent devenir dangereuses il est préférable, à l'exemple de Bowman, de la laisser en place et de pratiquer plus tard une nouvelle iridectomie en un point différent.

Pour terminer ce qui concerne l'iridectomie appliquée contre l'irido-choroïdite, ajoutons que les bénéfices réalisés par cette opération sont souvent considérables. La brèche faite à l'iris ouvre une nouvelle voie aux rayons lumineux, mais elle est surtout favorable parce qu'elle régularise la circulation intra-oculaire et améliore l'état de la choroïde. On voit en effet la vision se rétablir peu à peu, le corps vitré s'éclaircir, et l'iris revêtir lui-même un aspect plus normal. On voit même souvent le globe qui commençait à s'atrophier reprendre sa consistance physiologique, si ce degré d'atrophie n'est pas encore très prononcé, de sorte que l'iridectomie est, dans ce cas, une opération véritablement merveilleuse.

Mais il est une complication fréquente que nous avons déjà signalée et qui vient singulièrement aggraver le pronostic et apporter des difficultés sérieuses au traitement : nous voulons parler de la cataracte.

Lorsque l'irido-choroïdite dure depuis un certain temps et qu'elle est accompagnée de l'oblitération de la pupille avec propulsion de l'iris en avant il faut s'attendre à trouver le cristallin opaque. Il présente alors souvent une teinte ambrée, jaunâtre, par suite des cristaux de cholestérine et de molécules graisseuses qui se déposent dans son intérieur.

Dans ces sortes de cas beaucoup d'auteurs, à l'exemple de Graefe, conseillent de procéder à l'extraction de la lentille, en même temps qu'on pratique l'iridectomie, en ayant soin de faire dans la cornée une incision de grandeur suffisante. Quant à nous, nous préférons toujours faire cesser en premier lieu les accidents inflammatoires, améliorer la nutrition du globe par une iridectomie préalable et ne procéder à l'extraction que lorsque les accidents inflammatoires ont cessé et que l'état de l'œil s'est amendé d'une façon très notable.

Nous ne parlons pas ici des autres variétés de cataracte

que l'on peut rencontrer dans les vieilles irido-choroïdites, alors que les éléments cristalliniens se sont infiltrés de sels de chaux, de sels de soude, ou de phosphates. Ces sortes de cataractes crétacées, phosphatiques, pierreuses, sont généralement accompagnées de lésions graves de la rétine et du nerf optique, qui ont aboli toute vision et ne réclament par conséquent aucune opération.

Ce n'est pas toujours dans un but optique, mais quelquefois comme simple opération antiphlogistique que l'iridectomie doit être pratiquée dans l'irido-choroïdite.

En effet, lorsque l'œil atteint est profondément désorganisé on ne saurait espérer lui rendre la moindre acuité visuelle ; mais on a souvent à lutter contre des douleurs périodiques fort intenses et contre des recrudescences inflammatoires fréquentes qui tourmentent singulièrement les malades. Si dans ces sortes de cas les instillations alternatives d'atropine et d'ésérine, les applications de sangsues à la tempe et les divers calmants ordinairement employés se montrent inefficaces, il est nécessaire de recourir à l'action éminemment antiphlogistique de l'iridectomie. C'est surtout dans les irido-choroïdites consécutives au décollement de la rétine qu'on est le plus souvent obligé d'arriver à une telle intervention. Ces irido-choroïdites sont parfois tellement douloureuses et tellement sujettes à des rechutes inflammatoires, que quelques auteurs ont été jusqu'à conseiller l'énucléation du globe. Il est inutile, selon nous, de recourir, au moins d'emblée, à un moyen aussi radical, puisque la simple excision de l'iris peut suffire à débarrasser le malade de toute souffrance, et on y est d'autant moins autorisé qu'on n'a généralement à craindre aucun accident sympathique.

Si dans ces sortes de cas nous repoussons l'énucléation

du globe, nous admettons au contraire que cette opération s'impose toutes les fois que l'irido-choroïdite est due à l'action d'un corps étranger logé dans l'œil. On ne saurait assez rappeler à ce sujet que ces corps étrangers peuvent quelquefois rester longtemps silencieux et ne déterminer une violente inflammation qu'après de longues années. Il est donc nécessaire de ne jamais perdre de vue cette éventualité, qui a un si grand intérêt pour la thérapeutique.

On sera également obligé de recourir à l'énucléation dans les violentes irido-choroïdites succédant à de grands traumatismes du globe, et s'accompagnant de la désorganisation des membranes profondes. Dans les cas moins graves où l'on peut espérer sauvegarder une partie de la vision, un traitement antiphlogistique énergique sera institué et pourra quelquefois triompher des accidents. Il faut se rappeler à cette occasion que ces irido-choroïdites traumatiques sont très fréquemment accompagnées de cataracte, par suite de la blessure de la lentille. Or, en même temps que le cristallin s'opacifie, il s'imbibe d'humeur aqueuse et acquiert un gonflement assez notable pour comprimer le cercle ciliaire, obstruer les voies de filtration antérieures de l'œil et amener ainsi des désordres nutritifs et circulatoires fort redoutables, de sorte qu'il est urgent de l'extraire le plus promptement possible.

Nous terminerons ces considérations sur le traitement de l'irido-choroïdite en ajoutant qu'il est des cas fréquents où on doit s'abstenir de toute intervention. En effet lorsque la vision est complètement abolie, et que l'œil n'est le siège d'aucune souffrance ni d'aucun réveil inflammatoire, il est préférable de laisser au malade une tranquillité complète, plutôt que de le fatiguer par un traitement tout au moins inutile.

Telles sont les principales règles du traitement de l'irido-choroïdite. Il est une variété de cette affection qui présente d'autres indications thérapeutiques toutes spéciales; nous voulons parler de l'irido-choroïdite sympathique ou ophthalmie sympathique, qui sera décrite dans le chapitre suivant.

OPHTHALMIE SYMPATHIQUE.

On désigne sous le nom d'ophthalmie sympathique les diverses altérations inflammatoires ou même les simples troubles fonctionnels que peuvent déterminer dans un œil certaines lésions traumatiques ou spontanées de son congénère.

Ainsi envisagée, l'ophthalmie sympathique comprend deux grands groupes d'accidents : 1° les altérations sympathiques avec lésions appréciables des différentes membranes de l'œil; 2° les troubles fonctionnels sympathiques ou névroses sympathiques sans lésions apparentes.

Chacun de ces groupes se subdivise à son tour en plusieurs variétés. Ainsi les altérations sympathiques présentent à étudier : 1° une forme commune, qui est l'irido-cyclite sympathique; 2° des formes rares, telles que : 1° *la conjonctivite sympathique;* 2° *la kératite sympathique;* 3° *la rétinite et la névro-rétinite sympathique;* 4° *l'atrophie sympathique de la papille;* 5° *le décollement sympathique de la rétine;* 6° *le glaucome sympathique.*

A leur tour les troubles fonctionnels ou névroses sympathiques sont très nombreux et peuvent être rangés en plusieurs classes, ainsi que nous le verrons tout à l'heure.

A. ALTÉRATIONS SYMPATHIQUES.

1° FORME COMMUNE.

Irido-choroïdite ou irido-cyclite sympathique.

L'irido-choroïdite sympathique, qu'on peut avec plus de raison appeler irido-cyclite, car le cercle ciliaire est toujours gravement atteint, est la forme la plus commune de la maladie qui nous occupe. C'est cette forme signalée par Demours et à laquelle Mackensie a donné le premier le nom d'ophthalmie sympathique, qui pendant longtemps a été regardée comme la seule manifestation possible des accidents sympathiques.

Cette irido-cyclite présente deux variétés : 1° l'irido-cyclite séreuse; 2° l'irido-cyclite plastique, division qui est surtout justifiée par la gravité fort différente de ces deux genres d'altérations.

Irido-cyclite séreuse.

C'est par l'irido-cyclite séreuse que débute le plus souvent l'ophthalmie sympathique : aussi se caractérise-t-elle d'abord par une marche indolente et insidieuse.

Au début, on voit se déposer sur la membrane de Descemet un fin pointillé qui n'est souvent visible qu'à la loupe et à l'éclairage latéral ; la chambre antérieure s'agrandit et se trouble légèrement ; l'iris se décolore ; la pupille devient paresseuse et présente quelques rares synéchies postérieures, de sorte que la maladie ressemble d'abord complètement à une simple iritis séreuse.

Mais le diagnostic ne peut rester longtemps incertain, car il suffit d'éclairer l'œil à l'ophthalmoscope pour constater un trouble plus ou moins prononcé du corps vitré, qui fait immédiatement reconnaître la participation de la choroïde à l'inflammation.

Ce trouble, dû à des flocons extrêmement fins, rend la pupille nuageuse, comme si on la voyait à travers un verre dépoli et donne au fond de l'œil un aspect qui rappelle beaucoup celui de la choroïdite spécifique. En même temps la tension intra-oculaire diminue, et ce qui est non moins caractéristique, c'est que tous ces symptômes se développent et persistent sans réaction inflammatoire bien vive et avec une injection périkératique peu prononcée.

Quant aux troubles fonctionnels, ils consistent en photophobie, en larmoiement et en un trouble souvent considérable de la vision. Un des plus significatifs est la douleur que fait naître une pression même légère de la région ciliaire. De Graefe a appelé l'attention sur ce point douloureux et a fait voir combien son importance est grande pour le diagnostic.

Ce sont là les principaux signes de l'irido-cyclite séreuse, mais cette affection change souvent de caractères pour prendre une marche plus aiguë, se compliquer d'accidents inflammatoires intenses et se transformer en une forme maligne, qu'on désigne sous le nom d'irido-choroïdite plastique.

Irido-choroïdite plastique.

L'irido-choroïdite plastique naît quelquefois d'emblée ou succède le plus souvent à la forme précédente. Ses allures sont violentes, et dès son début une injection périkératique très vive se manifeste ; l'iris change de couleur, devient bientôt rougeâtre, rigide, présente des vaisseaux sur sa surface, se recouvre de dépôts plastiques qui oblitèrent rapidement la pupille, et enfin s'accole sur toute l'étendue de la cristalloïde antérieure, de façon à donner lieu à une synéchie postérieure totale. Dans ces conditions la membrane irienne paraît plus tendue; puis, par suite de son gonflement et des produits exsudatifs sous-jacents, par suite aussi de la disparition de l'humeur aqueuse dont la sécrétion se tarit, elle se porte en avant et fait disparaître presque complètement la chambre antérieure.

A ces symptômes qui sont très caractéristiques, il faut ajouter l'engorgement et les stases veineuses des vaisseaux ciliaires qui forment des anses vasculaires très nombreuses et très serrées autour de la cornée.

Dans les cas où on peut encore éclairer le fond de l'œil, on trouve le corps vitré nuageux comme dans la forme précédente et quelquefois rempli de flocons noirâtres et très fins. Un certain degré de névrite optique et de névro-rétinite a parfois aussi été signalé.

Les troubles fonctionnels sont de même nature que ceux de l'irido-cyclite séreuse, mais beaucoup plus prononcés. La nutrition du globe souffre également davantage, sous l'influence de l'infiltration plastique qui envahit l'iris et le corps ciliaire; c'est pourquoi on voit le cristallin s'opacifier, la tension intra-oculaire diminuer et l'œil finir par s'atrophier. La maladie parcourt toutes ses périodes d'une façon plus ou moins rapide; mais le plus souvent l'œil met plusieurs semaines et même plusieurs mois à se désorganiser.

Telle est la physionomie générale de l'irido-cyclite sympathique. Il y aurait un intérêt considérable à être prévenu de l'arrivée de cette redoutable affection par quelques symptômes précurseurs, mais s'il est vrai qu'elle est souvent précédée de larmoiement, de photophobie, de réduction de l'accommodation et d'un affaiblissement visuel plus ou moins prononcé, il n'en est pas moins certain qu'elle éclate souvent d'emblée et que lorsque ces troubles fonctionnels existent, ils n'annoncent pas toujours sûrement l'explosion de la maladie. Toutefois, dès qu'on les voit apparaître, il est bon de se mettre sur ses gardes et de tenir l'œil suspect sous une surveillance attentive.

Si on soumet en effet cet œil à un examen méthodique, si on explore journellement la région ciliaire par la palpation avec le doigt ou avec un stylet boutonné, on finit souvent par trouver un signe qui a une grande valeur diagnostique ; c'est le point douloureux de de Graefe. Dès que ce point douloureux, quelque circonscrit qu'il soit, est reconnu, il acquiert une haute signification, et, s'il coïncide avec une douleur de l'œil sympathisant en un point symétrique, il annonce d'une façon non douteuse l'arrivée prochaine de la maladie.

2° FORMES RARES.

Nous arrivons à l'étude des formes rares de l'ophthalmie sympathique. Leur connaissance est de date relativement récente, mais déjà presque toutes les membranes de l'œil ont pu nous en offrir des exemples.

Conjonctivite sympathique.

Si nous passons successivement en revue ces différentes membranes, en commençant par la conjonctive, nous voyons d'abord que la conjonctivite sympathique ne saurait être niée, et ne nous paraît même pas être très rare. Dès 1874, le professeur Verneuil a, le premier, démontré que l'ectropion d'un œil peut déterminer une conjonctivite sur son congénère, conjonctivite qui disparaît si le premier œil est soumis à la blépharoplastie.

Nous avons pour notre part observé des faits analogues, à la suite de l'adaptation d'un œil artificiel. Lorsque celui-ci est mal conditionné ou appliqué dans une cavité orbitaire encore enflammée, il peut faire naître sur l'autre œil une conjonctivite, ordinairement angulaire, remarquable par un larmoiement assez intense et une assez vive photophobie. Cette conjonctivite est rebelle à tout traitement et ne cède que si on enlève pour quelque temps l'œil artificiel, ce qui démontre bien son origine sympathique.

Kératite sympathique.

L'existence de la kératite sympathique est non moins certaine que celle de la conjonctivite, et a été mise hors de doute par les observations de Rheindorf, de Galezowski, de Gayet, de Vignaux, etc.

Cette kératite se montre sous des aspects très divers. Elle apparaît tantôt sous la forme d'une kératite ulcéreuse, tantôt sous l'apparence d'une kératite interstitielle. L'iris participe souvent à l'inflammation, de sorte que la maladie devient une véritable kérato-iritis. Quoi qu'il en soit, rien dans ses caractères anatomiques, rien dans les troubles fonctionnels qu'elle entraîne, ne décèle son origine, et pour en faire le diagnostic, il est nécessaire de remonter à la cause du mal et de s'appuyer sur un ensemble de considérations générales dont nous aurons tout à l'heure occasion de nous occuper.

Rétinite et rétino-choroïdite sympathique.

L'inflammation sympathique limitée à la rétine est fort rare. Elle donne lieu soit à des hémorrhagies rétiniennes, par suite de thromboses vasculaires, soit à des exsudats, soit tout à la fois à ces deux genres d'altérations réunis.

Dans un cas que nous avons observé, les taches exsudatives étaient disséminées en éventail autour de la macula et rappelaient celles de la rétine albuminurique.

De Graefe a rapporté un exemple, dans lequel il s'agissait d'une véritable rétinite séreuse. Les veines de la rétine étaient très tortueuses et la papille entourée d'une infiltration séreuse qui s'étendait principalement le long des gros vaisseaux.

Si la rétinite sympathique isolée est très rare, il est plus fréquent d'observer des altérations simultanées de la rétine et de la choroïde. Le corps vitré est trouble et on constate sur la choroïde des plaques atrophiques, en même temps que la rétine présente elle-même des taches hémorrhagiques et exsudatives.

Névrite optique sympathique.

La névrite optique sympathique a été signalée par de nombreux observateurs et entre autres par de Graefe, Knapp, Galezowski, Dransart, etc. Elle se montre sous la forme d'une névrite optique ordinaire, avec les mêmes signes ophthalmoscopiques et fonctionnels qu'elle présente, lorsqu'elle est sous la dépendance d'une méningite ou d'une tumeur cérébrale, et avec tout le danger qu'elle comporte, au point de vue de l'atrophie consécutive de la papille.

Dans un cas que l'un de nous a signalé, cette névrite s'accompagnait de thromboses veineuses. Certaines branches vasculaires restèrent oblitérées, amenant la perte du champ visuel dans le territoire qu'elles étaient chargées de desservir. De tels faits permettent de supposer que la maladie a été produite par l'intermédiaire des nerfs vaso-moteurs, théorie dont nous aurons à discuter la valeur lorsque nous étudierons la pathogénie de cette affection.

Dans une observation non moins intéressante, nous avons vu une névrite optique sympathique s'accompagner elle-même de troubles cérébraux sympathiques (attaques épileptiformes); l'énucléation de l'œil sympathisant arrêta la marche de la névrite et mit fin à tous les accidents cérébraux.

Atrophie sympathique de la papille.

L'atrophie de la papille, due à l'influence sympathique, peut succéder à la névrite dont nous venons de parler: elle est alors consécutive et constitue la forme d'atrophie sympathique la moins controversée.

Dans des cas beaucoup plus rares, l'atrophie de la papille peut survenir d'emblée et se développer peu à peu comme une atrophie simple ordinaire, ainsi que Mooren et Galezowski entre autres en ont rapporté des exemples, Son début brusque, sa marche plus rapide et saccadée, contrastant avec l'évolution lente et régulière de l'atrophie progressive, son existence dans un œil dont le congénère est atteint d'altération assez grave pour justifier la crainte de l'ophthalmie sympathique, constituent un ensemble de caractères qui permettent d'établir la diagnostic.

Décollement sympathique de la rétine.

Le décollement de la rétine, survenant comme accident sympathique isolé, est également très rare. Il reconnaît pour cause une choroïdite partielle, dont l'exsudat séreux soulève la rétine dans une étendue plus ou moins grande. Nous en avons observé quelques exemples, indiscutables; d'autres se sont présentés à nous, dans des yeux atteints de myopie, de sorte que leur origine sympathique peut jusqu'à un certain point rester incertaine et douteuse.

Glaucome sympathique.

La littérature ophthalmologique ne possède qu'un nombre assez restreint d'observations relatives aux accidents glaucomateux de nature sympathique. De Graefe le premier en a rapporté un fait, dans lequel il s'agissait d'une excavation glaucomateuse, qui fut enrayée par l'énucléation de l'autre œil primitivement blessé.

Mooren, Rondeau, Horner, Webster, etc., ont eu l'occasion d'observer des faits analogues, et, selon nous, il est hors de doute qu'étant admise une prédisposition du malade aux accidents glaucomateux, la blessure d'un œil ne puisse provoquer du côté de l'œil congénère une irritation sympathique se traduisant par la manifestation d'un glaucome soit aigu soit chronique.

L'un de nous a du reste publié un exemple récent de glaucome subaigu d'ordre réflexe, accompagné d'un dépôt de pigment sur la surface de la capsule, dépôt qui était consécutif à une ancienne iritis. Le même œil avait donc été atteint d'abord d'iritis sympathique, puis d'accidents glaucomateux sympathiques (1).

A propos de glaucome sympathique, on sait que l'iridectomie pratiquée sur l'œil malade détermine souvent une attaque glaucomateuse sur l'autre œil. Faut-il ranger cet accident dans la classe des ophthalmies réflexes? Mooren est de cet avis, et il est possible en effet qu'une irritation sympathique intervienne ici et soit la cause de la maladie du second œil ; mais il faut pour cela un terrain préparé d'avance, une prédisposition morbide évidente de l'organe qui va être atteint, condition qui ne se retrouve pas en général dans les autres ophthalmies sympathiques telles que nous les comprenons aujourd'hui et qui constitue ainsi une différence essentielle. En outre, il est reconnu qu'une émotion morale vive a une influence incontestable sur la production de l'attaque glaucomateuse, de sorte qu'il faut encore faire la part de cette émotion, chez un malade qui vient de subir une opération.

Telle est la liste déjà longue des principales variétés connues d'ophthalmies sympathiques. Elle tend à se compléter chaque année, et nous sommes portés à croire qu'elle englobera un jour presque toutes les affections oculaires.

(1) Galezowski, *Recueil d'ophthalmologie*, 1883

B. TROUBLES FONCTIONNELS OU NEVROSES SYMPATHIQUES.

Troubles fonctionnels ou névroses sympathiques.

Les troubles fonctionnels de nature sympathique, sur lesquels Donders a depuis longtemps attiré l'attention, sont fort nombreux et peuvent être rangés en plusieurs classes comprenant :

1° Troubles de sécrétion (*larmoiement*) ;

2° Troubles du mouvement (*blépharospasme*) ;

3° Troubles de l'accommodation (*parésie, spasme du muscle accommodateur, asthénopie*) ;

4° Troubles de la sensibilité rétinienne (*amblyopie, rétrécissement du champ visuel, dyschromatopsie, photopsies*) ;

5° Troubles névralgiques divers (*photophobie, névralgie des nerfs ciliaires et des branches de la cinquième paire*).

Ce serait dépasser les limites de cet ouvrage que de nous étendre sur chacun de ces troubles fonctionnels, que l'on rencontre ici, isolés ou réunis, avec les principaux caractères qui leur sont habituels. Ils n'empruntent en effet rien de particulier à leur cause originelle, et pour en faire le diagnostic, on est obligé de s'appuyer sur un ensemble de considérations que nous étudierons tout à l'heure.

Un point important que nous avons déjà eu occasion de signaler, c'est que ces troubles sont tantôt le prélude des inflammations sympathiques, tantôt, au contraire, conservent leur individualité propre et restent ce qu'ils sont sans changer de nature. On comprend toute l'importance qu'il y aurait à reconnaître les premiers des seconds, mais une telle distinction est impossible ; c'est pourquoi il faut toujours surveiller avec soin l'œil atteint, afin d'être prêt à agir si une véritable inflammation sympathique vient à se manifester.

Nous devons aussi noter que, quoique bien moins dangereux que les accidents inflammatoires, ces troubles fonctionnels n'en constituent pas moins souvent une affection assez tenace et assez gênante, pour exiger une intervention chirurgicale et nécessiter l'énucléation de l'œil sympathisant, lorsqu'aucune contre-indication ne s'y oppose (1).

Causes.

Les causes des accidents sympathiques sont de deux ordres, à savoir : 1° les lésions traumatiques de l'œil; 2° certaines affections oculaires indiopathiques, capables de provoquer le tiraillement des nerfs ciliaires et d'en amener l'inflammation.

1° Les blessures de l'œil sont à coup sûr la cause qui a la plus grande influence, et, parmi ces blessures, ce sont celles de la région ciliaire qui sont de beaucoup les plus redoutables à cause de l'abondance exceptionnelle des éléments nerveux qu'on y rencontre. Les plaies de la cornée sont infiniment moins dangereuses, et ne peuvent entraîner des accidents sympathiques que dans les cas rares où elles sont irrégulières, déchiquetées, accompagnées d'enclavement de l'iris ou de luxation du cristallin, permettant à la lentille d'exercer une compression directe sur le corps ciliaire.

Il est aussi à remarquer que lorsque les plaies de l'œil sont suivies d'une abondante suppuration, elles ne prédisposent en quelque sorte plus à l'ophthalmie réflexe,

(1) Parmi les troubles fonctionnels sympathiques, les plus fréquents sont la réduction du pouvoir accommodateur, l'asthénopie, la photophobie.

Au nombre des plus intéressants est l'amblyopie qui présente diverses formes. Le plus souvent il s'agit d'un affaiblissement plus ou moins prononcé de l'acuité visuelle, susceptible de céder à l'énucléation de l'œil sympathisant. Dans des cas plus rares, il y a rétrécissement du champ visuel, disparition de la vision par moments (Liebreich). On a même cité des cas d'amaurose absolue.

car les nerfs ciliaires détruits ne peuvent plus réagir sur ceux du côté opposé.

Ce n'est pas toujours l'étendue et le siège de la plaie qui en font la gravité au point de vue qui nous occupe, c'est surtout la présence de corps étrangers. Ainsi les éclats de capsule, les paillettes de fer, les grains de plomb, les fragments de verre ou de pierre logés dans l'œil, sont des sources fréquentes d'ophthalmie sympathique, à moins qu'ils ne soient fixés dans le cristallin lui-même et éloignés ainsi de tout contact direct avec les membranes profondes. Ces corps étrangers peuvent s'enkyster dans les cas heureux et rester silencieux des mois et des années, ce qui arrive surtout pour les grains de plomb à surface lisse et polie ; mais une poussée aiguë est toujours à craindre et on a vu quelquefois des cas d'ophthalmie réflexe se déclarer vingt, trente et même quarante ans après l'accident.

Parmi les blessures de l'œil capables de déterminer des complications sympathiques, nous devons aussi mentionner les plaies chirurgicales. L'opération de la cataracte était surtout redoutable à ce point de vue, à l'époque où l'on pratiquait la méthode d'abaissement, car la lentille abandonnée dans l'œil venait souvent comprimer le corps calcaire, et c'est ainsi que Mooren a pu publier une statistique où, sur vingt cas d'ophthalmie sympathique, neuf étaient dus à cette cause. Toutefois les méthodes d'extraction sont loin d'être à l'abri de pareils accidents et le procédé de de Graefe semble les favoriser beaucoup plus que l'extraction à lambeau. Nous en trouvons l'explication dans l'emplacement de la plaie, qui est plus voisine de la région ciliaire et qui, par sa situation périphérique, facilite l'enclavement de l'iris et de la capsule et provoque ainsi un tiraillement des nerfs ciliaires avoisinants.

L'iridectomie a aussi à sa charge quelques faits malheureux, et le congrès ophthalmologique d'Heidelberg en 1874 en a rapporté quatre ou cinq exemples.

A côté de pareils faits, nous devons aussi ranger les cas d'ophthalmie sympathique, produits par la prothèse oculaire. Lorsque l'œil artificiel repose sur un moignon douloureux, ou dans une cavité orbitaire facilement irritable, il peut donner lieu à des accidents inflammatoires et surtout à des névroses réflexes. Nous avons eu plusieurs fois occasion d'observer des cas de ce genre, dont l'importance n'échappe à personne, et qui exigent pour un certain temps la suppression immédiate de tout appareil prothétique.

2° Le second groupe de causes capables de déterminer des accidents sympathiques est constitué par certaines affections spontanées, agissant sur la région ciliaire au même titre que les traumatismes, c'est-à-dire en y provoquant une irritation ou une inflammation capable de retentir sur les nerfs ciliaires du côté opposé. Parmi ces affections, nous pouvons citer principalement : les staphylomes opaques de la cornée et de l'iris, les vieilles irido-choroïdites, les moignons enflammés, douloureux et surtout les bulbes atrophiés dans lesquels se développent de véritables productions osseuses de la choroïde. C'est cette dernière altération qui a l'influence la plus décisive. En effet, ces productions osseuses, tantôt disséminées, tantôt réunies en forme de coque, se localisent de préférence autour du nerf optique, c'est-à-dire au voisinage des points où les nerfs ciliaires se groupent pour traverser la sclérotique. Elles compriment et enflamment ces nerfs que l'on trouve toujours altérés à leur niveau et sont ainsi la cause des accidents que nous signalons.

Fréquence. Telles sont les principales causes de l'ophthalmie sympathique. Voyons maintenant la fréquence avec laquelle elles agissent.

D'une façon générale, l'ophthalmie sympathique, sans être exceptionnelle, n'est cependant pas très fréquente. Ainsi, sur un relevé approximatif de 30,000 malades, fait pendant cinq ans à la clinique de la rue Dauphine, par le Dr Yvert, 47 fois seulement l'énucléation du globe a dû être pratiquée pour remédier à des accidents sympathiques. C'est donc là en résumé une affection assez rare.

Si nous recherchons maintenant dans quelle proportion elle complique les différents traumatismes de l'œil, nous trouvons encore qu'elle n'est pas très commune, car les maladies capables de lui donner naissance sont loin de toujours la produire et ne la provoquent guère, selon Mooren, qu'environ une fois sur six. Nous en trouvons la preuve dans le compte rendu de la guerre de sécession d'Amérique, où, sur 254 cas de blessures graves d'un œil, 41 fois seulement l'ophthalmie sympathique a pu être notée. La proportion est, il est vrai, un peu plus élevée dans la guerre franco-allemande de 1870-1871, car Cohn a relevé sept cas d'accidents sympathiques sur 31 cas de blessures de l'œil.

Si nous demandons enfin quelle est la fréquence de cette maladie à la suite des opérations chirurgicales pratiquées sur les yeux, et notamment à la suite de l'opération de la cataracte, nous trouvons, sinon des statistiques complètes, du moins des renseignements intéressants dans les mémoires de certaines sociétés savantes. C'est ainsi que dans une discussion qui a eu lieu à ce sujet au congrès d'Heidelberg, en 1874, on a réuni 14 cas d'ophthalmie sympathique développée après l'extraction linéaire modifiée et cinq après l'extraction à lambeau. Au dernier congrès des oculistes en Amérique, Webster en a relaté onze cas, et Agnew estime que cette complication apparaît deux ou trois fois sur cent, lorsque l'œil est perdu à la suite de l'extraction.

Maintenant que nous connaissons les causes de la maladie, voyons quel est son mode de transmission et étudions par quelle voie elle se propage d'un œil à l'autre. C'est là une question d'un intérêt considérable, car elle est la base essentielle de la thérapeutique. Pathogénie.

Pour expliquer la transmission de la maladie, on a incriminé tour à tour ou simultanément les vaisseaux, les nerfs optiques et les nerfs ciliaires; de là plusieurs théories, que nous allons successivement passer en revue.

1° *Propagation par les vaisseaux.* — On admettait dans cette théorie que la congestion des vaisseaux de l'œil sympathisant se propage aux vaisseaux de l'œil sympathisé, grâce aux nombreuses anastomoses que ces vaisseaux ont entre eux, et y provoque les accidents sympathiques. Cette hypothèse, qui n'est basée sur aucune observation clinique, n'a pas tardé à être complètement abandonnée.

2° *Propagation par le nerf optique.* — Selon Mackenzie, c'est le nerf optique qui est la principale voie de transmission de la maladie sympathique. L'inflammation part de la rétine, se propage le long du nerf optique jusqu'au chiasma, puis se réfléchit sur le nerf optique du côté opposé pour arriver jusqu'aux membranes profondes de l'œil sympathisé.

Cette théorie suppose, comme on le voit, que le point de départ de la maladie est la rétine de l'œil sympathisant et son point d'arrivée la rétine de l'œil sympathisé: or ce sont là des faits que l'observation ne démontre que rarement. C'est là une première objection qu'on peut lui adresser. Une autre objection, que lui ont faite Muller et

Pagenstecher, c'est que le nerf optique est souvent trouvé atrophié et réduit en une sorte de cordon fibreux dans les yeux que l'on a dû énucléer, ce qui semble indiquer que, dans ces conditions, il ne peut guère servir de conducteur à l'inflammation.

Quoi qu'il en soit, si la plupart des faits observés sont en opposition avec cette théorie, il en est un certain nombre qui s'y rattachent d'une façon évidente. Ainsi Cohn a vu deux fois un simple exsudat de la rétine provoquer une ophthalmie sympathique, et l'on ne peut guère s'empêcher de conclure que la propagation ne se soit alors opérée par le nerf optique; dans d'autres cas, on a vu des accidents sympathiques débuter manifestement par la rétine de l'œil sympathisé. Nous sommes donc conduits à admettre que la théorie de la transmission de la maladie par les nerfs optiques ne doit pas être complètement abandonnée et est applicable à un certain nombre de faits.

3° *Propagation par les nerfs ciliaires.* — La propagation de l'ophthalmie sympathique par les nerfs ciliaires, mise en avant par Tavignot, puis reprise par Muller, Pagenstecher, Czerny, est la théorie la plus généralement admise. Elle repose aujourd'hui sur les considérations suivantes : 1° ce sont les altérations de la région ciliaire qui sont presque toujours (95 fois sur 100) la cause de l'ophthalmie réflexe; 2° le point d'arrivée de la maladie est le plus souvent la région ciliaire du côté opposé et très rarement le segment postérieur du globe; 3° enfin les nerfs ciliaires sont douloureux à la pression (points douloureux de de Graefe), sans parler des altérations qu'on y a parfois constatées.

Mais si la propagation de l'ophthalmie sympathique par les nerfs ciliaires est acceptée, il nous reste encore à savoir comment elle a lieu. S'agit-il d'un acte purement réflexe?

Faut-il au contraire admettre que la transmission de la maladie a lieu par une véritable névrite?

Selon les partisans de la propagation par action réflexe ou de la théorie vaso-motrice, l'irritation part des nerfs ciliaires et gagne le ganglion ciliaire; là elle trouve trois voies différentes à prendre, qui ne sont autre chose que les branches afférentes de ce ganglion, à savoir : la racine motrice, la racine sensitive et la racine sympathique. La racine motrice, par la nature de ses fonctions, ne saurait guère servir de fil conducteur à l'irritation, et les racines sensitives ou sympathiques en sont seules capables.

Reclus, dans l'excellente monographie qu'il a publiée, incrimine de préférence la racine sensitive et pense que l'irritation arrive jusqu'au bulbe le long des fibres du trijumeau et de là se réfléchit sur les nerfs vaso-moteurs du côté opposé pour y produire des troubles circulatoires ou trophiques. Mais ce n'est là qu'une hypothèse, et dans l'état actuel de la science il est encore impossible de rien préciser.

Quoi qu'il en soit, cette théorie vaso-motrice nous donne une explication suffisante des troubles fonctionnels sympathiques et même des troubles vasculaires (*thromboses*) que l'on constate d'une façon si nette dans certains cas de névrite ou de rétinite sympathique, car ce sont évidemment les nerfs vaso-moteurs qui en sont les agents; mais elle ne saurait nous rendre un compte exact de la véritable iridocyclite sympathique, car elle est en opposition avec cette loi de pathologie générale formulée par Cl. Bernard, par Charcot et par Vulpian, à savoir, que «les nerfs vaso-moteurs peuvent bien déterminer des troubles de la circulation, mais non une véritable inflammation». C'est pour rester d'accord avec cette loi, qu'un certain nombre d'auteurs et particulièrement Reclus en France et Goldzieher en Allemagne, admettent que l'irido-choroïdite sympathique est due à une véritable névrite migratrice, névrite d'abord ascendante et remontant jusqu'au bulbe en suivant le même trajet que le réflexe dont nous venons de parler, puis gagnant par les fibres commissurales le noyau d'origine du trijumeau du côté opposé, pour devenir ensuite névrite descendante et arriver jusqu'aux nerfs ciliaires. Les altérations microscopiques constatées dans ces nerfs par Czerny, Poncet et un grand nombre d'auteurs, donnent à cette théorie un certain appui; malheureusement les recherches n'ont pas été poursuivies au delà des ciliaires et n'ont pu encore lui donner une preuve complètement irréfutable (1).

Comme on le voit, la question qui nous occupe n'est pas encore entièrement jugée, mais cette étude sur la pathogénie peut déjà nous permettre de tirer quelques conclusions utiles à la thérapeutique. Ainsi, quand on aura des motifs de croire que la transmission de la maladie a pu s'effectuer par le nerf optique, il sera bon de sectionner ce nerf non au ras de la sclérotique, mais à une certaine distance de son entrée dans le globe de l'œil. D'autre part, nous pouvons comprendre combien l'énucléation sera puissante pour combattre les accidents sympathiques dus à une simple action réflexe, et combien au contraire son action sera plus incertaine, pour faire rétrocé-

(1) Bien d'autres théories ont été émises pour expliquer l'ophthalmie sympathique. Ainsi Knies a cherché à démontrer que cette affection est due à un processus inflammatoire, rampant dans le tissu conjonctif de la gaîne piale et dans le tissu interstitiel du nerf optique, pour arriver au chiasma et descendre par le même chemin, dans le nerf optique du côté opposé. Dans la discussion qui a eu lieu au congrès de Londres de 1881, Snellen a fait intervenir les éléments parasitaires et pense qu'ils passent d'un œil à l'autre par les canaux lymphatiques dilatés. Il admet aussi que l'inflammation sympathique est souvent métastatique. Toutes ces théories font bien voir l'incertitude qui plane encore sur cette question.

der une névrite qui a déjà franchi les limites du globe, ce qui implique la nécessité d'intervenir le plus rapidement possible.

L'ophthalmie sympathique, quelle que soit sa forme, n'a pas de signes pathognomoniques, et une irido-choroïdite réflexe peut ressembler de tous points à une irido-choroïdite diathésique. Ce n'est qu'en examinant simultanément les deux yeux, en analysant la nature et l'enchaînement des lésions dont ils sont atteints, et en établissant les relations de cause à effet qui existent entre elles, qu'on peut arriver à établir le diagnostic. Diagnostic.

L'œil sympathisant est le premier à étudier : il nous renseigne d'abord sur le genre d'altération qu'il présente et par conséquent sur les dangers plus ou moins grands qu'il fait courir à son congénère.

Nous savons que ces dangers sont considérables, s'il est atteint d'un traumatisme étendu et surtout d'un traumatisme intéressant la région ciliaire et compliqué par la présence d'un corps étranger. Ils sont moindres, mais ils n'en existent pas moins, s'il s'agit d'affections survenues spontanément, mais capables d'irriter les nerfs ciliaires, soit par compression, soit par tiraillement. Rappelons, à ce sujet, tout ce que nous avons à redouter des staphylômes de la cornée, des vieilles irido-choroïdites, des moignons enflammés et douloureux, des bulbes atrophiés et indurés et, même dans certains cas, de la présence d'un œil artificiel.

Une seconde indication que nous fournit l'œil sympathisant, ce sont les poussées inflammatoires et les exacerbations douloureuses dont il est le siège. Ces complications ont pour le diagnostic une importance considérable, car elles sont très souvent la cause occasionnelle des accidents réflexes qui se déclarent.

Lorsque l'œil sympathisant paraît calme et exempt de toute douleur spontanée, son examen attentif peut encore nous renseigner sur l'état des nerfs ciliaires et sur leur irritation, en nous permettant de constater leur vive sensibilité, au moindre attouchement de la région ciliaire. Ce symptôme acquiert surtout une grande valeur, s'il se produit dans un œil devenu indolore, car il accuse un réveil inflammatoire qui est ordinairement du plus fâcheux augure.

Enfin, comme il faut tenir compte de tous les détails, la date de la maladie peut aussi comporter un certain enseignement. Nous savons que l'ophthalmie sympathique est surtout menaçante, sinon dans les premiers jours, du moins dans les cinq ou six premières semaines qui suivent la blessure d'un œil. C'est donc dans cette période critique que nous la redouterons davantage, mais sans pouvoir toutefois tirer grand profit de cette remarque, car on peut la voir se développer vingt ans, trente ans et même davantage après l'accident primitif.

Voilà pour l'œil sympathisant. Voyons maintenant ce que nous apprend l'examen de l'œil sympathisé.

L'ophthalmie qui s'y déclare est presque toujours l'irido-cyclite séreuse ou plastique que nous avons étudiée plus haut, car c'est la forme la plus habituelle de la maladie. Sans doute, à n'envisager que les caractères anatomiques de la lésion, cette irido-cyclite ne présente aucun symptôme absolument pathognomonique, mais que de particularités la caractérisent. Ainsi quand on la voit se développer avec sa forme insidieuse, puis maligne, quand aucune cause diathésique n'explique sa formation, quand elle survient dans un œil à la suite d'une blessure grave de son congénère, quand elle coïncide avec une recrudescence inflammatoire de l'œil suspect, quand enfin elle ne bénéficie en rien du traitement le mieux dirigé, n'a-t-on pas, groupés sous les yeux, un ensemble de caractères qui donnent au diagnostic un degré de certitude en quelque sorte absolu ?

L'œil sympathisé nous révèle à son tour un symptôme important que nous avons déjà trouvé dans l'œil sympathisant : c'est le point douloureux de de Graefe. Ce symptôme tire son principal intérêt de ce qu'il peut nous faire reconnaître l'irido-cyclite sympathique à son début et même nous la faire prévoir avant son explosion, si on a soin d'explorer chaque jour la région ciliaire de l'œil suspect, au moyen d'un stylet mousse. Le plus petit point douloureux circonscrit de cette région, provoqué par un léger attouchement, est un indice des accidents qui vont se déclarer, surtout s'il coïncide avec un point douloureux identique de l'œil sympathisant, et si ces deux points occupent des régions symétriques.

Tel est l'examen méthodique nécessaire pour établir le diagnostic.

Ce diagnostic est surtout facile quand il s'agit de cas types et classiques : blessure grave d'un œil, irido-choroïdite sympathique de l'autre, le fait est assez commun pour qu'on puisse facilement relier entre elles ces deux genres d'affections. Mais lorsque les lésions de l'œil sympathisant sont des lésions spontanées et qu'elles déterminent dans l'œil des altérations nutritives, on est souvent dans un grand embarras pour attribuer à ces dernières une origine réflexe, alors qu'elles peuvent être dues à la même cause constitutionnelle que celle qui a amené les altérations du premier œil. Bien plus encore, les deux yeux étant atteints d'altérations purement diathésiques, il peut se faire que l'un d'eux joue par rapport à l'autre un rôle sympathisant et empêche celui-ci de guérir. Ainsi chez une de nos malades vue en consultation avec les professeurs Panas, Perrin et le docteur Réal, malade qui était atteinte d'une double irido-choroïdite de nature arthritique, l'un des yeux fut atteint d'un décollement de la rétine et resta le siège d'une assez vive sensibilité. Son congénère résista à tous les moyens de traitement, et ce ne fut que lorsque l'œil regardé comme sympathisant fut énucléé que la guérison s'obtint rapidement, ce qui donna au diagnostic une éclatante confirmation.

Ces quelques exemples font bien voir toutes les difficultés des questions que l'on a à résoudre. On n'arrivera à leur solution qu'en prenant en considération la marche anormale de la maladie, la sensibilité de la région ciliaire au toucher, l'amélioration ou l'aggravation de symptômes coïncidant avec de pareils phénomènes du côté de l'œil sympathisant, et enfin la résistance de l'affection à un traitement qui d'ordinaire se montre efficace. Le diagnostic sera alors basé sur une certitude presque complète et lorsque l'œil suspect aura perdu toute vision, on sera autorisé à sacrifier un organe devenu non seulement inutile, mais presque à coup sûr malfaisant.

On est également en face de grandes difficultés, lorsque les altérations de l'œil sympathisé sont des formes rares d'ophthalmie sympathique. En effet, moins ces formes sont communes, plus on est tenu à une grande réserve pour les admettre, car elles n'empruntent à leur origine aucun caractère distinctif. On doit donc pour les diagnostiquer appuyer son jugement sur leur mode de production, sur la non-existence des causes qui leur donnent habituellement naissance, et sur l'ensemble des considérations que nous venons d'énumérer.

Nous ferons les mêmes réflexions à propos des troubles fonctionnels sympathiques, tels que le larmoiement, la photophobie, l'asthénopie, etc. Tant de causes peuvent leur donner naissance, qu'il faut multiplier les recherches et interroger avec soin l'état des voies lacrymales, la réfraction et l'accommodation de l'œil, le système dentaire du malade, ainsi que les influences de toute nature qui peuvent être l'origine de ces accidents, avant de songer à les attribuer à la sympathie.

Il est nécessaire en outre que leur persistance, leur intensité inaccoutumée, quelquefois leur multiplicité insolite chez le même malade et enfin leur résistance à tout traitement soient bien constatés. Avec tous ces éléments, le diagnostic ne doit encore être fait que par exclusion et exige toujours la plus grande circonspection.

Nous venons de voir que le point de départ de l'ophthalmie sympathique est l'action nocive qu'un œil blessé ou malade exerce sur son congénère. C'est à supprimer cette action nocive que doivent donc tendre tous nos efforts, et pour cela beaucoup de méthodes ont été employées. Traitement.

La plus ancienne en date est celle que Wardrop a proposée par empirisme et empruntée aux vétérinaires de son époque. Ceux-ci, sachant qu'il existe chez le cheval une affection qui devient fatalement binoculaire, à moins que l'œil primitivement atteint ne soit désorganisé par la suppuration, avaient contume de détruire cet œil par des caustiques et en particulier par de la chaux vive. Wardrop conseilla simplement de le vider à l'aide d'une grande incision et proposa d'appliquer à l'homme cette opération « dans certaines affections oculaires retentissant d'un œil sur l'autre et amenant la cécité ».

Le conseil fut suivi, et beaucoup de procédés surgirent. Barton de Manchester vidait l'œil par une large incision faite à la cornée; — Taylor excisait cette membrane; —

Watson pratiquait l'amputation de l'hémisphère antérieure du globe, y compris la région ciliaire; — de Græfe conseillait d'abord l'introduction d'un fil de laine à travers le bulbe, de façon à y produire une abondante suppuration, et préconisait plus tard l'iridectomie et la névrotomie ciliaire.

Enfin, en 1874, le professeur Verneuil proposait la suture des paupières, dans certains cas d'ectropion, pour protéger la cornée, l'empêcher de s'enflammer et de provoquer un retentissement sympathique sur l'autre œil. Mais tous ces procédés n'ont que des applications très restreintes ou sont aujourd'hui abandonnés et ne sauraient être mis en parallèle avec ceux dont il nous reste à parler, et qui sont en premier lieu l'énucléation du globe, et sur un plan secondaire la névrotomie optico-ciliaire.

Énucléation. C'est Prichard qui le premier, en 1851, conseilla et pratiqua l'énucléation de l'œil, pour s'opposer aux accidents sympathiques. Le conseil arrivait au moment opportun, car Bonnet (de Lyon) avait déjà décrit le procédé opératoire qui porte son nom et qui permet d'enlever l'œil d'une façon simple et rapide. Cependant l'opération de Prichard souleva d'abord bien des méfiances et ne fut que difficilement acceptée, même en Angleterre où elle avait pris naissance; elle ne passa que peu à peu dans la pratique, mais ses résultats furent tels, qu'elle y tient aujourd'hui le premier rang.

Ce qui lui vaut une telle faveur, c'est tout à la fois son peu de gravité et son efficacité. Tous les auteurs en effet la proclament une opération simple et bénigne; tous s'accordent également à reconnaître que, pratiquée avant l'apparition de tout accident sur l'œil qu'il s'agit de préserver (énucléation préventive), elle le met à peu près sûrement à l'abri de l'ophthalmie sympathique. On ne compte en effet à cette règle que si peu d'exceptions, qu'elles se perdent dans la masse considérable des succès obtenus (1). Lorsque les accidents sympathiques sont déjà déclarés (énucléation curative), ses résultats sont encore très remarquables et la guérison est la règle, si ce n'est dans l'irido-choroïdite plastique, forme maligne et redoutable entre toutes.

L'énucléation est donc une opération appelée à rendre de très grands services ; mais il est nécessaire d'en peser exactement les indications et les contre-indications. Examinons pour cela les principaux cas qui peuvent se présenter.

Premier cas. — L'œil blessé ou malade ne voit plus et l'autre œil est indemne.

L'énucléation est indiquée dans ce cas toutes les fois que l'œil blessé ou malade peut être une source de dangers pour son congénère. C'est pourquoi elle s'impose, selon nous, lorsqu'on est en face d'un traumatisme du globe assez considérable pour amener sa désorganisation et, dans ce cas, nous pouvons ranger en première ligne les plaies étendues de la région ciliaire, avec issue d'une grande partie du corps vitré. Elle s'impose également quand un corps étranger est logé dans l'œil et a amené la perte irréparable de la vision soit par irido-cyclite, soit par atrophie du bulbe. Elle est enfin nécessaire toutes les fois que l'œil, perdu par suite d'une inflammation traumatique ou spontanée ou réduit à l'état de moignon, reste toujours sensible et provoque de temps en temps des recrudescences inflammatoires, comme cela arrive parfois dans quelques

(1) Lawson, Mooren et Netterhip entre autres, ont cité des faits où l'énucléation pratiquée avant l'apparition de tout accident sympathique n'avait pas empêché celui-ci de se produire, mais ces faits sont exceptionnellement rares.

vieilles irido-choroïdites, dans certains staphylômes opaques de la cornée et dans les phthisies du bulbe avec cataracte crétacée, etc. Ce sont là du reste les conclusions qui ont été adoptées au congrès de Genève en 1877, par les ophthalmologistes réunis en assemblée générale (1).

Si les cas que nous venons de rapporter exigent tous l'énucléation, il en est d'autres où nous regardons cette opération tout au moins comme inutile. Ainsi lorsque l'œil suspect est indolore, n'est sujet à aucun réveil inflammatoire et ne présente à la pression aucun des points douloureux de de Græfe, nous conseillons de ne pas y toucher et de se borner à une surveillance attentive.

Deuxième cas. — L'œil blessé ou malade ne voit plus et l'autre œil se sympathise.

Ici les indications de l'énucléation sont plus ou moins pressantes, selon la nature des accidents que l'on a à combattre.

Ces accidents se révèlent-ils sous forme d'irido-choroïdite séreuse, on doit ne pas hésiter à sacrifier l'œil sympa-

(1) Les principales conclusions que le congrès de Genève a formulées, à la suite du remarquable rapport de Warlomont, sont les suivantes :

1° Quand un œil vient à être détruit par une cause traumatique et que tout espoir d'y voir subsister ou revenir un degré de vision utile est perdu, c'est rendre un immense service au blessé que de l'en débarrasser séance tenante, par l'énucléation avec anesthésie. On lui épargne ainsi les suites immédiates du traumatisme, on le rend pour ainsi dire du jour au lendemain à ses travaux, et on le préserve à coup sûr des accidents consécutifs. Lorsqu'il y a des raisons de croire que le globe blessé recèle quelque corps étranger, l'indication de l'énucléation est plus impérieuse encore.

2° Quand un œil perdu par une cause locale, traumatique ou autre, ou quand le moignon qui le représente est le siège d'une sensibilité continue ou intermittente, ou d'un état inflammatoire aigu ou chronique, ou l'asile d'un corps étranger ou d'un cristallin crétacé en faisant office, l'énucléation en est indiquée, comme moyen préventif, même en l'absence de toute manifestation sympathique.

thisant. Aucun retard n'est permis et nous sommes loin par conséquent de partager l'avis de Arlt, de Critchett et de Mauthner, qui craignent d'opérer lorsque l'œil sympathisé est en pleine inflammation et conseillent d'attendre une période d'accalmie. L'énucléation peut même avoir lieu, dans les cas urgents, si l'œil sympathisant est atteint d'un phlegmon consécutif à un traumatisme, mais l'opération comporte toutefois un peu plus de danger que dans les cas ordinaires.

Ce qui doit surtout nous engager à nous hâter, c'est que les résultats que l'on retire de l'opération sont en général d'autant plus favorables que celle-ci est exécutée au début du mal, alors que l'œil sympathisé n'est encore que légèrement irrité. La guérison est alors la règle, mais cette règle n'est pas absolue, car Berlin ainsi qu'Hirschberg entre autres ont rapporté des faits où l'énucléation pratiquée vingt-quatre heures seulement après le commencement des accidents n'avait pu parvenir à les enrayer.

Si l'énucléation se montre souvent efficace quand il s'agit d'une irido-choroïdite séreuse en voie d'évolution, il n'en est pas de même dans la forme plastique à bon droit appelée maligne. L'opération reste trop souvent impuissante à conjurer les accidents; il faut toutefois la tenter sans la moindre hésitation, car elle constitue pour la malade une suprême ressource que l'on n'est pas en droit de négliger.

Lorsque les accidents sympathiques se révèlent sous une des formes rares que nous avons admises (kératite, rétinite, névro-rétinite, etc.) ou sous la forme de simples troubles fonctionnels, l'énucléation est également indiquée. Il y a nécessité de débarrasser au plus vite le malade d'accidents qui peuvent se compliquer ou prendre une certaine gravité et on est d'autant plus autorisé à intervenir que le succès est la règle, si l'œil n'a pas encore souffert de trop graves désordres.

Troisième cas. — L'œil blessé ou malade voit encore et l'autre œil est indemne.

Les contre-indications de l'énucléation sont ici évidentes. Un tel œil, quelque affaibli qu'il soit, est susceptible parfois de recouvrir une acuité visuelle satisfaisante, et c'est à ce but que doivent tendre tous nos efforts. S'il est blessé, on cherchera particulièrement à prévenir l'ophthalmie sympathique en évitant toutes les complications qui peuvent lui donner naissance; ainsi les enclavements de l'iris seront réduits ou sectionnés; les plaies de la sclérotique devront être suturées, afin de prévenir l'écoulement de l'humeur vitrée et de hâter la cicatrisation; les cataractes traumatiques seront extraites le plus rapidement possible, car la lentille imbibée d'humeur aqueuse et fortement gonflée, apporte une certaine entrave aux voies de filtration antérieures de l'œil, et exerce sur le corps ciliaire une compression dangereuse.

Quatrième cas. — L'œil blessé ou malade voit encore et son congénère se sympathise.

C'est le cas le plus embarrassant qui puisse se présenter, celui qui met le médecin dans la position la plus délicate, surtout s'il arrive que l'œil sympathisant ait conservé une acuité visuelle meilleure que l'œil sympathisé. Ne pas intervenir, c'est condamner ce dernier à une perte à peu près fatale, alors que l'œil sympathisant peut encore achever de se perdre; d'un autre côté, nul espoir ne reste, si l'opération reste insuffisante pour conjurer les accidents.

On ne saurait ici poser de règles complètement absolues; mais quant à nous, nous sommes en général partisans de l'opération. Ayant à soigner un malade atteint depuis trois mois d'irido-choroïdite séreuse sympathique, nous avons enucléé l'œil sympathisant, blessé un an auparavant, bien que celui-ci pût encore compter les doigts à une distance d'environ cinquante centimètres; le résultat fut excellent et la guérison de l'œil sympathisé fut complète. Dans un cas semblable, Critchett ne fit pas l'énucléation et eut un résultat inverse : l'œil sympathisant conserva un certain degré de vision utile, mais l'œil sympathisé fut perdu, ce qui peut à bon droit être attribué à l'absence de toute intervention.

Les indications thérapeutiques sont différentes, lorsque l'ophthalmie sympathique se manifeste sous la forme d'irido-choroïdite plastique. Cette forme est tellement maligne que l'énucléation est le plus souvent inefficace et laisse si peu d'espoir qu'il est contre-indiqué de la tenter, lorsqu'il reste encore un certain degré de vision utile dans l'œil sympathisant. Ce serait, comme le fait remarquer Reclus, quitter la proie pour l'ombre que d'opérer dans des conditions aussi incertaines et aussi désavantageuses; aussi faut-il s'abstenir.

S'agit-il des formes inflammatoires rares que nous avons décrites ou de simples troubles fonctionnels sympathiques, on ne peut baser son jugement qu'après avoir examiné avec soin le pour et le contre et pesé, dans chaque cas qui se présente, les avantages et les inconvénients de l'opération.

C'est surtout la comparaison de ce qui reste de vision dans l'œil sympathisant avec l'intensité des troubles éprouvés par l'œil sympathisé, qui doit servir de guide. Une diminution relativement peu considérable de l'acuité visuelle dans l'œil primitivement atteint, et des troubles fonctionnels peu graves dans l'autre œil, commandent l'abstention ; les conditions inverses rendent au contraire l'opération nécessaire. Chaque cas doit ainsi être jugé à part et ne peut être soumis à une règle absolue.

Telles sont les principales indications et contre-indications de l'énucléation. Nous avons déjà dit que cette opération constitue une des conquêtes les plus précieuses de la chirurgie ; mais comme elle impose au malade un lourd sacrifice, surtout lorsqu'il est jeune, quelques auteurs se sont demandé si on n'arriverait pas au même résultat thérapeutique par des opérations moins radicales et plus conservatrices : de là l'idée de recourir à la névrotomie ciliaire.

Névrotomie ciliaire.

La névrotomie ciliaire peut se pratiquer de deux manières différentes, ce qui constitue deux opérations distinctes. Elle peut n'être que partielle et se faire dans l'intérieur même de l'œil : c'est la névrotomie ciliaire proprement dite. Elle peut être extra-oculaire et s'exécuter en arrière du bulbe, là où les nerfs ciliaires entourent le nerf optique que l'on coupe également : c'est la névrotomie optico-ciliaire ou énervation.

Nous ne dirons qu'un mot de la névrotomie ciliaire partielle. Proposée par de Græfe et exécutée pour la première fois par Meyer, elle consiste à rechercher dans l'œil suspect ou sympathisant les points douloureux que présente la région ciliaire et à sectionner à ce niveau les nerfs de ce nom, en faisant dans la sclérotique une incision proportionnelle à l'étendue de la région douloureuse. Ce n'est là, comme le fait remarquer Panas, qu'une simple paracentèse scléroticale, opération très incertaine dans ses résultats et qu'on ne saurait recommander.

Névrotomie optico-ciliaire.

La névrotomie optico-ciliaire, préconisée par Boucheron, est plus complète que l'opération précédente, car elle a l'avantage de sectionner non seulement quelques nerfs ciliaires, mais l'ensemble de ces nerfs ainsi que le nerf optique lui-même, qui peut aussi servir d'organe conducteur à l'inflammation sympathique.

On arrive à ce but, d'après l'auteur que nous venons de citer, « en coupant la conjonctive et la capsule de Ténon entre le muscle droit supérieur et le muscle droit externe, à un centimètre environ de la cornée. Les ciseaux courbes sont glissés par l'ouverture ainsi faite, et attirant alors en avant le globe oculaire saisi près de la cornée par de fortes pinces à griffes, on tend le nerf optique que les ciseaux coupent avec les nerfs ciliaires qui l'escortent. Si l'on craint que quelque nerf ciliaire ait échappé à la section, on agrandit l'ouverture de la capsule, et, à l'aide d'une seconde pince à griffes, on va saisir la sclérotique dans l'hémisphère postérieur de l'œil, qu'on fait ainsi tourner en avant, de façon à mettre sous les yeux le tronc sectionné du nerf optique ; on peut alors couper à son aise les nerfs ciliaires qui lui font une sorte de couronne. Comme on n'a coupé aucun muscle droit, l'œil conserve sa position et ses mouvements normaux. »

La névrotomie optico-ciliaire a d'abord été proposée pour combattre dans un œil perdu les douleurs ciliaires, sans complications sympathiques et pour rendre les bulbes atrophiés insensibles et propres à recevoir une coque artificielle. Plus tard elle a été déclarée hautement préventive et acceptée avec un certain enthousiasme par quelques auteurs, au nombre desquels ils faut compter Schweigger. — Que cette opération soit de nature à faire disparaître les douleurs ciliaires que peut ressentir un œil blessé ou perdu, et intercepter ainsi dans une certaine mesure le chemin à l'irritation sympathique, c'est ce dont nous ne pouvons douter, d'après les observations assez nombreuses que nous possédons aujourd'hui. Mais elle ne saurait, selon nous, rivaliser avec l'énucléation et marcher de pair avec elle. Elle est en effet plus dangereuse, car si l'hémorrhagie à laquelle elle donne fréquemment lieu s'arrête en général facilement, surtout sous l'influence du bandeau compressif, il n'en est pas moins vrai qu'elle peut être assez abondante pour empêcher le globe de reprendre sa place et nécessiter une énucléation immédiate. Le sang peut aussi se répandre dans le tissu cellulaire rétro-bulbaire et être cause de phlegmon. On a enfin signalé, comme accidents consécutifs, la destruction de la cornée, la fonte purulente de l'œil, et même quelquefois une méningite promptement mortelle.

Ajoutons en outre, et ceci est très important pour fixer notre jugement, que cette opération est incertaine dans ses résultats et ne donne pas une sécurité définitive. Un assez grand nombre d'auteurs, et entre autres Hirschberg et Landolt, ont rapporté des faits dans lesquels il avait été nécessaire de recourir à l'énucléation, pour mettre fin à des accidents sympathiques que la névrotomie optico-ciliaire n'avait pu arrêter. Il est du reste prouvé qu'on ne peut pas sectionner la totalité des nerfs ciliaires, car les branches qui longent les muscles droits pour se rendre dans les parties antérieures de la sclérotique échappent à la section. En outre, les micrographes nous ont appris que les extrémités des nerfs sectionnés peuvent se réunir, d'où il résulte que la sensibilité de l'œil reparaît et avec elle tous les dangers de l'ophthalmie sympathique. D'autre part, on trouve quelquefois dans certains yeux d'abord énervés, puis énucléés, un grand nombre de filets ciliaires emprisonnés dans un tissu cicatriciel abondant qui les comprime, les altère et les rend douloureux (Poncet). C'est une nouvelle objection à adresser à la névrotomie optico-ciliaire et qui contribue à jeter le discrédit sur cette opération.

Si, dans le traitement de l'affection qui nous occupe, le premier soin est de s'attaquer à l'œil sympathisant, c'est-à-dire à la cause du mal, il est également nécessaire de diriger un traitement actif contre l'œil sympathisé.

Traitement de l'œil sympathisé.

Celui-ci est-il atteint d'irido-choroïdite, on doit le soumettre au repos le plus complet, le protéger contre toute lumière et recommander les antiphlogistiques, les injections hypodermiques de pilocarpine, les frictions mercurielles à haute dose, le sulfate de quinine si les douleurs sont considérables, et enfin les instillations d'atropine.

Ces instillations doivent toutefois être surveillées avec soin, car, souvent inefficaces pour dilater la pupille lorsque l'iris est soudé à la cristalloïde, elles peuvent contribuer à augmenter la tension intra-oculaire qui a quelquefois tendance à être en excès. Aussi employons-nous souvent les instillations alternatives d'atropine et d'ésérine (deux instillations de chaque alcaloïde par jour) et quelquefois même l'ésérine seule ou la pilocarpine, lorsqu'il y a exagération de tension.

Quelques auteurs ont proposé une intervention plus active et ont conseillé de dégager l'orifice pupillaire au moyen de l'iridectomie; notre expérience personnelle nous a appris que les résultats de cette opération faite d'une façon trop hâtive sont en général déplorables. On voit, en effet, la nouvelle pupille s'oblitérer de nouveau et les phénomènes inflammatoires s'accroître. Il faut donc s'abstenir de toute opération intéressant l'iris, pendant la période aiguë de la maladie; plus tard, lorsque cette période est passée et qu'il reste des synéchies postérieures ou des produits exsudatifs dans le champ pupillaire, la question d'intervenir se présente de nouveau. Nul avis n'est alors plus sage que celui que donne Lawson. Si ce qui reste de vision, dit cet auteur, est suffisant pour permettre au malade de se conduire, il faut s'en contenter et ne pas opérer, tant les yeux qui ont été enflammés sympathiquement conservent d'intolérance pour tout traumatisme ; mais si la vision est presque nulle, il est indiqué de chercher à l'améliorer par une opération.

Il est cependant des cas où le chirurgien a la main forcée et se trouve obligé d'intervenir en pleine inflammation sympathique. En effet, lorsque des accidents glaucomateux se manifestent, lorsque le malade est en proie à de vives souffrances, on ne peut rester inactif et il y a urgence à calmer les douleurs du patient. On doit alors recourir soit à la paracentèse de la cornée, soit à la sclérotomie, mais jamais, selon nous, à une opération intéressant directement l'iris.

Tel est, rapidement esquissé, le traitement de l'ophthalmie sympathique.

Manuel opératoire de l'énucléation.

En résumé, la principale arme thérapeutique que nous possédons contre cette affection est l'énucléation : il est donc utile de dire un mot de cette opération, qui, grâce à la méthode de Bonnet de Lyon, est devenue une des plus simples de la chirurgie oculaire.

Cette méthode consiste à énucléer le globe de l'œil de la capsule fibreuse qui l'enchatonne, de façon à ne pas pénétrer dans le tissu cellulaire avoisinant. Voici de quelle façon nous conseillons de procéder :

Après avoir chloroformé le malade et appliqué le blépharostat, on saisit avec une pince à griffes tenue de la main gauche un pli conjonctival au voisinage du bord interne de la cornée : on incise ce pli avec des ciseaux, et en glissant une des branches de l'instrument dans la boutonnière conjonctivale ainsi formée, on achève de sectionner circulairement la muqueuse tout autour de la cornée.

Cela fait, l'opérateur introduit le crochet à strabisme sous le muscle droit interne et sectionne ce muscle : même manœuvre pour le droit supérieur et pour le droit inférieur; quant au droit externe, il peut avec avantage n'être coupé qu'à la fin de l'opération. On saisit alors le globe de l'œil avec une forte pince à doubles griffes prenant prise sur la sclérotique et on glisse les ciseaux courbes fermés le long de la partie interne du globe, à la recherche du nerf optique. De légers mouvements, pratiqués en haut et en bas avec la pointe des ciseaux, font facilement découvrir ce nerf que l'on coupe aussi loin que possible, en arrière de son insertion. On attire alors facilement le globe de l'œil en avant et on achève l'opération, en sectionnant les dernières attaches musculaires qui le retiennent.

Le professeur Tillaux a proposé une modification destinée à faciliter l'opération. Comme l'œil est plus rapproché de la paroi interne de l'orbite que de la paroi externe, c'est par ce dernier côté qu'il attaque le globe pour pratiquer l'énucléation en quelque sorte d'arrière en avant et éviter l'ouverture de la loge postérieure de l'orbite. Il divise pour cela la conjonctive et le fascia sous-conjonctival, avec des ciseaux courbes, au niveau du point d'attache du muscle droit externe et coupe ce tendon ; il glisse ensuite les ciseaux dans la boutonnière conjonctivale, va à la recherche du nerf optique qu'il sectionne, attire en dehors le pôle postérieur de l'œil avec une pince à griffes, et divise les autres muscles de l'œil en rasant la sclérotique.

Quel que soit le procédé mis en usage, lorsque l'opération est achevée, le doigt est placé dans la plaie pour arrêter l'écoulement du sang ; puis, au moyen d'une éponge, on arrose abondamment la cavité orbitaire avec une solution phéniquée à 1/25me. Cette solution agit tout à la fois comme antiseptique et comme hémostatique, et doit être employée jusqu'à ce que tout écoulement sanguin ait cessé. On rapproche ensuite les lèvres de la plaie conjonctivale, au moyen de deux ou trois points de suture, afin d'en hâter la cicatrisation.

Les accidents consécutifs à l'opération sont : 1° des hémorrhagies secondaires ; 2° des accidents phlegmoneux ; 3° plus souvent une hypersécrétion muco-purulente de la cavité orbitaire.

Les hémorrhagies secondaires sont rares : le doigt appliqué directement sur le point d'où vient le sang est le meilleur moyen de les arrêter. On pourrait être tenté de leur opposer un bandage compressif fortement serré, mais c'est là une mauvaise pratique, car elle permet au sang de s'infiltrer dans le tissu cellulaire de l'orbite.

Contre les accidents phlegmoneux, nous conseillons les lotions émollientes et surtout les cataplasmes arrosés avec une solution phéniquée, ainsi que les douches phéniquées.

Quant à la sécrétion exagérée de la cavité orbitaire, elle réclame l'emploi de lotions astringentes, mais il importe surtout de combattre la cause qui lui donne naissance. Tantôt elle est due à un ou deux bourgeons charnus qui se développent dans le fond de la plaie et qu'il est nécessaire d'exciser. Tantôt elle est provoquée par le recroquevillement des paupières et par le frottement que les cils exercent sur la muqueuse : l'adaptation d'un œil artificiel est alors le meilleur moyen de la tarir, et on doit y recourir, dès que la cavité orbitaire est apte à le supporter, c'est-à-dire quatre ou cinq semaines après l'opération.

MALADIES DU CRISTALLIN

ANATOMIE ET PHYSIOLOGIE DU CRISTALLIN DES CATARACTES. — CATARACTE CAPSULAIRE ET SES VARIÉTÉS. — CATARACTES LENTICULAIRES ; CORTICALES ; NUCLÉAIRES ; DURES ; MOLLES ; LIQUIDES ; CONGÉNITALES ; DIABÉTIQUES ; CHOROIDIENNES ; TRAUMATIQUES. — CATARACTES CAPSULO-LENTICULAIRES. — LUXATIONS DU CRISTALLIN.

Les maladies du cristallin ne comprennent que deux sortes d'altérations : 1° les cataractes; 2° les luxations. Les cataractes sont de beaucoup les plus importantes et les plus fréquentes et constituent environ 5 ou 6 p. 100 des maladies des yeux. Le traitement chirurgical qu'elles réclament est une des plus brillantes opérations de la chirurgie oculaire et un des plus grands bienfaits que l'homme puisse rendre à son semblable ; de là, l'intérêt considérable qui s'attache à l'étude et à la connaissance exacte de l'anatomie et de la physiologie de l'organe sur lequel elles se développent.

Anatomie du cristallin.

Le cristallin représente dans l'œil une lentille bi-convexe, ayant la transparence du cristal et destinée à réfracter les rayons lumineux de façon à les concentrer sur la rétine.

Comme il s'agit d'un organe que l'on est souvent obligé d'extraire de l'œil, ce qui nous intéresse en premier lieu dans son étude, ce sont ses dimensions et ses principaux rapports.

Chez un adulte, le diamètre transversal ou équatorial du

cristallin mesure de 9 à 10 millimètres et son épaisseur varie de 4 à 5 millimètres environ. Supposons une lentille ayant une circonférence un peu moins étendue que celle de la cornée et nous aurons une idée très approximative de ce que sont ses dimensions.

Chez l'enfant, le cristallin est en quelque sorte globuleux, ce qui revient à dire qu'il a à peu près la même épaisseur que chez l'adulte, tout en ayant un diamètre équatorial beaucoup plus petit. Chez le vieillard, il s'aplatit légèrement avec les années.

Ce sont là les dimensions du cristallin à l'état physiologique; mais lorsqu'il s'opacifie, son volume se modifie selon la variété de cataracte qui se produit, et c'est surtout ce nouvel élément qui entre en ligne de compte, pour régler l'étendue que l'on doit donner à la plaie cornéenne destinée à livrer passage à la lentille.

Si nous étudions maintenant ses rapports, nous trouvons que le cristallin est logé dans une sorte de cupule, située dans la partie antérieure du corps vitré, mais à laquelle il n'adhère que très faiblement. Sa face antérieure, un peu moins convexe que la face postérieure, est en contact avec l'iris qu'elle fait très légèrement bomber en avant, d'où il résulte que la chambre postérieure est en quelque sorte virtuelle. Quant à la périphérie du cristallin, elle est en rapport avec la zonule de Zinn, que nous aurons à étudier spécialement.

Structure. Le cristallin se compose de deux parties essentielles, la capsule et la lentille, et d'une partie accessoire qui constitue son ligament suspenseur (zonule de Zinn).

La capsule, souvent appelée cristalloïde à cause de sa transparence parfaite, est une membrane amorphe, homogène, translucide, qui sert d'enveloppe à la lentille.

Elle n'adhère à cette dernière qu'assez faiblement, mais d'une façon qui varie cependant selon que les couches sous-jacentes ont conservé leur transparence ou sont devenues opaques. Dans le premier cas, elle retient agglutinées à sa surface, quand on l'incise, une certaine quantité de ces couches : dans le second, elle s'en sépare nettement, ce qui est une condition favorable à leur extraction complète.

Quoique très peu épaisse, puisqu'elle n'atteint pas deux centièmes de millimètre au pôle antérieur et moitié moins encore au pôle postérieur, cette capsule est très résistante. Le kystitome glisse quelquefois sur sa surface sans l'entamer; aussi, pour plus de sécurité, cherche-t-on à l'inciser deux fois plutôt qu'une, dans l'opération de l'extraction. Nous avons, pour notre part, renoncé depuis longtemps à l'emploi de cet instrument, et c'est avec la pointe du couteau de Græfe que nous pratiquons l'incision capsulaire, de façon à pouvoir lui donner une grande étendue, tout en évitant l'introduction dans l'œil d'un nouvel instrument.

Une autre propriété très remarquable de la capsule est sa grande élasticité. Il suffit de l'insuffler pour la voir se distendre et revenir ensuite sur elle-même. C'est cette propriété qui lui permet de varier de forme avec la lentille, dans le phénomène de l'accommodation. C'est également grâce à cette élasticité qu'une fois incisée, les deux lèvres de la plaie ont tendance à s'écarter pour livrer passage à la lentille. Mais en même temps qu'elles s'écartent, les parties divisées s'enroulent sur elles-mêmes, et si quelques débris de couches corticales non opacifiées leur restent adhérents, elles les emprisonnent, et c'est là le point de départ de certaines cataractes secondaires, dont nous aurons à parler tout à l'heure. On a donc un grand intérêt à ce que la capsule entraîne avec elle le moins de masse corticale possible et s'enroule suffisamment pour que ses débris disparaissent derrière l'iris et n'encombrent pas le champ pupillaire. Une incision se rapprochant autant que possible de l'incision cruciale est celle qui nous semble pour cela la plus favorable.

La capsule du cristallin a été divisée en capsule antérieure et en capsule postérieure. La surface interne de la capsule antérieure est recouverte d'une couche très régulière de cellules épithéliales polygonales, dont le rôle est très important. En effet, selon Becker; ce sont ces cellules beaucoup plus que la capsule elle-même, qui règlent les phénomènes d'endosmose et d'exosmose, qui servent à la nutrition de la lentille; ce sont elles qui se transforment en fibres propres du cristallin et qui, chez certains animaux, sont susceptibles de régénérer en partie la lentille, lorsqu'elle a été extraite.

Ces cellules manquent sur la face interne de la capsule postérieure; celles que Henle et Nunnely y ont décrites, ne sont autre chose que les empreintes des terminaisons des fibres cristallines.

Substance propre du cristallin.

La substance propre du cristallin est formée de fibres qui constituent des couches superposées dont la densité va en s'accroissant de la périphérie au centre. Parmi ces fibres, les unes sont dites fibres à noyau et les autres fibres dentelées.

Les premières sont superficielles, parallèles les unes aux autres, ne forment à la surface de la lentille qu'une couche de 0,3 d'épaisseur (Cadiat), et se liquéfient après la mort, pour constituer le liquide de Morgagni. Pâles, transparentes, pourvues d'un noyau, d'une longueur encore mal déterminée, d'une largeur d'environ 0,007 et d'une épaisseur moitié moindre, elles dérivent des cellules épithéliales de la cristalloïde. Elles paraissent souvent creuses, d'où le nom de tubes qu'on leur donne quelquefois et qui est bien justifié.

Les fibres dentelées constituent la plus grande partie du cristallin. Elles sont surtout remarquables par les dentelures régulières que présentent leurs bords et qui leur permettent de s'engréner réciproquement et de former des couches distinctes, s'inbriquant comme les lamelles de l'oignon. Soumises à la macération dans l'alcool et dans les acides, ces couches se séparent d'autant plus facilement qu'elles sont plus superficielles; mais à mesure qu'elles se rapprochent du centre, elles se tassent, deviennent de plus en plus adhérentes et finissent par former une masse compacte appelée noyau. Ce noyau ne se dessine guère d'une façon distincte que vers l'âge de 35 à 40 ans, mais il prend peu à peu un tel développement qu'il finit par constituer la presque totalité de la lentille.

Les fibres du cristallin passent d'un hémisphère à l'autre en contournant la région équatoriale, mais elles ne font pas un tour complet, car elles s'arrêtent en certains points ou plutôt au niveau de certaines lignes, disposées en forme de rayons, et qui donnent au cristallin une apparence étoilée. On sait en effet que, vu par transparence, le cristallin d'un enfant présente sur sa surface antérieure une figure étoilée à trois branches. Les rayons partent du centre et se dirigent l'un directement en haut, l'autre en bas et en dedans, le troisième en bas et en dehors, de façon à représenter la figure d'un Y renversé. Une disposition analogue existe sur la face postérieure, mais avec cette différence que la forme de l'Y est droite et que l'étoile a quelquefois quatre branches. C'est au niveau de ces rayons que les fibres cristalliniennes s'arrêtent. Se mettent-elles alors en contact direct, par leurs extrémités, avec les autres fibres qui y arrivent? En sont-elles séparées par une couche extrêmement mince de liquide dont le rôle serait de faciliter les phénomènes de l'accommodation? c'est une question sur laquelle les histologistes n'ont pu encore se mettre d'accord. Mais quoi qu'il en soit, c'est cette disposition qui nous explique comment le cristallin peut se décomposer en un certain nombre de secteurs et nous rend compte de la polyopie monoculaire, lorsque ces divers secteurs perdent avec l'âge leur homogénéité ou ne s'accommodent plus d'une façon égale pour une même distance.

Zonule de Zinn ou ligament suspenseur du cristallin.

Pour terminer l'étude du cristallin, nous avons encore à nous occuper de son mode d'attache, c'est-à-dire de la zonule de Zinn.

En voyant le cristallin logé dans une sorte de cupule qui lui fournit la partie antérieure du corps vitré, on pourrait croire qu'il y contracte à ce niveau une certaine adhérence, mais en réalité cette adhérence est très faible et c'est la zonule de Zinn qui est le véritable point d'attache du cristallin, dont elle constitue le ligament suspenseur.

Cette zonule part de l'ora serrata où elle semble être le prolongement de la limitante interne de la rétine. Arrivée sur le bord équatorial du cristallin, elle adhère à la face antérieure de la capsule voisine de ce bord, et envoie également quelques fibres à la capsule postérieure, ainsi qu'Ivanoff l'a démontré.

Ainsi constituée, la zonule est en rapport, par sa face interne avec le corps vitré, et par sa face externe avec les procès ciliaires. Elle se moule sur leurs saillies et leurs dépressions, de sorte que lorsqu'on l'en sépare, elle entraîne une partie de leur pigment et apparaît sous la forme d'une couronne composée de rayons alternativement blancs et noirs.

Au niveau du bord équatorial du cristallin, la zonule s'écarte légèrement de la membrane hyaloïdienne et constitue un petit espace qui va en s'effilant supérieurement et qui est désigné sous le nom de canal de Petit. Certains histologistes plaçaient autrefois ce canal dans un dédoublement de la zonule elle-même, mais le fait n'a pas été vérifié, et on est porté à admettre que ce dédoublement n'existe pas.

Ainsi constituée, la zonule forme un véritable ligament, maintenant solidement le cristallin en place. On est obligé de la rompre pour faire l'extraction de la lentille dans sa capsule ; mais les connexions qu'elle présente avec le corps sont si intimes, que sa rupture donne presque toujours lieu à un écoulement assez abondant de cette humeur, ce qui a fait abandonner cette méthode.

La zonule jouit aussi d'une certaine élasticité, et ce qui le prouve, c'est qu'elle permet à la lentille de venir se mettre en contact avec la face postérieure de la cornée, lorsque l'humeur aqueuse s'écoule, soit accidentellement, soit à la suite d'une opération. Mais à l'état morbide, elle perd cette élasticité et devient rigide, facile à rompre, ce qui rend compte des luxations spontanées du cristallin. Les affections du corps vitré et le processus glaucomateux en particulier, prédisposent surtout à cette fragilité excessive, de sorte que lorsqu'on pratique l'iridectomie dans ces sortes de cas, on doit prendre les plus grandes précautions pour éviter la rupture de la zonule, ce qui impose l'obligation de faire lentement l'incision de la cornée, afin de ne laisser écouler l'humeur aqueuse que doucement et graduellement.

Physiologie du cristallin.

Les propriétés physiologiques du cristallin doivent nous arrêter un instant, car elles sont très importantes à connaître.

Cet organe joue dans l'œil le rôle d'un milieu réfringent. Lorsqu'il fait défaut soit par luxation, soit par resorption ou extraction, il en résulte un trouble visuel considérable, que l'on corrige en plaçant au-devant de l'œil un verre convexe d'environ huit dioptries pour la vision des objets éloignés et de quinze dioptries pour la vision des objets rapprochés.

Dans cette fonction d'organe réfringent, le cristallin ne se comporte pas comme une lentille absolument parfaite. Il est en effet composé de secteurs qui n'ont pas tous exactement le même rayon de courbure et produisent par conséquent chacun une image à part. Dans les conditions habituelles, ces images se superposent en quelque sorte, et on ne s'aperçoit d'aucun trouble de la vision, mais plusieurs expériences faciles à répéter mettent cependant en évidence une certaine imperfection visuelle qui en est la conséquence.

Si on rapproche, par exemple, l'extrémité du pouce et de l'index, on voit qu'avant d'arriver en contact, une sorte d'ombre se dessine entre les deux doigts et produit ainsi une image confuse qui est la conséquence de l'irrégularité ou de l'astigmatisme du cristallin.

C'est ce même défaut de réfraction qui nous fait voir les étoiles avec la forme rayonnante que nous leur connaissons, alors que nous les apercevons sphériques, si nous les regardons à travers un petit trou percé dans une carte.

Enfin, ce qui nous ramène directement sur le terrain de la pathologie, c'est pour cette même raison que se manifestent parfois dans certains yeux les phénomènes de polyopie monoculaire, phénomènes qui apparaissent surtout lorsqu'il existe un trouble de l'accommodation, car les images fournies par les différents secteurs de la lentille sont alors plus écartées l'une de l'autre que lorsque l'adaptation est normale et ne se superposent pas exactement.

Mais si la lentille cristalline présente ce léger défaut, elle est exempte de l'aberration de sphéricité et de l'aberration de réfrangibilité, au moins dans les limites de la vision distincte (1). Elle possède en outre la faculté merveilleuse d'augmenter ou de diminuer d'épaisseur selon les besoins de la vision, sous l'influence du muscle accommodateur. Toutes ces conditions en font une lentille plus parfaite que les lentilles astronomiques les plus pures, et on ne comprend guère la boutade d'Helmholtz, quand il dit « qu'il adresserait des reproches sévères à un ouvrier qui lui livrerait un instrument d'optique aussi imparfait que le cristallin ».

Nutrition du cristallin.

Le cristallin puise ses principaux éléments nutritifs dans l'humeur aqueuse qui y pénètre par endosmose à travers la capsule antérieure. Or, comme c'est le cercle ciliaire qui sécrète cette humeur, on peut en conclure qu'il est le véritable organe nutritif du cristallin et on comprend comment ses altérations prédisposent aux troubles de la lentille, ainsi qu'on l'observe souvent dans les irido-choroïdites anciennes.

(1) On sait qu'un faisceau de lumière blanche peut se décomposer par un prisme en sept couleurs principales qui sont : le rouge, l'orangé, le jaune, le vert, le bleu, l'indigo, le violet. Mais l'étude du spectre a prouvé qu'il est beaucoup plus étendu que Newton ne l'avait signalé. Il y a en particulier des rayons ultra-violets, qui, dans les conditions ordinaires, n'impressionnent pas la rétine, parce qu'ils sont interceptés par le cristallin, ainsi que M. de Chardonnet vient de le démontrer par de très ingénieuses expériences.

Mais pour que cette nutrition se fasse bien, il faut non seulement que le cercle ciliaire ne soit pas altéré, il est encore nécessaire que l'humeur aqueuse ait ses qualités normales et ne soit pas viciée par l'influence des diathèses. Il est également indispensable que la capsule qui sert de filtre ne soit ni opaque ni recouverte de dépôts morbides, ce qui diminue ses propriétés filtrantes et prédispose à des troubles de transparence de la lentille.

Les parties postérieures du cristallin empruntent aussi quelques éléments nutritifs au corps vitré : c'est pourquoi on voit quelquefois les couches corticales postérieures s'opacifier, lorsque ce milieu est altéré, comme cela arrive dans certaines choroïdites atrophiques et notamment dans les cas avancés de staphylome postérieur.

C'est surtout dans les premières années de la vie que la nutrition de la lentille est la plus active. A cette époque, le cristallin est globuleux, d'une consistance uniforme, presque aussi épais que chez l'adulte, ainsi que Jæger l'a démontré, mais d'un diamètre équatorial beaucoup plus petit. Son accroissement se fait alors par deux voies différentes : d'une part, les fibres primitives s'allongent et s'incurvent à la périphérie; d'autre part, on voit se former à la région équatoriale de nouvelles fibres qui se superposent sur les plus anciennes et repoussent celles-ci vers le centre où elles se tassent, se condensent et s'indurent. Ainsi se forme le noyau qui se développe progressivement, mais ne devient réellement consistant qu'à trente-cinq ou quarante ans. Avec l'âge, ce noyau devient de plus en plus dense, prend une couleur jaune ambrée, en même temps que le cristallin perd progressivement son élasticité et devient rebelle à l'action du muscle accommodateur, phénomène qui constitue la presbytie.

Maintenant que nous connaissons les principaux détails relatifs à l'anatomie et à la physiologie du cristallin, nous sommes en mesure d'en comprendre la pathologie et notamment le développement des cataractes et de leurs nombreuses variétés.

CATARACTES

On désigne sous le nom de *cataractes,* toutes les opacités qui se développent dans le système cristallinien.

D'après le siège occupé par l'opacité, on distingue trois grandes classes de cataractes : 1° les cataractes capsulaires ; 2° les cataractes lenticulaires ; 3° les cataractes capsulo-lenticulaires.

Chacune de ces divisions comprend elle-même de nombreuses variétés.

I. CATARACTES CAPSULAIRES

Les cataractes capsulaires sont plus intéressantes à étudier au point de vue du diagnostic qu'au point de vue de la thérapeutique. En effet, comme elles sont en général trop peu étendues pour gêner la vision et qu'elles ne sont pas progressives, elles ne réclament le plus souvent aucun traitement.

Ces cataractes ont autrefois été niées d'une façon absolue par Malgaigne : « Prenez la capsule d'un cataracté, lavez-la avec précaution, vous la trouverez toujours aussi transparente que Dieu l'a faite », a dit cet auteur dans un aphorisme resté célèbre ; mais les recherches de Ch. Robin (1) et de Müller ont démontré d'une façon non douteuse que la

(1) Ch. Robin, *Mémoire contenant la description anatomo-pathologique de diverses espèces de cataractes* (*Mémoires de l'Académie de médecine*, 1859, t. XXIII, p. 205).

capsule peut présenter en certains points des épaississements ou des amincissements de son tissu, des plis pathologiques et des altérations diverses de sa couche épithéliale. Elle peut même, selon certains auteurs, devenir le siège d'une véritable inflammation.

Mirault d'Angers admettait déjà cette capsulite et en voyait la preuve dans les adhérences qui s'établissent entre l'iris et la capsule à la suite des iritis, ce qu'il expliquait par l'inflammation simultanée de ces deux membranes. Ivanoff de son côté a trouvé plusieurs fois l'existence de produits inflammatoires dans la capsule, et nous-mêmes nous avons eu occasion de constater au microscope, sur la surface capsulaire, la présence de vaisseaux et de globules lymphoïdes ou purulents, à la suite de son adhésion avec l'iris.

Ce sont ces diverses altérations qu'on désigne sous le nom de cataractes capsulaires. Selon leur origine, selon le siège qu'elles occupent, et selon l'aspect qu'elles présentent, on les distingue en plusieurs variétés, dont le tableau suivant donne un rapide aperçu.

Cataractes capsulaires...	1. polaire antérieure.	
	2. polaire postérieure.	
	3. pigmentaire.	Consécutive à l'iritis.
		Congénitale.
	4. exsudative.	
	5. disséminée.	Simple.
		Verdâtre.
	6. secondaire.	
	7. traumatique.	

Une des opacités capsulaires les moins rares est celle que l'on désigne sous le nom de cataracte polaire antérieure, parce qu'elle occupe le pôle antérieur du cristallin.

1° Cataracte polaire antérieure ou pyramidale.

Cette cataracte se présente sous l'apparence d'une tache circulaire, d'un blanc nacré, de un à trois millimètres de diamètre, située au centre même de la capsule et de l'orifice pupillaire. Tantôt elle ne fait aucune saillie apparente ; tantôt au contraire elle proémine dans la chambre antérieure et se rapproche sensiblement de la cornée, à laquelle elle peut même adhérer par un petit filament, proéminence qui lui vaut alors le nom de cataracte pyramidale.

Cette cataracte se développe tantôt pendant la vie fœtale, tantôt après la naissance, de sorte qu'on en reconnaît deux variétés distinctes, l'une congénitale, l'autre acquise.

La première a été attribuée tour à tour à un arrêt de développement, — à une adhérence inflammatoire survenue entre la capsule et la cornée à l'époque reculée de la vie utérine où ces deux membranes sont en contact, — à une prolifération spontanée des cellules épithéliales de la cristalloïde antérieure, — et enfin, selon Arlt, à un abcès de la cornée qui s'est déclaré pendant la vie fœtale et s'est ensuite cicatrisé sans laisser de traces. Dans ce cas, le mécanisme invoqué est le même que celui qui nous expliquera tout à l'heure la formation de la cataracte capsulaire acquise.

Quoi qu'il en soit de ces explications, il est certain que cette cataracte est souvent bilatérale et s'accompagne dans un certain nombre de cas d'autres altérations congénitales, telles que le nystagmus, le coloboma de l'iris et de la choroïde, la microphthalmie, la buphthalmie, complications qui sont plus importantes que la maladie elle-même et aggravent singulièrement son pronostic.

La seconde variété de cataracte polaire antérieure, c'est-à-dire celle qui est acquise, est toujours consécutive à un abcès de la cornée qui s'est perforé. Au moment où la perforation a eu lieu et où l'humeur aqueuse s'est écoulée, la capsule s'est mise en contact avec la plaie cornéenne. On serait alors tenté de croire que la cataracte est due à un dépôt exsudatif déposé sur la surface capsulaire, mais les micrographes nous ont appris que dans toutes ces cataractes, qu'elles soient congénitales ou acquises, pyramidales ou non, la capsule recouvre toujours l'opacité au lieu de lui être sous-jacente, de sorte qu'il faut l'attribuer à l'altération et à la prolifération de la couche épithéliale intra-capsulaire.

Cette variété se distingue de la première, par la petite tache leucomateuse qui existe sur le centre de la cornée, comme un stigmate indélébile de l'ancien abcès qui a été le point de départ de la maladie, de sorte que le diagnostic en est toujours facile, à l'aide de l'éclairage latéral.

2° Cataracte polaire postérieure.

Une cataracte à rapprocher de la variété précédente, mais bien plus rare, est celle qui apparaît sur le pôle postérieur du cristallin et qui a reçu le nom de cataracte polaire postérieure.

Elle constitue également une petite tache arrondie, d'un blanc éclatant, située sur le centre même de la capsule postérieure et très légèrement proéminente dans le corps vitré. Elle est toujours congénitale et paraît n'être autre chose qu'un vestige non disparu de l'adhérence établie, pendant la vie fœtale, entre l'artère hyaloïdienne et la cristalloïde postérieure.

L'éclairage ophthalmoscopique permet de reconnaître facilement cette cataracte ; mais il est important de la distinguer de certaines opacités centrales circonscrites, qui siègent dans les couches corticales postérieures : en étudiant ces dernières, nous en établirons le diagnostic.

Les cataractes polaires antérieures ou postérieures n'exigent en général aucun traitement, car étant très peu étendues et stationnaires, elles ne gênent en quelque sorte pas la vision et rendent toute opération inutile. Si elles étaient assez étendues pour apporter un trouble notable dans l'acuité visuelle, il y aurait indication de pratiquer soit une iridectomie optique, soit l'opération de la discision, dans le cas où l'opacité viendrait à envahir le reste de la lentille.

3° Cataracte capsulaire pigmentaire.

Certaines opacités capsulaires, méritant à peine le nom de cataractes, sont constituées par de simples taches pigmentaires déposées sur la capsule. Les unes sont consécutives à une ancienne iritis; les autres sont dues à une altération congénitale.

a. Cataracte pigmentaire consécutive à l'iritis.

Lorsque l'iris est inflammé, sa face postérieure, qui est recouverte d'une couche très épaisse de pigment, adhère à la capsule, surtout au niveau du bord pupillaire. Une fois ces adhérences rompues, soit spontanément, soit sous l'influence de l'atropine, il reste à leur niveau de petits dépôts pigmentaires brunâtres, dont on établit facilement le diagnostic, grâce à leur coloration caractéristique et à leur disposition circulaire. Ces petits dépôts ne gênent pas la vision, ne constituent pas une opacité progressive et n'ont d'autre importance que de permettre de reconnaître les traces d'une ancienne iritis, longtemps après sa disparition.

b. Cataracte pigmentaire congénitale.

Une autre variété de cataracte pigmentaire, beaucoup plus rare, est celle qui est d'origine congénitale. Celle-ci est caractérisée par des dépôts pigmentaires très fins, non plus disposés circulairement sur le contour de la pupille, mais disséminés d'une façon irrégulière dans toute l'étendue du champ pupillaire et quelquefois même au-delà de ses limites, ainsi qu'on peut s'en assurer en examinant attentivement la surface antérieure du cristallin, à l'éclairage latéral et à l'aide d'une loupe destinée à grossir les images. Ces taches forment un pointillé très fin qui gêne à peine la vision. Selon toute probabilité, elles sont le résultat d'une adhérence inflammatoire contractée pendant la vie fœtale, entre la capsule et la membrane pupillaire. Cette dernière membrane se résorbe et disparaît, mais les dépôts pigmentaires qui se sont produits sur la capsule subsistent indéfiniment.

En même temps que ces taches, il n'est pas rare de rencontrer d'autres anomalies de conformation, soit sur le même œil, soit sur son congénère, de sorte qu'il faut toujours les rechercher avec soin, pour ne pas risquer de faire un diagnostic incomplet.

4° Cataracte capsulaire exsudative.

A la suite de l'iritis, on voit souvent des exsudats se déposer sur la capsule et constituer une opacité de nature plastique, adhérente à l'iris, désignée sous le nom de cataracte capsulaire exsudative ou de fausse cataracte.

Ces dépôts exsudatifs compromettent la nutrition de la lentille, en apportant une certaine entrave aux phénomènes d'endosmose et d'exosmose qui se font par la capsule. Ils la compromettent bien davantage encore s'ils sont assez abondants pour oblitérer l'orifice pupillaire et être le point de départ d'une irido-choroïdite, car l'humeur aqueuse, sécrétée par un corps ciliaire altéré, perd une partie de ses qualités nutritives et amène souvent l'opacité complète de la lentille.

On voit tout le danger que font courir à l'œil ces cataractes capulaires exsudatives; aussi dans beaucoup de cas faut-il recourir à l'iridectomie, pour dégager l'iris d'une partie de ses adhérences, et permettre une large communication entre les deux chambres de l'œil.

5° Cataracte capsulaire disséminée.

Une autre variété également rare de cataracte capsulaire est celle que nous désignons sous le nom de cataracte capsulaire disséminée, forme encore très peu connue et qui semble se développer, sous l'influence de certains troubles constitutionnels. Ces sortes de cataractes se présentent sous deux aspects différents, tantôt sous forme de taches rondes blanchâtres, tantôt sous forme de dépôts verdâtres et irréguliers.

Les taches disséminées blanchâtres ont en moyenne un ou deux millimètres de diamètre, parsèment toute l'étendue de la capsule antérieure et existent généralement dans les deux yeux en nombre variable (de 5 à 12). Elles sont à peine visibles à l'œil nu et passent souvent inaperçues, lorsqu'on éclaire l'œil avec le miroir ophthalmoscopique même le plus faible; de sorte que pour en faire le diagnostic, il est nécessaire de concentrer sur le cristallin un foyer lumineux intense et d'examiner sa surface à l'aide d'une loupe de 14 dioptries environ.

Ces taches ont une très grande ressemblance avec celles qui, siégeant dans le cristallin lui-même, constituent les cataractes lenticulaires disséminées : mais on les en différencie par leur situation superficielle, n'occupant qu'un seul plan et non des profondeurs différentes, par le peu de trouble visuel qu'elles occasionnent, par leur marche stationnaire et par les conditions morbides dans lesquelles elles apparaissent.

Nous avons, en effet, presque toujours rencontré ces opacités disséminées de la capsule, dans certaines variétés lentes et chroniques d'iritis séreuse, telles que celles qui surviennent chez les femmes atteintes de dysménorrhée. Souvent des dépôts analogues existaient du côté de la membrane de Descemet, de sorte qu'il faut voir là des phénomènes de même ordre et admettre, avec les anciens auteurs, l'existence d'une véritable aquo-capsulitis.

La seconde forme de cataracte capsulaire disséminée que nous avons admise est constituée par des taches verdâtres apparaissant sur la partie centrale de la cristalloïde antérieure.

Ces opacités forment des taches irrégulières, superficielles, souvent angulaires, remarquables par leur coloration verdâtre très accentuée; autour d'elles sont des taches plus petites, arrondies, d'un beau vert émeraude caractéristique.

Ces opacités sont tellement particulières que l'on ne peut guère se défendre de les considérer comme une affection à part, due probablement à des dépôts de margarates ou de cholestéarates. Dans les cinq cas que nous avons observés, elles existaient tantôt comme affection capsulaire isolée, tantôt en même temps qu'une altération de transparence des fibres cristalliniennes. Les malades qui en étaient atteints présentaient les symptômes du rhumatisme et de la goutte; l'un d'entre eux avait dans les urines un excès de phosphates ; mais on ne peut encore se prononcer sur la nature de ces taches, car à notre connaissance on n'a pas encore eu l'occasion de les examiner au microscope.

6° Cataracte secondaire.

Nous arrivons maintenant à l'étude des cataractes secondaires, c'est-à-dire des opacités qui se forment dans le champ pupillaire après l'opération de la cataracte, et qui prennent leur point de départ dans des altérations de la capsule, ce qui les a fait ranger dans la classe des cataractes capsulaires.

Ces cataractes n'ont pas toutes la même origine. Les unes sont consécutives à des cataractes capsulo-lenticulaires, dans lesquelles on n'a pas pris soin d'enlever avec une pince les débris de la capsule opaque, lors de l'extraction de la lentille. Les autres sont dues à des couches corticales transparentes qui, agglutinées à la capsule et abandonnées dans l'œil, sont devenues opaques. Un grand nombre reconnaissent pour cause les altérations inflammatoires que présente la capsule incisée, lorsqu'il se déclare une iritis ou plutôt une capsulo-iritis : des masses exsudatives fournies par l'iris enflammé contribuent alors à obturer l'orifice pupillaire et la cataracte secondaire est toujours adhérente. Enfin, dans quelques cas rares cette cataracte semble être formée par des plissements ou des altérations de la capsule postérieure, survenant généralement d'une façon tardive, résultant de troubles nutritifs du corps vitré et compromettant la vision d'une façon assez sensible, malgré la ténuité de la trame morbide qui les constitue.

Le diagnostic des cataractes secondaires se fait surtout à l'éclairage oblique et à l'examen ophthalmoscopique. On les aperçoit dans le champ pupillaire sous forme d'exsudations grisâtres ou blanchâtres, s'étendant d'un bord de la pupille à l'autre, en remplissant quelquefois la plus grande partie et adhérant le plus souvent à l'iris. Elles sont parfois tellement fines, qu'elles ressemblent à une véritable toile d'araignée.

Le traitement de la cataracte secondaire doit être envisagé au point de vue prophylactique et au point de vue curatif.

Au point de vue prophylactique, on doit se rappeler toutes les conditions qui lui donnent naissance, afin de mettre obstacle à son développement. C'est ainsi que, dans une cataracte capsulo-lenticulaire, on doit saisir avec une pince la partie opaque de la capsule, afin de l'enlever et de ne pas risquer de la voir séjourner dans l'œil. Cette manœuvre doit être pratiquée avant l'extraction de la lentille, car après sa sortie il est fort difficile de saisir les lambeaux flottants qui se déplacent et fuient au-devant de l'instrument.

S'il s'agit d'une cataracte lenticulaire dure ou demi-dure, l'incision de la capsule doit être étendue, afin de permettre l'énucléation facile de la lentille hors du sac capsulaire. Reste-t-il dans l'œil quelques débris de couches corticales, le nettoyage exact de la pupille est une condition indispensable à remplir, pour éviter la formation de la cataracte secondaire. On cherche enfin à prévenir les enclavements de la capsule et de l'iris, car l'irritation que ces acicdents déterminent donne lieu à des masses exsudatives, qui sont une cause très fréquente de l'affection qui nous occupe.

Au point de vue curatif, le traitement chirurgical est le seul auquel on puisse s'adresser, mais on ne doit y recourir que lorsque l'œil primitivement opéré ne présente plus aucun signe d'irritation.

La méthode à suivre diffère selon l'épaisseur plus ou moins grande de la cataracte et selon les adhérences plus ou moins solides qu'elle a contractées avec l'iris.

L'opacité capsulaire est-elle mince, retenue à l'iris par des adhérences peu nombreuses et faibles, permettant encore une certaine dilatation de la pupille par l'atropine, on est dans les conditions les plus avantageuses pour en pratiquer la discision simple avec une aiguille, ou plutôt la dilacération avec deux aiguilles. Celles-ci sont introduites dans l'œil par deux points diamétralement opposés de la cornée, la pointe dirigée vers le centre de l'opacité. Lorsqu'elles y ont pénétré; on écarte les pointes de façon à déchirer la membrane, sans exercer de traction sur l'iris.

La cataracte secondaire est-elle épaisse, solidement adhérente à l'orifice pupillaire rétréci, elle exige les plus grandes précautions. Chercher à l'extraire avec une pince, c'est s'exposer à tirailler trop fortement l'iris et le cercle ciliaire et à provoquer une irido-choroïdite ou une irido-cyclite fort redoutable. Il est préférable de recourir à la capsulotomie combinée à l'iridotomie, que quelques auteurs conseillent, mais surtout au débridement de l'orifice pupillaire, opération plus simple, plus facile à exécuter, que nous pratiquons de la manière suivante :

L'œil étant fixé, on se sert d'une aiguille en forme de faux que l'on enfonce dans la partie externe ou interne de la cornée et que l'on engage ensuite dans l'exsudat. Grâce à de légers mouvements de scie, on détache celui-ci de tout le bord de l'orifice pupillaire, au moins dans les trois quarts de son étendue. Libérée de ses adhérences, la pupille se dilate, et comme l'exsudat, à l'exemple du tissu inodulaire, jouit de propriétés rétractiles, il a tendance à s'écarter de plus en plus du champ pupillaire, condition favorable au rétablissement de la vision.

Cette opération nous a presque toujours donné des succès, même dans les cas les plus difficiles. Si elle n'amène pas de suite tout le résultat désiré, il est préférable de ne pas la recommencer séance tenante, pour ne pas s'exposer à des accidents du côté de l'iris. Nous recommandons également, lorsque la pupille est considérablement rétrécie, de se munir d'une loupe, afin d'opérer le débridement de l'exsudat sans empiéter sur le sphincter de l'iris.

7° Cataracte capsulaire traumatique.

Pour compléter notre sujet, il nous reste à dire un mot de la cataracte, capsulaire traumatique qui donne lieu à quelques particularités intéressantes.

Une blessure très étroite de la capsule, telle que celle qui est produite par un instrument piquant et même une petite plaie linéaire sans écartement des lambeaux, est susceptible de se cicatriser et de donner lieu à une opacité stationnaire, appartenant au groupe des cataractes capsulaires. Ces faits de cicatrisation spontanée d'une plaie capsulaire ne sont pas très rares, même dans le cas où quelques fibres cristalliniennes superficielles ont été intéressées. Le travail réparateur se fait alors aux dépens des cellules épithéliales de la cristalloïde antérieure.

Lorsque la plaie capsulaire occupe une certaine étendue, comme cela a lieu par exemple dans l'opération ordinaire de l'extraction, les bords s'écartent, s'enroulent sur eux-mêmes et la capsule tout entière s'opacifie progressivement, tantôt par la prolifération des cellules épithéliales, tantôt par des dépôts de phosphates et de cholestérine dont elle s'incruste. Une telle capsule est complètement réfractaire à toute résorption. Son enroulement l'éloigne du champ pupillaire qu'elle laisse libre; si elle ne s'en écarte qu'incomplètement, elle gêne la vision et l'opacité ainsi formée rentre alors dans la classe des cataractes secondaires, dont nous venons de nous occuper.

II. CATARACTES LENTICULAIRES.

Les opacités lenticulaires sont le résultat d'une dégénérescence particulière des fibres du cristallin.

La première altération que l'on constate, c'est que leur contenu devient finement granuleux, puis graisseux. Ces fibres changent elles-mêmes de forme : elles sont par place aplaties et rétrécies, ailleurs épaisses et arrondies; bientôt elles se rompent et laissent échapper leur contenu qui se répand dans leurs intervalles et constitue une masse uniforme, très réfrangible, que Virchow a décrite sous le nom de *myéline*.

En même temps que se produisent ces altérations, les lamelles du cristallin se fendillent, se séparent les unes des autres, donnant lieu à des espaces interlamellaires qui se remplissent tout à la fois de myéline et des liquides qui pénètrent dans le cristallin par endosmose. C'est là ce qui constitue les premières opacités, lesquelles ont une forme linéaire, rappelant la disposition des fibres cristalliniennes et siègent de préférence dans la région périphérique, c'est-à-dire là où les lamelles sont le moins tassées et le plus sujettes à se désagréger.

Division. Ainsi constituées, les cataractes lenticulaires comprennent un grand nombre de variétés, que nous allons successivement passer en revue :

1° Selon le siège primitivement occupé par l'opacité, nous avons à étudier : 1° les cataractes corticales (antérieures, postérieures, périphériques) ; 2° les cataractes nucléaires, dont une variété est la cataracte noire ;

2° Au point de vue de la consistance, nous trouvons : 1° des cataractes dures ; 2° des cataractes molles ; 3° des cataractes liquides, les unes avec noyau flottant, les autres sans noyau ;

3° En tenant compte de l'âge où se développent les opacités, nous avons à décrire particulièrement les cataractes congénitales ;

4° Enfin sous le rapport des causes particulières qui leur donnent quelquefois naissance, nous devons distinguer : 1° les cataractes diabétiques ; 2° les cataractes d'origine choroïdienne ; 3° les cataractes traumatiques.

1° CATARACTES CORTICALES.

Avant d'être complètes, les cataractes corticales sont antérieures, postérieures ou périphériques, selon les couches primitivement envahies. Une telle division est justifiée par certaines particularités intéressantes, qui s'attachent à l'étude de chacune de ces variétés.

Les cataractes corticales antérieures sont surtout remarquables par les formes géométriques qu'elles affectent et par les stries rayonnantes qu'elles présentent, dessinant souvent la forme de petits triangles, dont la base est cachée derrière l'iris, et dont le sommet s'avance jusque vers le centre de la lentille. C'est à cette variété qu'appartiennent les cataractes dites triangulaires, linéaires, étoilées, disséminées, selon le dessin reproduit par l'opacité. Cataracte corticale antérieure.

Leur diagnostic est facile, à l'aide de l'éclairage latéral qui permet tout à la fois de les recounaître et de se rendre compte de leur situation superficielle par rapport à l'iris. On ne saurait la confondre avec les opacites capsulaires, car celles-ci n'ont aucune forme géométrique régulière et ne sont pas progressives.

Ces sortes de cataractes sont en général accompagnées d'un certain degré de photophobie, parce qu'elles sont sillonnées de parties opaques et de parties transparentes qui réfractent irrégulièrement la lumière. Bien loin de produire une amélioration de la vision, comme cela a lieu dans d'autres cataractes, l'instillation de l'atropine provoque ici des éblouissements pénibles pour le malade; aussi son emploi doit-il être complètement rejeté.

Les opacités cristalliniennes peuvent aussi débuter par le segment postérieur du cristallin et constituer des cataractes corticales postérieures, tant qu'elles y restent confinées. Cataracte corticale postérieure.

Grâce à l'éclairage latéral et au miroir ophthalmoscopique on reconnaît facilement ces cataractes, à la forme concave que prend l'opacité, lorsqu'elle est suffisamment étendue, et à la profondeur qu'elle occupe. Cette opacité est-elle encore assez circonscrite pour ne pas présenter manifestement une apparence concave, on peut toujours juger de son siège en se rappelant qu'elle est située en arrière du centre de rotation de l'œil et que par conséquent elle exécute des déplacements diamétralement opposés aux mouvements de l'hémisphère antérieur du globe, s'abaissant lorsque celui-ci s'élève, et inversement, ainsi que Desmarres l'a signalé.

Ces sortes de cataractes ne présentent aucune indication thérapeutique bien positive : toutefois elles doivent nous laisser l'impression que des troubles nutritifs se passent du côté du corps vitré. En outre, nous devons nous attendre à les voir marcher très lentement, surtout si les opacités ne dépassent pas la région équatoriale et n'envahissent pas les couches antérieures; elles peuvent en effet rester sous cette forme cinq à six ans et même davantage, avant de se généraliser et de rendre l'opération nécessaire.

Il est également intéressant de savoir que c'est dans les couches corticales postérieures que débutent souvent les cataractes glycosuriques et celles qui se développent à la suite d'une choroïdite atrophique généralisée ou du staphylome postérieur.

Cataracte corticale polaire postérieure.

Une des variétés les plus curieuses des cataractes corticales postérieures est celle qui occupe le pôle postérieur de la lentille, qui s'y limite et qui pour cela est désignée sous le nom de cataracte corticale polaire postérieure.

Cette cataracte toute particulière, assez fréquente dans la rétinite pigmentaire pour constituer un des symptômes de cette affection, se présente en général sous la forme d'une petite tache centrale, de laquelle se détachent de fins rayons qui se dirigent en différents sens et lui donnent une forme étoilée très caractéristique. Le trouble visuel qu'elle occasionne est relativement beaucoup plus marqué que si pareille tache existait au pôle antérieur de la lentille, car elle est située au voisinage du point où se fait l'entre-croisement des rayons lumineux qui pénètrent dans l'œil et en arrête un grand nombre dans leur marche.

On établit en général facilement le diagnostic de cette cataracte grâce à sa forme étoilée, à sa situation profonde, aux déplacements qu'elle subit en sens inverse des mouvements du globe et à sa marche stationnaire ou très peu progressive. Lorsqu'elle est très peu étendue, il est nécessaire pour l'apercevoir de dilater la pupille et, à l'exemple de Mauthner et de Becker, d'éclairer l'œil avec un miroir muni d'une lentille de six à sept dioptries, de façon à obtenir une image agrandie de l'opacité. Une autre précaution également bonne à prendre consiste à examiner successivement le fond rouge de l'œil dans différentes directions, afin d'éviter le reflet lumineux qui se produit au niveau de la tache et en masque souvent la vue.

Quoi qu'il en soit, ce sont ces cataractes que l'on confond volontiers avec les opacités du corps vitré, à cause de la profondeur qu'elles occupent, mais il suffit de rappeler que dans les différents mouvements du globe, elles subissent des déplacements réguliers, tandis que les flocons du corps vitré flottent dans tous les sens avec la plus complète irrégularité.

Il faut aussi avoir soin de ne pas les confondre avec les cataractes capsulaires-polaires postérieures, dont nous avons parlé plus haut. Celles-ci toujours très petites sont toujours congénitales, présentent une teinte blanche éclatante, ont une forme arrondie plutôt qu'étoilée et n'ont aucune relation avec la rétinite pigmentaire.

Cataractes corticales périphériques.

Les opacités du cristallin débutent souvent par la périphérie, s'y limitent pendant un temps plus ou moins long et méritent alors le nom de cataractes périphériques. Il y a un intérêt considérable à ne pas négliger leur étude, car parmi ces opacités périphériques, les unes sont progressives et les autres stationnaires, ce qui établit entre elles une différence capitale.

Les opacités progressives débutent à la périphérie du cristallin sous la forme de stries blanches, inégales en longueur et en épaisseur, disposées en rayons, situées souvent à des profondeurs différentes et s'avançant plus ou moins vers les parties centrales. Habituellement c'est dans le secteur inféro-interne que ces opacités commencent, et nous sommes disposés à voir là l'influence des efforts de convergence et des contractions du muscle droit interne sur leur production. Quoi qu'il en soit, ces stries deviennent avec le temps de plus en plus nombreuses, s'avancent et progressent de façon à donner lieu à une cataracte complète.

Les opacités périphériques, destinées à rester stationnaires ou à n'avoir qu'une marche excessivement lente, constituent autour du cristallin une sorte d'arc sénile analogue au gérontoxon de la cornée (Ammon). Elles représentent de petites opacités régulières et très fines, disposées en anneau autour de la grande circonférence du cristallin, n'occupant généralement qu'une seule couche de l'épaisseur de la lentille, n'envoyant jamais de prolongement vers les pôles et ne gênant en quelque sorte en rien la vision. Ajoutons que c'est surtout chez les vieillards qu'on les rencontre et particulièrement chez les personnes myopes, et nous aurons l'ensemble des caractères qui permettent de les distinguer des opacités précédentes. Un tel diagnostic est assez facile lorsque le cas est type et bien dessiné; mais il est parfois entouré de sérieuses difficultés. Si on conserve quelque doute, il est bon de se tenir sur la réserve et de ne pas jeter le trouble dans l'esprit des malades, en lui annonçant qu'il est atteint de cataracte.

Quelle est l'origine et la nature du gérontoxon cristallinien? L'un de nous l'a attribué à des dépôts pigmentaires provenant de procès ciliaires (Galezowski). Becker le rapporte à la rétraction qu'éprouve le noyau en se sclérosant et en donne l'explication suivante. Selon cet auteur, la rétraction ou condensation du noyau ne peut avoir lieu sans que celui-ci entraîne avec lui les couches corticales qui lui sont adhérentes ainsi que la capsule elle-même; mais ce mouvement trouve un obstacle à l'équateur du cristallin, là où la zonule s'attache à la capsule. Il en résulte une sorte de déhiscence des éléments cristalliniens, et la production des petites opacités linéaires ou pointillées dont nous venons de parler.

2° CATARACTE NUCLÉAIRE.

Cette cataracte, qu'on rencontre assez fréquemment, a pour principaux caractères de débuter par le noyau, d'être une cataracte sénile et de présenter une marche très lente. Comme la périphérie du cristallin est indemne ou ne présente que peu de stries opaques, le malade conserve longtemps un reste de vision surtout le soir et bénéficie souvent pendant plusieurs années des instillations d'atropine.

Le diagnostic de cette variété de cataracte ne peut présenter de difficulté qu'à son début. L'opacification du noyau est alors tellement peu prononcée, qu'on la reconnaît à l'inspection du miroir ophthalmoscopique, plutôt qu'à l'éclairage latéral, et encore est-il nécessaire de ne se servir que d'une lumière peu intense et même d'un miroir plan. On voit alors l'ombre grisâtre et arrondie de la cataracte ressortir sur le fond de l'œil faiblement éclairé. Vue à travers cette opacité, la papille paraît nuageuse, tandis qu'elle est nette et conserve tout son éclat, si on l'observe à travers les parties périphériques du cristallin restées transparentes.

A une période plus avancée de la maladie, le diagnostic est rendu évident parce que l'opacité centrale de couleur jaune ambrée devient de plus en plus distincte en s'épaississant, au point même d'être facilement reconnue à l'œil nu.

Au nombre des principales indications thérapeutiques présentées par la cataracte nucléaire, nous devons noter l'utilité des mydriatiques, afin de permettre aux malades une vue relativement assez satisfaisante, par les parties périphériques de son cristallin. Ce n'est pas là une ressource à négliger et nous connaissons des faits où le malade a pu bénéficier de ce moyen pendant dix ans et même davantage. On se sert pour cela d'une solution faible d'atropine, soit un centigramme pour dix grammes d'eau distillée dont on instille une goutte tous les cinq ou six jours. Si cet alcaloïde finit par irriter l'œil, on le remplace avantageusement par la duboisine.

Cataracte noire. Une variété particulière de cataracte nucléaire est la cataracte noire, coloration au sujet de laquelle il est encore difficile de se prononcer d'une façon définitive. Lebert ayant constaté dans une de ces cataractes la présence d'un pigment brunâtre et l'existence d'un sel de fer, fut porté à admettre que cette coloration est due au passage de l'hématine du sang dans le cristallin. Telle était aussi l'opinion de de Graefe, qui avait vu plusieurs fois cette cataracte survenir à la suite d'un traumatisme de l'œil.

Quoi qu'il en soit, il faut souvent une sérieuse attention pour reconnaître ces cataractes, ainsi que nous l'exposerons à l'article du diagnostic. Il importe également de savoir qu'elles sont toujours très volumineuses et exigent une large ouverture pour être extraites. Grâce à cette précaution elles ne sont sujettes à aucune complication particulière, et guérissent aussi facilement que les autres cataractes séniles.

CATARACTE DURE, SÉNILE.

Nous avons vu qu'au point de vue de la consistance on a divisé les cataractes en trois grandes variétés : la cataracte dure, la cataracte molle et la cataracte liquide. On a même dû admettre des cataractes demi-dures ou demi molles, pour désigner celles qui tiennent le milieu entre ces deux premières variétés.

Une cataracte dure est celle dont la consistance est assez prononcée pour sortir de l'œil en bloc et tout d'une pièce, lorsqu'on en pratique l'extraction. Formée d'un gros noyau sclérosé, autour duquel les couches corticales s'opacifient, elle présente les caractères suivants :

1° Son premier trait distinctif est d'être une cataracte sénile. En effet, comme elle doit sa consistance à la présence d'un gros noyau et que celui-ci ne prend un grand développement que vers la cinquantaine, elle ne se manifeste guère qu'après cet âge, ce qui constitue notre premier élément de diagnostic.

2° Son aspect est également caractéristique. On reconnaît en effet qu'elle contient un gros noyau à sa coloration jaunâtre, ambrée, d'une teinte plus saturée au centre que vers la périphérie. Il est vrai que ce noyau est recouvert par des stries opaques, étroites et serrées, ou par une opacité grisâtre uniforme qui le masque, mais il est toujours possible, à l'éclairage latéral, d'apercevoir la teinte ambrée sous-jacente qui lui appartient et en décèle la présence.

3° Un autre signe important de cette cataracte, c'est qu'on voit un cercle noir former un sorte d'anneau autour de l'opacité, au niveau du bord pupillaire. Ce phénomène résulte de ce que les couches corticales les plus superficielles conservent un certain degré de transparence et permettent à l'iris de projeter une ombre noirâtre sur la partie de la lentille devenue opaque. Ce signe fait défaut dans les cataractes molles et surtout dans les cataractes liquides, et constitue ainsi un caractère de diagnostic différentiel dont on comprend toute la valeur.

4° Le volume de la cataracte est souvent celui du cristallin normal ; la chambre antérieure conserve ses dimensions habituelles; l'iris n'est nullement bombé et se contracte régulièrement.

5° Enfin la marche d'une telle opacité est ordinairement fort lente et demande plusieurs années pour se compléter.

Tels sont les principaux caractères de la cataracte dure. Son diagnostic différentiel est très important au point de vue opératoire, car, quoique moins volumineuse que la cataracte molle, elle exige cependantune plus large incision de la cornée, parce que sa masse ne peut pas se fragmenter; mais cette plus grande étendue de la plaie est largement compensée par la sortie facile et complète de tout ce qui constitue l'opacité. En effet aucun débris cristallinien ne reste dans la chambre antérieure, ce qui est une condition avantageuse pour le résultat de l'opération, et, comme cette cataracte est généralement exempte de toute complication intra-oculaire et de toute influence diathésique, elle comporte un pronostic relativement favorable.

A côté de ces cataractes dures, nous trouvons des cataractes mixtes, demi-dures ou demi-molles, c'est-à-dire dures au centre et ramollies à périphérie. On les reconnaît à leur évolution plus rapide, à la teinte grisâtre qui masque en partie la couleur jaune ambrée du noyau et à l'étendue moins considérable que celui-ci semble avoir acquis.

Ces dernières cataractes exigent, pour être extraites, une incision moins large que les véritables cataractes dures, mais réclament un nettoyage plus complet de la pupille, afin de la débarrasser des couches corticales qui se désagrègent au niveau des lèvres de la plaie et qui, abandonnées dans l'œil, pourraient être l'origine d'une cataracte secondaire.

CATARACTE MOLLE.

A l'inverse de la cataracte dure, la cataracte molle ne présente qu'une faible consistance par suite de l'imbibition qu'ont subie les fibres cristalliniennes. Lorsqu'on l'extrait de l'œil, elle constitue une masse gélatineuse qui se désagrège facilement contre les lèvres de la plaie et qu'on est obligé d'enlever avec la curette.

Le diagnostic de cette variété de cataracte ne présente aucune difficulté. L'âge où elle se développe, l'aspect, le volume et la marche qu'elle présente, et quelquefois les causes qui lui ont donné naissance, sont autant de caractères qui la font aisément reconnaître.

1° Relativement à l'âge, la cataracte est toujours molle chez les enfants et les jeunes gens, car le noyau n'existe pas encore, et, comme nous l'avons déjà dit, ne commence guère à montrer une certaine consistance que vers l'âge de trente-cinq à quarante ans.

2° L'aspect de la cataracte molle est non moins significatif.

A son début, on distingue souvent sur sa surface de larges stries rayonnantes blanchâtres ou grisâtres, à forme linéaire ou triangulaire, qui permettent encore une certaine translucidité, et laissent apercevoir les couches profondes et opaques du segment postérieur, à travers le noyau resté souvent transparent; mais sous l'influence de l'imbibition des fibres cristalliniennes, ce caractère s'efface bientôt et l'opacité revêt un aspect blanchâtre, uniforme, ne rappelant en rien la teinte jaunâtre ou ambrée qui annonce la présence d'un gros noyau et caractérise les cataractes dures.

3° Comme les couches corticales les plus superficielles prennent rapidement part à l'opacité, il n'existe plus d'espace transparent entre la face postérieure de l'iris et les couches opaques de la lentille, de sorte que l'iris ne projette plus aucune ombre, et que le liséré noirâtre péri-pupillaire, qui est un des caractères importants de la cataracte dure, fait ici complètement défaut.

4° Le volume de la cataracte est également un bon élément de diagnostic. En effet, sous l'influence de leur imbibition par l'humeur aqueuse, les couches corticales augmentent de volume, repoussent l'iris en avant et diminuent consécutivement la chambre antérieure, phénomènes qui n'ont pas lieu dans les cataractes dures. Cette compression exercée par le cristallin sur l'iris est surtout prononcée dans les cataractes traumatiques, où elle peut être assez considérable pour amener la dilatation de la pupille et même de véritables accidents glaucomateux, ce qui oblige souvent le médecin à une intervention rapide, pour conjurer tout danger.

5° Un autre trait distinctif de cette cataracte, c'est qu'elle présente un développement parfois très prompt, et toujours plus rapide que celui de la cataracte dure.

6° Enfin les causes qui lui donnent naissance ont aussi

une certaine influence sur sa consistance et peuvent éclairer le diagnostic. Ainsi les cataractes traumatiques sont presque toujours molles, par suite du contact immédiat de l'humeur aqueuse avec les couches corticales, à travers la plaie capsulaire. La cataracte consécutive à un décollement de la rétine est également souvent molle, si elle se développe rapidement. Il en est de même des cataractes diabétiques et des cataractes choroïdiennes, au moins dans un assez grand nombre de cas.

Comme traitement, la cataracte molle réclame la discision chez les enfants, et de préférence l'extraction linéaire chez les jeunes gens.

CATARACTE LIQUIDE.

La cataracte liquide, comme son nom l'indique, est une cataracte dont la consistance est devenue fluide. La mollesse de la cataracte joue ici le rôle de cause prédisposante, mais on voit également cette modification survenir dans les cataractes les plus dures.

On attribuait autrefois cette cataracte à la dissolution des couches corticales dans l'humeur de Morgagni sécrétée en excès, d'où le nom de cataracte morgagnienne qu'on lui avait donné; mais il est démontré aujourd'hui que cette humeur n'existe pas pendant la vie; c'est donc à une rupture d'équilibre entre les phénomènes d'endosmose et d'exosmose de la capsule, qu'il faut rapporter la liquéfaction du cristallin.

On distingue plusieurs variétés de cataracte liquide: 1° la cataracte laiteuse; 2° la cataracte liquide avec noyau flottant; 3° la cataracte liquide sans noyau.

La cataracte laiteuse provient d'une cataracte molle dont Cataracte laiteuse.

toutes les couches se sont désagrégées et liquéfiées, au point de constituer une masse uniformément laiteuse, très peu consistante, et souvent fluide.

Cette variété de cataracte est facile à diagnostiquer. Elle ne présente plus sur sa surface ces stries nombreuses, disposées en rayons, qu'on rencontre si souvent dans les autres variétés de cataractes et qui rappellent l'agencement anatomique des fibres cristalliniennes. Elle a au contraire un aspect uniforme, d'un blanc laiteux, laissant voir quelquefois des corpuscules blanchâtres flotter dans son intérieur, corpuscules qui ne sont autre chose que des cristaux de cholestérine.

Le volume qu'elle acquiert est aussi un bon élément de diagnostic. En effet, les masses corticales émulsionnées se gonflent dans le sac capsulaire élastique, refoulent l'iris en avant et diminuent la profondeur de la chambre antérieure, ce dont il est facile de s'assurer par l'examen comparatif des deux yeux. — En outre, comme toutes les couches corticales sont ici opacifiées et liquéfiées, on n'observe plus le liséré noirâtre péri-pupillaire que l'on rencontre toutes les fois que les couches antérieures sont encore indemnes.

Une telle cataracte est très facile à opérer. Il suffit de faire à la cornée une plaie étroite avec un couteau triangulaire et d'aller inciser la capsule avec le kystitome, pour que son contenu liquide s'échappe avec la plus grande facilité. On peut aussi arriver au même résultat en aspirant le liquide qui constitue l'opacité avec l'aiguille à succion de Laugier ou de Bowmann.

Cataracte liquide avec noyau mobile.

Il est une autre variété de cataracte liquide qui arrive à la suite des cataractes lenticulaires dures ou séniles très anciennes.

Par suite d'un trouble dans les phénomènes endo-exosmotiques, les couches corticales antéro-postérieures se ramollissent d'une manière lente et progressive et arrivent peu à peu à subir une liquéfaction complète. Le noyau se détache alors de ses couches enveloppantes, tombe au fond du sac cristallinien et devient mobile au milieu des couches corticales liquéfiées.

Le diagnostic de cette variété de cataracte s'établit au moyen des caractères suivants, bien décrits par Desmarres père.

1° L'opacité, d'un aspect général grisâtre, n'a pas une teinte uniforme, lorsqu'on examine l'œil après un repos prolongé, les parties supérieures étant moins opaques que les parties inférieures où se réunissent les masses émulsionnées les plus denses.

2° A la partie la plus déclive, on remarque un corps globuleux jaune ambré, qui n'est autre chose que le noyau cristallinien plus ou moins réduit de volume, selon le degré de dissolution qu'il a lui-même subi. Ce noyau est mobile et, obéissant aux lois de la pesanteur, disparaît quand le malade penche la tête en arrière pour reparaître lorsque la tête est de nouveau inclinée en avant.

Desmarres se servait pour opérer cette cataracte d'un kystitome-curette spécial, destiné à empêcher le noyau de glisser derrière l'iris au moment de l'ouverture de la capsule. On préfère aujourd'hui pratiquer cette opération en faisant une incision peu étendue à la partie inférieure de la cornée, suivie de l'excision de l'iris. Le noyau se présente spontanément dans la plaie, et, comme il est très petit, on l'extrait avec la plus grande facilité.

Cataracte liquide sans noyau.

Il peut arriver qu'après un temps plus ou moins long, le noyau lui-même se liquéfie. Cette variété constitue la cataracte liquide sans noyau et se reconnaît à l'absence complète du corps globuleux mobile dont nous venons de parler. Nous devons ajouter que l'opacité change également de teinte dans les diverses inclinaisons de la tête, les parties les plus opaques gagnant toujours les parties les plus déclives.

CATARACTE CONGÉNITALE.

Les enfants naissent souvent avec des opacités cristalliniennes complètes ou incomplètes, ce qui constitue les cataractes congénitales.

Ces cataractes se divisent en deux groupes bien distincts : 1° les unes sont des cataractes capsulaires, dont nous avons déjà eu occasion de parler ; 2° les autres constituent des cataractes lenticulaires, et de ce nombre sont la cataracte zonulaire ou lamellaire et la cataracte molle complète.

Cataracte zonulaire ou lamellaire.

La cataracte zonulaire ou lamellaire, dont la première description remonte à Jaeger, est caractérisée par l'opacification d'une couche corticale autour du noyau, auquel elle forme une sorte d'enveloppe opaque.

A l'œil nu, cette cataracte est souvent à peine appréciable, tant sa teinte uniformément grisâtre est peu accusée ; mais en éclairant l'œil à l'ophthalmoscope, après avoir dilaté la pupille, elle se révèle par des caractères très évidents. On voit alors, au centre du champ pupillaire, une opacité arrondie, de quatre à six millimètres de diamètre, se projeter comme un disque sombre sur le fond rouge de l'œil et laisser complètement transparentes les couches périphériques de la lentille, situées en dehors de la zone qu'elle occupe. Son bord est circulaire, nettement tranché et d'une teinte un peu plus foncée que la partie centrale, circonstance qui peut servir à la différencier d'une cataracte occupant le noyau, car celle-ci au contraire est toujours plus opaque à son centre qu'à sa périphérie.

Le diagnostic de cette cataracte est donc très facile, et s'il laissait quelques doutes, l'éclairage oblique achèverait de les dissiper, car, en projetant successivement le sommet du cône lumineux à diverses profondeurs de la lentille, on se rend très bien compte de la présence d'un opacite et de sa situation au milieu des couches restées saines du cristallin.

Les troubles fonctionnels produits par une telle cataracte sont en rapport avec la teinte plus ou moins saturée qu'elle présente et avec son étendue. En général, il y a réduction du pouvoir accommodateur et l'acuité visuelle est toujours manifestement diminuée. Les malades se rapprochent très près des objets qu'ils veulent voir, ce qui les fait facilement confondre avec des myopes; ils le sont du reste très souvent, peut-être par suite des efforts continuels d'accomdation et de convergence qu'ils sont obligés de faire, mais ils peuvent aussi être emmétropes ou hypermétropes, ainsi que Becker l'a signalé.

La situation centrale de l'opacité rend également compte de ce fait que les malades voient mieux le soir ou dans un demi-jour que lorsqu'ils sont exposés à une vive lumière. Dans le premier cas, la pupille dilatée laisse passer les rayons lumineux à travers la partie périphérique du cristallin restée transparente, ce qui n'a pas lieu lorsqu'elle est contractée sous l'influence de la lumière.

Ajoutons, pour terminer, que cette affection est presque invariablement binoculaire, mais qu'elle peut être très prononcée dans un œil et à peine appréciable dans l'autre, de sorte qu'il faut parfois la rechercher avec soin pour en constater l'existence.

Nous venons de décrire les cas types de la cataracte zonulaire, mais cette affection présente parfois certaines particularités ou anomalies qu'il est nécessaire de connaître.

Une des plus intéressantes au point de vue du traitement est celle dans laquelle l'opacité empiète sur les couches périphériques qui l'entourent, et y envoie des stries ou des prolongements plus ou moins nombreux. Ce signe annonce que ces couches vont elles-mêmes s'opacifier, et constitue ainsi une indication importante au point de vue de l'opération que l'on doit tenter.

En second lieu, la cataracte zonulaire n'est pas toujours limitée à une seule couche, mais en occupe quelquefois deux ou trois, situées à différentes profondeurs et séparées les unes des autres par des parties restées transparentes. Dans le même ordre de faits, nous avons eu occasion d'observer un cas dans lequel toute la masse comprise dans l'intérieur de la zone opaque s'était elle-même opacifiée, de sorte que la cataracte formait une véritable boule sphérique située au milieu des couches corticales transparentes.

Une particularité non moins rare, c'est de voir la cataracte zonulaire prendre une forme annulaire, complète, laissant transparent le centre de la lentille. C'est là, selon nous, une forme incomplète et en quelque sorte avortée de la maladie.

Enfin une dernière anomalie à signaler, c'est que, quoique cette opacité soit d'origine congénitale, on ne s'aperçoit quelquefois de son existence qu'un certain temps après la naissance et même dans l'âge adulte. Il arrive en effet parfois qu'elle est tellement peu développée que le malade conserve pendant de longues années uno acuité visuelle satisfaisante, et ne s'aperçoit de son infirmité que lorsque l'opacité s'accentue ou qu'il se forme une cataracte corticale progressive.

Quelle est la cause de cette bizarre opacité?

Causes et Pathogénie.

La plupart des auteurs s'accordent à l'attribuer à un arrêt de développement de la lentille, qu'ils expliquent, les uns par une influence héréditaire, les autres par suite de secousses violentes éprouvées par la mère pendant la grossesse, et quelques-uns enfin par des convulsions survenues dans le cours de la première enfance et qui auraient pour résultat de dissocier certaines couches du cristallin (Arlt et Horner). Horner voit aussi dans ces cataractes la manifestation d'un état rachitique, et en donne pour preuve leur coïncidence fréquente avec une déformation des dents qui ont perdu leur émail et présentent des rainures noirâtres, ce qui s'observe en effet très souvent dans le rachitisme.

Quoi qu'il en soit de ces explications, nous devons retenir qu'il s'agit en effet ici d'une affection produite par un arrêt de développement ; c'est pour cette raison que nous le rencontrons fréquemment avec d'autres anomalies, telles que le coloboma de l'iris ou de la choroïde, la microphthalmie, etc.

Traitement.

La conduite à tenir dans le traitement de la cataracte zonulaire dépend de l'étendue occupée par l'opacité et de l'intégrité plus ou moins complète de la région équatoriale du cristallin.

Si l'opacité n'a qu'un diamètre d'environ trois ou quatre millimètres, si elle laisse intacte une zone assez considérable de la région équatoriale de la lentille, ce dont il est toujours facile de s'assurer par l'instillation des mydriatiques, une simple brèche faite à l'iris suffit pour permettre une vision très satisfaisante, et c'est à ce parti qu'on doit avoir recours. La principale qualité d'une telle pupille est d'être très étroite, afin de prévenir les cercles de diffusion.

Elle doit en outre être pratiquée à la partie inféro-interne de l'iris, car c'est là le véritable siège de la pupille artificielle optique; enfin on est tenu de la créer de bonne heure, c'est-à-dire dès que l'enfant a traversé les accidents de la première période de dentition, afin de permettre le plus tôt possible le fonctionnement régulier de la vision et d'éviter le nystagmus, qui se manifeste souvent lorsque l'acuité visuelle demeure longtemps compromise.

Nous ne parlons pas ici de l'iridodésis conseillée autrefois par Critchett. Cette ingénieuse opération consiste à déplacer la pupille en enclavant l'iris dans une plaie pratiquée au bord de la cornée. On obtient ainsi une pupille très étroite à laquelle on a l'avantage de conserver son sphincter et qui a toutes les qualités optiques désirables. Malheureusement les accidents nombreux qui peuvent résulter de l'enclavement de l'iris ont dû faire renoncer à cette opération si rationnelle.

On a aussi conseillé dans ces sortes de cas l'iridotomie, c'est-à-dire une simple section de l'iris pratiquée avec des ciseaux que l'on glisse dans l'œil par une plaie faite préalablement à la cornée. Les lèvres de la section s'écartent en forme de V et circonscrivent ainsi une ouverture irienne étroite très favorable à la vision, mais il y a à tenir compte ici des difficultés techniques de l'opération et des dangers que l'on fait courir à la lentille dans une manœuvre opératoire aussi délicate.

Les conditions du traitement sont différentes, lorsque la cataracte zonulaire, au lieu d'être très peu étendue, présente au contraire un diamètre de six à huit millimètres ne laissant libre qu'un liséré très étroit du bord de la lentille, ou lorsqu'elle envoie des prolongements opaques sur la région équatoriale, ce qui menace le cristallin tout entier d'une opacification complète à courte échéance. Il n'y a plus à songer ici à une iridectomie qui n'a plus sa raison d'être, et il faut recourir soit à la discision de la lentille, soit à son extraction avec excision de l'iris.

Les avis sont partagés au sujet du choix qu'il y a à faire entre ces deux opérations. Beaucoup d'auteurs semblent préférer la discision, mais rappelons que cette cataracte est très visqueuse, et exige en général plusieurs opérations successives pour se résorber. En outre, lorsque les parties superficielles ont subi la résorption, la partie centrale peut parfois se détacher en bloc, tomber dans la chambre antérieure, comme dans un cas observé par le professeur Panas, et exiger son extraction. Pour tous ces motifs, nous conseillons de recourir à l'extraction linéaire avec excision de l'iris pratiquée à la partie supérieure. Le petit malade sera anesthésié, et on devra retirer les masses corticales gluantes avec la curette, opération qui n'est pas sans difficulté, car elles sont encore transparentes.

Cataracte congénitale molle complète.

La cataracte congénitale complète des enfants est beaucoup plus fréquente que la cataracte zonulaire. Dans certains cas, elle existe toute formée au moment de la naissance ; dans d'autres, elle ne fait encore que débuter et se complète avec l'âge ; parfois enfin elle succède manifestement à une cataracte zonulaire qui, au lieu de rester stationnaire, a pris une marche rapidement progressive.

Ce qui caractérise cette cataracte, c'est qu'elle est toujours molle ou liquide. Molle (c'est le cas le plus fréquent), elle présente des stries à sa surface ou une teinte grisâtre uniforme ; liquide, elle prend un aspect laiteux parsemé de points blanchâtres. Ce diagnostic différentiel n'est pas indifférent pour la thérapeutique, car dans le premier cas on peut avoir recours à la discision, ce qui permet à la lentille de se résorber dans l'espace de cinq à six semaines, tandis que dans le second, le magma liquide peut sortir instantanément de l'œil au moyen d'une étroite incision pratiquée à la cornée et à la capsule.

Un point important à signaler dans l'étude de ces cataractes, c'est qu'elles ont une certaine tendance à subir un travail régressif et à se résorber, de façon à donner lieu à une variété de cataracte capsulo-lenticulaire qu'on désigne sous le nom de cataracte aride-siliqueuse. Cette sorte de cataracte se rencontre quelquefois chez le nouveau-né, mais elle est presque toujours alors le résultat d'une irido-choroïdite survenue pendant la vie intra-utérine, et s'accompagne de synéchies postérieures et souvent d'un certain degré d'atrophie du globe ainsi que de nystagmus.

CATARACTE DIABÉTIQUE.

L'influence de certaines diathèses sur le développement des cataractes ne saurait aujourd'hui être mise en doute. Cette influence existe dans la goutte et la phosphaturie, mais elle est surtout évidente dans la glycosurie.

La cataracte diabétique constitue donc la variété la mieux établie des cataractes diathésiques. Sans présenter de caractères absolument distinctifs, elle révèle cependant son origine par son mode de développement, par sa consistance, par sa marche, par les complications qui peuvent l'accompagner et souvent par son apparition à un âge où la cataracte n'est pas habituelle. Elle a soulevé du reste une question thérapeutique très importante qui a été l'objet de longues discussions, de sorte que son étude est intéressante à plus d'un titre.

Cette cataracte n'est pas très fréquente. Selon notre

propre expérience, on ne la rencontre guère qu'une fois sur 100 cas de cataractes environ. Toutefois certaines statistiques donnent un chiffre plus élevé, et Becker la signale 4 fois sur 100, et Oppolzer jusqu'à 9 fois sur 100.

Sa pathogénie a été interprétée de différentes façons. Lohmeyer et Lecorché l'attribuent à la déperdition d'eau que subit l'organisme dans le diabète et la rapprochent des cataractes expérimentales déterminées par Kunde chez les batraciens. On sait que cet ingénieux observateur, en plaçant des grenouilles dans une étuve, de façon à leur soustraire par évaporation une grande quantité d'eau, provoquait chez ces animaux la formation d'une cataracte qui disparaissait dès que la grenouille était de nouveau plongée dans l'eau. D'autres expérimentateurs ont obtenu les mêmes résultats en augmentant la densité du sérum du sang par l'injection de substances salines, de gomme ou de sucre.

Toutefois, en prenant en considération ce fait clinique, que la cataracte est plus fréquente dans le diabète gras que dans le diabète maigre, et qu'elle n'est nullement signalée dans les affections telles que la polyurie et le choléra, caractérisées par des pertes aqueuses très abondantes, nous ne saurions admettre cette explication. Il nous paraît plus rationnel de voir dans cette cataracte le résultat d'une altération de l'humeur aqueuse, par le sucre dont elle est chargée et qui, pénétrant par endosmose dans le cristallin, en opacifie les fibres. Cette théorie est du reste confirmée par les expériences de Giraldès, qui développait la cataracte chez les lapins en leur injectant une solution sucrée dans la chambre antérieure, et par les observations du professeur Maurice Perrin, qui, examinant l'humeur aqueuse de cinq personnes diabétiques opérées par lui de cataracte, a trouvé du sucre dans ce liquide chez tous ces malades. Enfin, dans un grand nombre de cas, on a pu retrouver le glycose dans le cristallin lui-même, ainsi que cela résulte des analyses de Lebert, de Knapp et de nos propres observations.

Si nous recherchons maintenant quels sont les caractères de la cataracte diabétique, nous trouvons qu'elle débute souvent par une presbytie prématurée, ainsi que l'avait déjà signalé Trousseau. Ce symptôme arrivant dans des yeux emmétropes permet de soupçonner le diabète et annonce parfois l'arrivée prochaine d'opacités.

Lorsque celles-ci se déclarent, c'est généralement dans le segment postérieur qu'on les voit débuter. Dans d'autres cas, elles prennent simultanément naissance dans les couches antérieures et dans les couches postérieures et forment une sorte d'enveloppe opaque autour du noyau transparent. Celui-ci ne s'opacifie que secondairement, et comme la marche de la maladie est assez rapide, il n'a pas le temps de s'indurer, de sorte que la cataracte devenue complète a une consistance demi-molle, ainsi que l'avait déjà signalé de Graefe.

Tous les auteurs sont loin cependant d'être d'accord sur cette consistance et quelques-uns pensent que la cataracte diabétique peut être dure. Cette divergence d'opinion tient à ce qu'il y a lieu de distinguer les véritables cataractes diabétiques dues à la glycosurie, des cartaractes qui peuvent survenir fortuitement chez les diabétiques et qui ne sont qu'une simple coïncidence. C'est dans cette dernière classe qu'il faut ranger les opacités du cristallin survenant chez les personnes âgées, dont les urines ne renferment qu'une quantité minime de glycose; ce sont bien là des cataractes séniles, car elles en ont la marche, la consistance, et tous les autres caractères.

Nous avons parlé plus haut des complications possibles de la cataracte diabétique. Ce sujet doit nous arrêter un instant, car ce sont ces complications qui, bien que rares, doivent jusqu'à un certain point faire réserver le pronostic de cette affection et engager l'opérateur à apporter le plus grand soin dans l'exploration de la sensibilité rétinienne.

En effet, l'opacité de la lentille est loin d'être la seule altération que puisse produire le diabète. Sans parler des paralysies des muscles moteurs de l'œil, on voit encore, sous l'influence de la glycosurie, apparaître des amblyopies sans lésion, des hémiopies, des atrophies de la papille, des rétinites hémorrhagiques et exsudatives, des apoplexies du corps vitré.

Toutes ces affections sont de nature à compromettre singulièrement le résultat visuel qu'on est en droit d'attendre de l'opération ; il y a donc un intérêt considérable à être renseigné à cet égard, et pour cela on doit apporter le plus grand soin dans l'exploration de la sensibilité rétinienne.

Ici les difficultés peuvent être grandes, car si cette exploration méthodiquement pratiquée peut nous donner des renseignements suffisants sur une perte complète ou très prononcée de la sensibilité rétinienne, elle nous fournit des indications moins rigoureuses, lorsque cette sensibilité n'est qu'émoussée ou incomplètement éteinte. Il peut arriver, par exemple, que la rétine soit couverte de taches hémorrhagiques ou exsudatives, tout en permettant au malade la perception de la lumière de la lampe promenée dans la chambre noire, et en laissant intacts tous les phosphènes. On doit toujours compter avec de telles éventualités qui sont heureusement peu fréquentes.

A propos du traitement de la cataracte glycosurique, Traitement.

la première question à s'adresser est de savoir quelle influence peut avoir sur la marche de la maladie un traitement anti-diabétique rigoureusement exécuté. Cette influence ne nous paraît pas considérable, car nous voyons cette cataracte se développer avec sa rapidité habituelle chez les personnes soumises à un régime approprié. On a cependant cité des cas de guérison au début de l'opacité, sous l'influence du traitement et d'une cure alcaline; mais de pareils faits doivent être considérés comme tout à fait exceptionnels.

Si l'espoir d'une guérison aussi facile doit être complètement abandonné, on a d'un autre côté beaucoup trop assombri le pronostic de la cataracte glycosurique. Les anciens chirurgiens ne l'opéraient qu'avec méfiance et redoutaient surtout la nécrose de la cornée et le phlegmon de l'œil. Desmares père conseillait de n'entreprendre l'opération que lorsque l'organisme était préalablement modifié par un régime convenable et que les urines ne renfermaient plus de sucre depuis deux ou trois semaines au moins. Aujourd'hui ces craintes ne sont plus justifiées dans la même mesure, et on a de nombreux exemples de malades guéris sans accidents, quoique leur urine contînt des quantités considérables de glycose, c'est-à-dire jusqu'à 60, 100 grammes et plus par litre. On peut donc affirmer que le diabète ne doit pas être considéré comme une contre-indication de l'opération ; mais, pour ne pas s'exposer à manquer de prudence, il est cependant nécessaire de soumettre le malade à un régime anti-diabétique qui doit être scrupuleusement suivi, surtout pendant les quelques semaines qui précèdent et qui suivent l'extraction.

CATARACTE CHOROIDIENNE.

On sait que c'est le corps ciliaire qui est l'organe nourricier du cristallin. Lorsqu'il est altéré, il ne sécrète plus qu'une humeur aqueuse imparfaite, ne contenant plus tous les éléments nécessaires à la nutrition de la lentille, de sorte que celle-ci finit par s'opacifier. Telle est l'origine de certaines cataractes, qu'on peut appeler cataractes choroïdiennes et dont on peut distinguer quatre principales variétés qui sont : 1° la cataracte consécutive à l'irido-choroïdite ; 2° la cataracte glaucomateuse ; 3° la cataracte consécutive au décollement de la rétine ; 4° la cataracte consécutive à la rétinite pigmentaire.

Voyons quels sont les caractères particuliers de ces différentes altérations.

1° Cataracte consécutive à l'irido-choroïdite.

Lorsqu'une irido-choroïdite a duré un certain temps, lorsque des exsudats déposés sur la capsule en ont altéré les propriétés endosmotiques, ont obstrué la pupille, déterminé l'accumulation de l'humeur aqueuse derrière l'iris et provoqué des stases veineuses dans la région ciliaire, il est rare que le cristallin, profondément troublé dans sa nutrition, ne s'opacifie pas. On voit alors se former une cataracte molle, jaunâtre, adhérente à l'iris, plus ou moins rapide dans son évolution, mais non susceptible d'être arrêtée dans sa marche, quand même l'irido-choroïdite qui lui a donné naissance aurait elle-même cédé à l'iridectomie ou à un traitement général. Cette cataracte ne peut souvent qu'être soupçonnée, lorsque l'oblitération de la pupille empêche toute exploration du cristallin, et ce n'est souvent que l'iridectomie nécessitée par l'affection qui en révèle l'existence.

Cette cataracte est surtout remarquable par les transformations qu'elle subit. En effet lorsqu'elle dure depuis un certain nombre d'années, et lorsque l'irido-choroïdite dont elle dépend a été abandonnée à elle-même, le cristallin cataracté subit des métamorphoses régressives importantes. Des dépôts de cholestérine s'accumulent sur la surface interne de la capsule antérieure ; les fibres cristalliniennes se désagrègent, s'incrustent de sels de chaux ou de soude et constituent des cataractes crétacées, phosphatiques ou pierreuses. Dans certaines formes, les couches corticales se ramollissent, se résorbent, et la cataracte est alors réduite aux deux feuillets de la cristalloïde renfermant quelques sels de chaux dans l'intervalle qui les sépare (cataracte aride-siliqueuse).

Quoi qu'il en soit, toutes ces cataractes régressives, occasionnées par une irido-choroïdite ou une irido-cyclite ancienne, s'accompagnent en général de graves désordres du côté de la rétine et du nerf optique, et constituent dans la majorité des cas des cataractes amaurotiques. Toutefois on ne peut se prononcer à ce sujet qu'après avoir analysé avec soin ce qui reste de perception lumineuse, car quelques-unes sont encore susceptibles de permettre une certaine amélioration visuelle par une opération.

Le traitement des cataractes consécutives à l'irido-choroïdite n'est pas exempt de danger, car, le corps ciliaire étant altéré, on a à craindre un irido-cyclite, suivie d'atrophie du globe. Pour éviter cet accident, nous conseillons de pratiquer d'abord une iridectomie de façon à faire cesser d'abord les accidents inflammatoires et de ne procéder à l'extraction de la cataracte que quelques mois après.

2° Cataracte glaucomateuse.

La seconde variété de cataracte choroïdienne que nous avons admise est la cataracte glaucomateuse. Toutes les formes de glaucome ne prédisposent pas également aux cataractes; c'est le glaucome aigu ou chronique ainsi que le glaucome secondaire qui y exposent le plus, tandis que le glaucome simple en est presque toujours exempt. En tout cas, ce n'est que dans la période ultime de l'affection glaucomateuse que la cataracte se développe, alors que le nerf optique est déjà atrophié et excavé, ce qui doit la faire ranger dans le groupe des cataractes amaurotiques.

La cataracte glaucomateuse présente des signes assez caractéristiques : ainsi elle est remarquable par sa teinte d'un gris verdâtre uniforme et par sa consistance toujours dure. Elle est en outre très volumineuse, de sorte qu'elle repousse l'iris en avant et diminue toujours d'une façon notable les dimensions de la chambre antérieure. Enfin elle s'accompagne de tous les signes qui caractérisent le glaucome absolu et qui sont : la dureté de l'œil, la dilatation considérable de la pupille, l'injection des grosses veines scléroticales et enfin la perte complète de toute perception lumineuse.

Cette cataracte ne parcourt pas les mêmes phases régressives que la cataracte consécutive à l'irido-choroïdite : ainsi elle est peu propre à se résorber, mais, par contre, très sujette à se luxer. Lorsqu'elle tombe dans la chambre antérieure, elle s'applique contre la cornée qu'elle comprime, et comme cette membrane est déjà profondément altérée dans sa nutrition, par suite de l'affection glaucomateuse, elle peut subir une nécrose partielle qui permet quelquefois au cristallin de faire hernie dans l'ulcère et constitue le phakocèle.

Le diagnostic de la cataracte glaucomateuse est en général facile, grâce aux signes que nous venons d'exposer.

On évitera surtout de la confondre avec une cataracte ordinaire coïncidant avec un glaucome, sans être sous sa dépendance, et cette distinction sera aisée si on prend en considération que cette dernière cataracte a débuté avant les accidents glaucomateux ou a quelquefois été occasionné par une blessure de la lentille, dans une opération d'iridectomie nécessitée par le glaucome.

Les conditions dans lesquelles se présente la véritable cataracte glaucomateuse rendent inutile toute opération, puisqu'elle est une cataracte amaurotique. Elle n'offre d'autre intérêt thérapeutique que d'aggraver les dangers de l'iridectomie par sa tendance à se luxer, si on est obligé de recourir à cette opération pour combattre les douleurs éprouvées par le malade.

3° Cataracte consécutive au décollement de la rétine.

On sait que le décollement de la rétine est le résultat d'un épanchement séreux sous-rétinien, fourni par les vaisseaux distendus et altérés de la choroïde et du cercle ciliaire. Ces altérations du cercle ciliaire compromettent à leur tour la nutrition du cristallin et en amènent parfois l'opacité.

Cette cataracte se reconnaît aux caractères suivants :

1° Elle est toujours précédée, au moins pendant quelques mois, d'un décollement de la rétine, c'est-à-dire d'une affection faisant perdre brusquement la vue de l'œil atteint et se manifestant surtout chez les myopes et chez les personnes jeunes et adultes.

2° Elle est monoculaire de consistance molle ou demi-molle et a une marche très rapide, car elle se complète en deux ou trois mois.

3° Elle est souvent adhérente à l'iris, car elle succède fréquemment à des accès d'iritis provoqués par le décollement; c'est pourquoi les synéchies postérieures, l'atrésie de la pupille et des produits exsudatifs déposés sur la capsule lui servent souvent de cortège habituel.

4° Enfin la perte du champ visuel supérieur constatée à l'aide d'une bougie allumée, l'absence du phosphène inférieur et la diminution de densité du globe sont autant de caractères qui ne permettent aucune méprise.

Le diagostic de cette cataracte a une grande importance pratique, car le décollement de la rétine rend inutile toute opération d'extraction, si ce n'est dans un but purement esthétique.

4° Cataracte consécutive à la rétinite pigmentaire.

C'est encore dans la classe des choroïdites d'origine choroïdienne qu'on range la cataracte consécutive à la rétinite pigmentaire, car elle est due aux altérations des vaisseaux choroïdiens qui existent dans cette affection, et qui lui valent plutôt le nom de rétino-choroïdite pigmentaire. Pour en comprendre la formation, nous devons admettre, ce que les recherches physiologiques ont du reste démontré, qu'il existe des échanges nutritifs entre les couches postérieures de la lentille et le corps vitré. Lorsque celui-ci est altéré sous l'influence d'une affection choroïdienne, le cristallin court le risque de s'opacifier.

Quoi qu'il en soit, la cataracte consécutive à la rétinite pigmentaire est très fréquente dans cette affection (huit fois sur dix environ), et a des caractères tout spéciaux :

1° Elle siège toujours dans les couches voisines du pôle postérieur de la lentille et constitue une cataracte corticale-polaire postérieure, dont nous avons déjà retracé plus haut les principaux caractères.

2° Sa forme varie selon la période où on la considère : à son début, elle ne se révèle à l'ophthalmoscope que par un point opaque souvent masqué par le reflet de la lumière, de sorte qu'elle passe fréquemment inaperçue. Lorsqu'elle est en pleine évolution, elle est remarquable par sa forme étoilée, disposition qui est en rapport avec l'agencement que présentent les fibres cristalliniennes dans la région qu'elle occupe.

3° Sa marche est stationnaire et ce n'est que très exceptionnellement qu'elle se complète, de façon à rendre nécessaire une opération.

CATARACTE TRAUMATIQUE.

Les cataractes traumatiques succèdent généralement à une plaie pénétrante du cristallin. Toutefois leur mode de développement n'est pas toujours le même; tantôt c'est un corps vulnérant, piquant ou tranchant qui, après avoir traversé la cornée, atteint la lentille; tantôt c'est un corps étranger qui pénètre dans le cristallin et s'y loge définitivement; quelquefois enfin c'est une contusion plus ou moins violente du globe ou des parties voisines, qui amène une déchirure de la zonule; une rupture de la capsule ou même un simple ébranlement des fibres cristalliniennes, suivi quelquefois, après plusieurs mois, de la formation d'une cataracte.

Ces différentes variétés d'opacités traumatiques peuvent donc se présenter tantôt sous des formes simples, tantôt avec des complications qui offrent des indications thérapeutiques toutes particulières. C'est pourquoi nous croyons utile d'adopter la division suivante et de décrire : 1° la cataracte traumatique sans corps étranger; 2° la cataracte traumatique avec corps étranger ; 3° la cataracte traumatique compliquée de lésions diverses.

1° Cataracte traumatique simple, et sans corps étranger.

1° Toute solution de continuité de la capsule peut donner lieu à la formation d'une cataracte. Il suffit, en effet, que l'humeur aqueuse puisse imbiber les couches corticales pour que celles-ci s'opacifient.

Selon l'étendue de la plaie capsulaire et selon l'âge des malades, l'évolution de cette cataracte présente des caractères tout particuliers. La blessure est-elle très peu étendue, elle ne laisse pénétrer dans les couches corticales qu'une très petite quantité d'humeur aqueuse, et l'opacité de toute la lentille n'est pas fatale, si la plaie capsulaire vient à se refermer. Est-elle au contraire considérable, l'humeur aqueuse s'infiltre dans les couches cristalliniennes, les gonfle, les ramollit, les désagrège au point que celles-ci font hernie à travers la plaie capsulaire, et tombent dans la chambre antérieure où elles se résorbent.

C'est sur cette résorption spontanée qu'est basée la méthode de discision, qui s'applique aux cataractes molles des enfants et des jeunes gens. Toutefois cette résorption peut n'être que partielle, et les couches corticales restantes peuvent se condenser et constituer, par leur adhérence à la capsule, une cataracte capsulo-lenticulaire de petit volume, susceptible de devenir pierreuse, crétacée ou phosphatique.

Mais les choses ne se passent pas de la même façon, chez les adultes et surtout chez les vieillards. Les cataractes traumatiques ne se résorbent pas, et ont pour principaux caractères d'être molles ou demi-molles. Dans certains cas elles se gonflent assez pour que, sous l'influence de la pression exercée par les couches corticales sur l'iris et le cercle ciliaire, on voie se produire des iritis des irido-cyclites et des glaucomes secondaires qui réclament l'extraction rapide des masses cristalliniennes.

2° Cataracte traumatique avec corps étranger.

2° Les corps étrangers qui se logent dans le cristallin sont très variés : ce sont souvent des parcelles métalliques, des éclats de pierre ou de bois, des fragments de verre, des grains de plomb, etc.

Leur premier effet est de développer rapidement l'opacité de la lentille, en permettant l'infiltration de l'humeur aqueuse par la plaie capsulaire. Mais si celle-ci vient à se refermer rapidement, il peut arriver que le corps étranger ne s'entoure que d'une opacité partielle et circonscrite et que le reste de la lentille conserve sa transparence. Nous connaissons pour notre part un malade qui, depuis plusieurs années, loge dans son cristallin droit un éclat de pierre, qui ne détermine d'opacité que sur son pourtour et permet encore d'éclairer le fond de l'œil.

On doit regarder comme une circonstance relativement heureuse l'arrêt du corps étranger dans le cristallin, car à part l'opacité à laquelle il donne lieu, il n'entraîne aucun accident inflammatoire ou sympathique. Il n'y a d'exception à cette règle que lorsque le corps étranger se trouve en contact avec la face postérieure de l'iris, cas où l'on a à craindre une iritis ou même une irido-choroïdite.

Le diagnostic des cataractes traumatiques est facile grâce à leur consistance ordinairement molle, à leur évolution rapide et aux renseignements fournis par le malade. Lorsqu'elles sont occasionnées par une plaie pénétrante, on doit toujours en rechercher les traces sur la cornée et sur l'iris.

Dans le cas où un corps étranger est logé dans le cristallin, on établit le diagnostic en prenant en considération la nature et le peu de volume du corps vulnérant, la cicatrice cornéenne qui en révèle le passage, l'opacité capsulaire qui accompagne toujours l'opacité lenticulaire au niveau du point lésé, et enfin l'aspect foncé ou quelquefois métallique que prend le corps étranger au milieu des masses corticales où il est implanté. Insistons sur ce fait, qu'un corps de très petite dimension qui a perforé la cornée et amené l'opacité de la lentille est presque à coup sûr logé dans l'œil. Or, s'il n'est accompagné ni d'irido-choroïdite ni de décollement de la rétine, on a lieu de croire qu'il est arrêté dans le cristallin, ce qui constitue un signe de présomption qui ne manque pas de valeur.

3° La troisième variété de cataracte traumatique est celle qui est compliquée de diverses lésions du globe, lésions de la cornée, de l'iris, de la lentille elle-même qui peut être luxée et enfin des membranes profondes. Mais ce sujet trouvera plutôt sa place dans le chapitre que nous réservons aux blessures du cristallin et aux désordres complexes dont elles peuvent s'accompagner.

Traitement.

Lorsque la cataracte traumatique est simple, ne s'accompagne d'aucun phénomène de réaction violent et survient chez un individu jeune, on peut se borner à instiller quelques gouttes d'atropine et placer l'œil derrière un bandeau, en attendant la résorption spontanée de la lentille qui se fait généralement en quelques semaines. Celle-ci peut quelquefois être entravée par des masses amorphes qui s'interposent entre les lèvres de la plaie capsulaire, en ferment l'ouverture et empêchent le contact des masses cristalliniennes avec l'humeur aqueuse. Il faut alors recourir à la discision pour favoriser la résorption et la compléter.

Si l'œil présente au contraire une injection périkératique intense et devient le siège de violentes douleurs, si la tension augmente sous l'influence des masses cristalliniennes trop rapidement gonflées qui compriment l'iris et le cercle ciliaire, on doit voir là la menace d'un glaucome et pratiquer l'iridectomie et l'extraction soit de toute la lentille, soit au moins des couches corticales qui remplissent la chambre antérieure. C'est dans ces sortes de cas qu'il faut se garder surtout d'employer l'atropine à dose élevée et souvent répétée, car ce collyre peut précipiter les accidents et favoriser l'excavation de la papille, tandis que l'ésérine et la pilocarpine ont au contraire une action bienfaisante, en diminuant la tension de l'œil et en prévenant les accidents congestifs de l'iris et du cercle ciliaire. Dans les cas plus simples où la cataracte traumatique se présente après vingt-cinq ans et se montre exempte de tout phénomène d'irritation, l'extraction en est indiquée. Il est bon toutefois de savoir qu'elle comporte plus de danger que celle d'une cataracte ordinaire, car on peut toujours craindre une rupture de la zonule et l'issue facile du corps vitré.

Nous venons de décrire les principales variétés de cataractes et leurs caractères différentiels. Étudions maintenant les symptômes fonctionnels et ophthalmoscopiques qui leur sont communs.

Symptômes fonctionnels des cataractes.

Les symptômes fonctionnels des cataractes n'ont plus aujourd'hui l'importance qu'ils avaient autrefois, car les moyens précis de diagnostic que nous fournit l'ophthalmoscope leur ont fait perdre une grande partie de leur valeur. Toutefois il n'est pas sans intérêt de les passer sommairement en revue, afin de comprendre leur signification, de les mettre à profit dans certains cas rares de diagnostic difficile où ils peuvent être encore d'une certaine utilité, et de savoir porter remède à quelques-uns d'entre eux, lorsque le malade a particulièrement à s'en plaindre.

Trouble visuel. — Un des premiers symptômes qui se manifeste dans la cataracte est le trouble de la vision qui apparaît dès que la perte de transparence envahit le champ pupillaire. Ce trouble est en rapport avec l'étendue de l'opacité, avec son épaisseur et principalement avec le siège qu'elle occupe.

Lorsque l'opacité est centrale, le malade voit d'autant moins que sa pupille se contracte et d'autant mieux qu'elle se dilate, parce qu'elle laisse alors passer les rayons lumineux par les parties de la lentille restées transparentes. C'est pourquoi il fuit la vive lumière, recherche les appartements peu éclairés, distingue beaucoup mieux les objets le soir qu'en plein jour et a la vue singulièrement améliorée par l'instillation des solutions mydriatiques. Au contraire, lorsque l'opacité est périphérique et marche progressivement vers le centre, le malade voit plus distinctement quand la pupille est étroite. C'est dans ces cas qu'il faut se garder de provoquer la dilatation artificielle de la pupille, car elle augmente la diffusion des rayons lumineux et rend la vision beaucoup plus défectueuse.

Quoi qu'il en soit, le trouble visuel va toujours en s'accentuant avec les progrès de l'affection jusqu'à ce qu'arrive la cécité. Toutefois, ce qu'il faut bien se rappeler, c'est que, s'il n'existe aucune complication, il est toujours possible au malade d'apprécier la lumière quantitative et de voir les rayons lumineux d'une bougie placée à quelques mètres de distance. C'est sur ce principe que de Græfe a basé sa méthode d'investigation de la sensibilité rétinienne chez les cataractés, méthode que nous aurons occasion plus loin de mettre à profit.

Troubles de l'accommodation et de la réfraction. — En même temps que l'opacité se developpe, le cristallin devient plus dur, perd son élasticité et n'obéit plus aux contractions de son muscle accommodateur : de là une presbytie très accusée. Cet affaiblissement de l'accommodation est déjà très prononcé même chez les jeunes sujets atteints de cataracte zonulaire, où Becker n'évalue le pouvoir accommodateur qu'à 1/20 de son intensité normale.

D'autres malades présentent au contraire tous les symptômes d'une véritable myopie acquise. Alors qu'ils étaient autrefois emmétropes ou hypermétrophes et que, devenus presbytes, ils se servaient de verres convexes de deux ou trois dioptries pour la lecture, ils s'aperçoivent peu à peu que les lunettes les gênent et qu'ils distinguent mieux à l'œil nu. Des verres concaves améliorent leur vision au loin, et si on pratique l'examen ophthalmoscopique, on reconnaît les signes caractéristiques de la myopie.

Ces cas ne sont pas rares et ont été depuis longtemps observés. Arlt et Becker ne voyaient là qu'une myopie apparente et non réelle, et pensaient que les malades ne se rapprochent des objets qu'ils cherchent à voir que parce que leur vue est très affaiblie. Mais les recherches ophthalmoscopiques et la correction visuelle obtenue par les verres concaves prouvent bien qu'il s'agit ici d'une véritable myopie, myopie acquise que l'on doit attribuer, avec Scarpa, à l'augmentation de volume et de densité qu'éprouve le cristallin, par suite de l'imbibition qu'il subit.

Mouches volantes. — Un des premiers symptômes qui dès le début attire aussi les plaintes du malade est la présence de mouches volantes qui apparaissent devant ses yeux, à une distance de vingt-cinq à cinquante centimètres, et se présentent sous la forme de filaments allongés se déplaçant en tous sens.

Ces mouches ne sont autre chose que des corpuscules microscopiques qui nagent dans le corps vitré. Leur présence n'est nullement un signe de cataracte commençante, car elles peuvent exister dans les yeux les plus sains, et si elles accompagnent fréquemment les opacités du cristallin à leur début, c'est que la rétine, impressionnée par des rayons lumineux irrégulièrement réfractés, devient très sensible et plus apte à percevoir les ombres qui se projettent sur elle. A mesure que la cataracte se développe, ces mouches volantes deviennent de moins en moins apparentes et finissent par disparaître complètement.

Photophobie. — Un autre phénomène morbide assez fréquent chez les cataractés est une photophobie plus ou moins prononcée à une vive lumière. Elle reconnaît pour cause la dispersion des rayons lumineux à travers une lentille mi-opaque mi-transparente qui les réfracte irrégulièrement en tous sens, de sorte que la rétine, frappée par une multitude de rayons auxquels elle n'est pas habituée, ne peut les supporter et en est éblouie.

Toutes les cataractes sont loin de déterminer ce symptôme au même degré. Celles qui le favorisent le plus sont les opacités disséminées, ou celles dans lesquelles les couches corticales antérieures sont brisées, fendillées, parsemées de stries blanches. Les cataractes périphériques et polaires postérieures n'occasionnent au contraire que très peu de sensibilité pour la lumière.

Dans certains cas cette photophobie est assez prononcée pour donner aux malades une attitude caractéristique. On voit ceux-ci marcher la tête baissée, se munir de visières ou de chapeaux à larges bords pour se préserver des éblouissements. Quelques-uns contractent d'une façon permanente leurs muscles frontaux et sourciliers, de manière à faire proéminer ces saillies musculaires et à constituer ainsi une sorte d'abat-jour naturel, défendant leurs yeux contre une lumière trop vive. A tous ces malades conviennent les conserves teinte fumée, forme coquille, ainsi que le séjour dans un milieu peu éclairé.

Diplopie et polyopie. — Non moins fréquents que le précédent, sont les phénomènes de diplopie et de polyopie monoculaire que présente le cristallin atteint de cataracte, par suite de la différence de densité et de réfringence de ses différents secteurs. Cette polyopie se manifeste surtout pour les objets lumineux et éloignés : c'est ainsi que la lune est souvent vue double et qu'un bec de gaz fournit à l'œil des images multiples.

Irisation. — Il est aussi un curieux phénomène que nous ne devons pas passer sous silence, bien qu'il soit rarement très prononcé, et qui signale quelquefois le début de la cataracte : c'est le phénomène connu sous le nom d'irisation. Le cristallin, qui à l'état normal est achromatique, perd quelquefois cette propriété lorsqu'il s'opacifie, et les malades voient alors des auréoles colorées autour des flammes, ou même de tous les objets qu'ils regardent. Cet état peut être assez gênant pour attirer spécialement les plaintes des malades, ainsi que nous l'avons constaté plusieurs fois.

Nystagmus. — Enfin un dernier symptôme dont on doit tirer une indication thérapeutique, est le nystagmus, qui chez les enfants accompagne la formation des cataractes. Il est important de ne pas laisser ce nystagmus s'établir d'une façon permanente et prendre un haut degré d'intensité, et pour cela il est nécessaire d'opérer de bonne heure, dès que la santé générale de l'enfant le permet.

Symptômes ophthalmoscopiques.

L'examen de l'œil, à l'éclairage latéral et à l'éclairage avec le miroir, nous fournit à son tour des signes de diagnostic extrêment précieux.

L'éclairage latéral consiste à concentrer la lumière d'une lampe sur la face antérieure et à diverses profondeurs de la lentille, à l'aide d'une loupe de quinze dioptries environ. On reconnaît ainsi les moindres altérations que le cristallin peut présenter, surtout si on l'examine en même temps à l'aide d'une seconde loupe qui en grossit l'image.

L'éclairage ophthalmoscopique est plus important encore. En projetant avec le miroir les rayons lumineux de la lampe dans le fond de l'œil, on en aperçoit la coloration rosée et on voit s'y dessiner les moindres opacités du cristallin, sous la forme de points ou de stries noirâtres. Lorsque l'opacité a une teinte très peu saturée, elle peut être noyée dans un excès de lumière et passer inaperçue : aussi recommande-t-on de se servir d'une source lumineuse peu intense ou d'un miroir plan. Lorsqu'elle est de très petite dimension, elle peut également échapper à l'observation ; c'est pourquoi, à l'exemple de Mauthner et de Becker, il est bon de placer derrière le miroir un verre convexe de huit à dix dioptries, destiné à jouer le rôle de loupe et à grossir d'une manière très notable l'image des opacités cristalliniennes.

L'éclairage ophthalmoscopique nous permet aussi de nous renseigner sur la profondeur plus ou moins grande occupée par l'opacité, grâce aux déplacements que nous lui voyons exécuter dans les divers mouvements du globe. Comme le centre de rotation de l'œil est situé un peu en avant du pôle postérieur de la lentille, il en résulte que les opacités des couches les plus postérieures se déplacent en sens inverse des mouvements de l'hémisphère antérieur du globe, tandis que celles qui occupent les parties antérieures suivent les mêmes mouvements, et décrivent un arc de cercle d'autant plus étendu qu'elles sont situées plus en avant.

Mais pour que l'éclairage du miroir puisse ainsi nous

fournir tous les renseignements qu'il est susceptible de donner, il est souvent nécessaire que la pupille soit dilatée, et c'est ici que nous devons mettre à profit les propriétés de l'homatropine, qui provoque une mydriase d'une durée beaucoup moins longue que l'atropine et par conséquent beaucoup moins gênante. Nous formulons ce collyre de la façon suivante :

Bromhydrate neutre d'homatropine........	0gr,05
Eau distillée............................	10 gr.

(Instiller deux ou trois gouttes.)

Pour compléter l'étude des modes d'exploration du cristallin, il nous reste à dire un mot des images de Purkinje et de Sanson, qui avaient autrefois une valeur diagnostique considérable, mais qui n'ont plus guère aujourd'hui qu'un intérêt historique, quoique cependant, dans des cas rares, elles soient encore appelées à fournir d'utiles renseignements, surtout pour constater l'absence ou la présence du cristallin.

Quand on place une bougie allumée à quelques centimètres au devant d'un œil sain, ou mieux encore, quand on concentre sur le cristallin au moyen d'une forte lentille les rayons émanés d'une lampe placée à cinquante centimètres environ, on aperçoit trois images se dessiner sur le fond noir de l'orifice pupillaire. L'image antérieure droite, virtuelle, est due à la surface convexe de la cornée; la moyenne, plus petite, réelle, renversée, mais toujours fort nette, est formée par la cristalloïde postérieure agissant comme miroir concave; enfin, la postérieure, droite et située profondément, est fournie par la cristalloïde antérieure agissant comme miroir convexe. Quand on imprime de légers mouvements à la bougie, on voit les deux images droites se déplacer dans le même sens que celle-ci et l'image renversée en sens opposé.

De ces trois images, c'est la moyenne, c'est-à-dire celle qui est renversée et qui est formée par la cristalloïde postérieure, qui est la plus importante pour le diagnostic. Si on la voit très nette, il est permis d'affirmer que le cristallin est transparent; si elle est étalée, diffuse, on est en droit de soupçonner une sclérose du noyau ou des opacités situées dans les couches postérieures.

Complications.

Nous arrivons maintenant à l'étude des complications de la cataracte, et nous comprenons sous ce titre les diverses altérations, soit locales, soit générales, qui peuvent accompagner les opacités du cristallin et avoir une importance sur le traitement de cette affection. Il importe de les étudier avec soin et d'en discuter l'importance, car c'est d'elles que dépend souvent le résultat de l'opération.

Dans cette étude, les voies lacrymales, les paupières et la conjonctive doivent d'abord attirer notre attention.

Du côté des voies lacrymales, la déviation des conduits, leur rétrécissement et même leur oblitération ne sont pas une contre-indication de l'opération, lorsqu'elles n'occasionnent aucune inflammation de la conjonctive; mais tout catarrhe du sac, avec suppuration plus ou moins abondante, est un danger pour un œil opéré, et doit être guéri avant d'entreprendre l'extraction.

Du côté des paupières, un ectropion peut exister et être négligé : il n'en est pas de même de l'entropion, qui doit être préalablement traité, à cause de l'irritation oculaire qu'il détermine.

Nous en dirons autant des conjonctivites à sécrétion abondante : il est nécessaire que toute suppuration soit tarie pour procéder à l'opération. La chose est facile à obtenir quand il ne s'agit que d'une conjonctivite catarrhale dont la guérison est en général rapide; mais quand on est en présence d'une conjonctivite granuleuse, la guérison se fait souvent tellement attendre, qu'on peut se décider à pratiquer l'opération dans une période d'accalmie de la maladie, c'est-à-dire lorsque la sécrétion est momentanément suspendue ou très considérablement diminuée.

Les affections de la cornée doivent aussi nous arrêter un instant. Disons d'abord que les ulcères contre-indiquent toute opération d'extraction, et que les leucomes assignent souvent la place où l'on doit pratiquer l'iridectomie; mais c'est surtout le gérontoxon, ou arc sénile, qui donne lieu aux considérations les plus intéressantes.

Le gérontoxon n'est autre chose, comme on le sait, qu'une dégénérescence graisseuse des éléments cornéens, et comme il se trouve sur le bord supérieur de la cornée, à la place même où l'on pratique d'habitude l'incision nécessaire à l'extraction du cristallin, on s'est demandé s'il n'aurait pas une influence fâcheuse sur la cicatrisation de la plaie. Hasner a résolu cette question par l'affirmative, et regarde le gérontoxon comme une cause presque constante de suppuration du lambeau. Nous ne partageons pas complètement cette opinion; mais nous avons soin cependant de ne pas faire l'incision de la cornée dans l'arc sénile lui-même, mais au-dessous de lui ou dans toute autre partie de la cornée où il n'existe pas.

Les altérations de l'iris sont également d'une importance considérable, au point de vue de l'opération de la cataracte. La présence de synéchies postérieures éveille d'abord l'attention sur les maladies constitutionnelles qui leur ont donné naissance (syphilis, goutte, glycosurie, etc.) et révèle ainsi la nature du terrain sur lequel on va opérer. En outre, comme c'est à travers la pupille que doit sortir le cristallin, il est nécessaire que celle-ci soit dégagée par une large iridectomie pour pouvoir livrer passage à la lentille.

L'état de la sclérotique doit toujours préoccuper l'opérateur. On sait que des sclérites circonscrites se déclarent souvent au voisinage de la région ciliaire et sont l'expression non douteuse de la goutte. Des staphylomes scléroticaux, quelquefois cachés sous la paupière supérieure, peuvent aussi aggraver le pronostic de la cataracte et doivent être recherchés avec soin pour ne pas passer inaperçus.

Nous trouvons aussi des complications du côté du cristallin lui-même. Ainsi la cataracte peut être luxée, branlante, dans une période régressive, circonstances qui ont toutes une importance considérable pour le choix du procédé opératoire à adopter.

Enfin les membranes profondes elles-mêmes peuvent présenter des complications plus ou moins graves, de nature à contre-indiquer l'opération ou à en compromettre le résultat. En raison de leur importance et de la difficulté qu'il y a à les reconnaître, nous aurons à revenir sur ce sujet, qui constitue un des chapitres les plus intéressants du diagnostic.

Ce n'est pas tout encore, car l'état diathésique du malade doit toujours faire l'objet d'une recherche spéciale. C'est surtout la syphilis, la goutte et l'alcoolisme qui le plus souvent sont en jeu, et nécessitent comme nous le verrons des soins préventifs tout particuliers.

Abordons maintenant la question d'étiologie et voyons quelles sont les causes les plus fréquentes de l'affection qui nous occupe. **Étiologie.**

D'une façon générale, on peut affirmer que, à part un certain nombre de cataractes qui relèvent d'un arrêt de développement, toutes les autres peuvent être attribuées à un trouble de nutrition. Or, beaucoup de facteurs interviennent ici, et parmi les principaux, nous pouvons citer :

1° Les maladies du cercle ciliaire;

2° Certaines affections dyscrasiques;

3° Les causes traumatiques;

4° La sénilité.

1° Les maladies du cercle ciliaire et de la choroïde prennent une très grande part dans la formation de certaines cataractes. On en conçoit facilement la raison quand on se rappelle que le cercle ciliaire est l'organe sécréteur de l'humeur aqueuse, et que celle-ci, entre autres fonctions, est destinée à nourrir le cristallin. Rien donc d'étonnant à ce que l'opacité de la lentille survienne dans les irido-choroïdites anciennes, dans les irido-cyclites, dans les glaucomes et même dans le décollement de la rétine, ainsi que nous l'avons déjà signalé.

Quoique la cristalloïde postérieure soit dépourvue de couche épithéliale, il existe cependant quelques échanges nutritifs entre le cristallin et le corps vitré : c'est pourquoi nous voyons survenir des opacités dans les couches postérieures de la lentille, à la suite de certaines choroïdites atrophiques et du staphylome postérieur avancé.

2° Certaines diathèses ont également une influence incontestable sur la production de la cataracte, en viciant les liquides de l'organisme et notamment l'humeur aqueuse, dont elles altèrent les qualités nutritives. De ce nombre est la glycosurie, qui agit d'une façon assez évidente pour qu'on décrive à part la cataracte glycosurique. Nous devons citer aussi la goutte et l'arthritisme, ainsi que la phosphaturie.

Que la goutte puisse aussi être cause de cataracte, c'est ce dont on ne peut douter, si on prend en considération que la cataracte est fréquente chez les vieux goutteux, se complique parfois soit d'iritis, soit de sclérite de nature goutteuse et s'accompagne, dans certains cas, de dépôt d'acide urique dans le cristallin, ainsi que nous avons eu occasion de le constater avec M. Petit. Si nous recherchons quel est le mode d'action de cette diathèse, nous voyons que c'est surtout en déterminant des altérations athéromateuses dans les vaisseaux de la choroïde, et consécutivement des troubles de nutrition de la lentille, qu'elle prédispose à la formation de la cataracte, ainsi que le professeur Verneuil l'a du reste signalé.

La phosphaturie, c'est-à-dire l'altération du sang caractérisée par l'excès de phosphates dans l'urine, qui, au lieu de 1^{gr},50 à 2 grammes par litre, en contient jusqu'à 4 et 8 grammes (Tissier), paraît avoir une influence certaine sur l'opacification du cristallin. C'est l'avis du professeur Dor, qui s'est livré sur ce sujet à de nombreuses recherches et rapproche cette cataracte de la cataracte diabétique.

Quant aux autres diathèses, telles que la tuberculose, le cancer et la scrofule, elles n'altèrent pas la nutrition du cristallin. Nous faisons quelques réserves au sujet de la syphilis, dont l'influence n'est pas démontrée mais ne paraît pas improbable.

Ne quittons pas ce sujet sans citer aussi l'influence des maladies fébriles sur la production de la cataracte. La fièvre typhoïde et la variole ont pu être accusées dans un certain nombre de cas, qui restent toutefois rares et exceptionnels.

3° Le troisième ordre de causes capable de déterminer la formation de la cataracte est le traumatisme du cristallin. Nous ne reviendrons pas sur ce sujet que nous avons déjà traité en étudiant les cataractes traumatiques, cataractes qui empruntent à leur origine des caractères cliniques tout spéciaux et des indications thérapeutiques particulières.

4° Enfin la sénilité est une des causes les plus fréquentes des opacités cristalliniennes.

Comme tous les organes, le cristallin subit en effet les atteintes des années. Dès l'âge de quarante-cinq à quarante-huit ans, il a déjà perdu une assez grande partie de sa souplesse pour ne plus obéir à l'action du muscle accommodateur, ce qui constitue la presbytie. Il change également de forme et semble s'aplatir, ce qui donne lieu à un certain degré d'hypermétropie. Enfin, avec le temps, il se sclérose progressivement et perd sa transparence, au point que certains auteurs admettent que tous les yeux deviendraient cataractés si la vie était assez longue.

Toutefois comme la cataracte est cependant loin de se produire chez tous les vieillards, et se développe du reste à des âges très variables, on est obligé d'admettre l'influence de causes secondaires adjuvantes, parmi lesquelles on range l'hérédité et les professions où l'on est exposé à une vive chaleur ou à une vive lumière (vignerons, forgerons, agriculteurs).

Les efforts exagérées d'accommodation peuvent aussi, selon nous, sinon créer d'emblée la cataracte, du moins activer son développement chez un sujet qui y est prédisposé. Nous en voyons la preuve dans le siège où débutent les cataractes corticales, qui, le plus souvent, occupent d'abord le segment inféro-interne du cristallin, et nous les attribuons aux contractions des muscles droit interne et inférieur, et à la pression qu'ils exercent sur la portion voisine du cristallin et du cercle ciliaire.

Diagnostic. 1° Reconnaître s'il existe une opacité dans le système cristallinien; 2° déterminer la variété de cataracte à laquelle elle donne lieu; 3° rechercher les complications soit locales, soit diathésiques, qui peuvent avoir une influence quelconque sur l'opération et s'assurer surtout de l'intégrité des membranes profondes, telles sont les principales questions qui sont du ressort du diagnostic. On voit combien un tel sujet est vaste et important, car nous n'avons pas besoin de faire remarquer que toutes ces questions sont étroitement liées aux règles thérapeutiques que l'on doit suivre.

I. Nos moyens d'investigation sont aujourd'hui assez précis pour rendre facile la solution de la première question. Ils sont en outre fort nombreux, car nous pouvons examiner successivement le cristallin à la lumière solaire, à l'éclairage latéral et à l'éclairage avec le miroir; nous pouvons en outre nous rendre compte de l'état de ses surfaces, par les phénomènes de réflexion qui s'y produisent, c'est-à-dire par les images de Purkinje et de Sanson, et nous avons enfin, comme éléments de diagnostic, toute la série des troubles fonctionnels que nous avons étudiés, et qui dans certains cas peuvent aussi nous fournir d'utiles indications.

Nous n'avons pas à revenir sur ces différents modes d'exploration, dont nous avons déjà parlé. Rappelons seulement que les plus parfaits sont l'éclairage latéral et, surtout, l'éclairage ophthalmoscopique; ils ont tellement facilité le diagnostic, qu'ils l'ont mis à la portée de tous les praticiens.

Est-ce à dire cependant qu'il n'existe jamais aucune difficulté, et qu'une erreur soit en quelque sorte impossible? Il n'en est malheureusement pas ainsi, et il est important de signaler les écueils dans lesquels on peut tomber.

1° Une première cause d'erreur, et celle-ci n'est guère pardonnable, consiste à ne pratiquer qu'un examen incomplet, et, dans les cas douteux, à ne pas dilater la pupille, afin de s'assurer de l'état de la lentille. Pareille inadvertance fut commise par un médecin de nos colonies, qui nous adressa un malade pour être opéré de cataracte, alors qu'il n'était atteint que d'une amblyopie nicotinique, qui fut guérie par un traitement approprié.

C'est également en ne pratiquant aucun examen ophthalmoscopique, et en ne tenant compte que de la perte progressive de la vision, que l'on voit si souvent des médecins prendre des glaucomes pour des cataractes commençantes. La mydriase, la dureté de l'œil et la présence de douleurs péri-orbitaires devraient cependant facilement mettre en garde contre une méprise aussi déplorable.

2° Une autre cause d'erreur tient à ce que le cristallin présente quelquefois à son centre, surtout chez les personnes âgées, un reflet vague, indécis, qu'on peut être tenté de prendre pour un commencement de trouble dans la transparence du noyau. Une telle illusion peut naître à la suite de l'inspection de la lentille à l'œil nu et même à l'éclairage latéral ; mais l'examen au miroir tranche toute difficulté, car il dissipe ce reflet et permet de voir l'éclat normal du fond de l'œil.

3° Il est enfin des cas où on voit le cristallin se segmenter d'une façon anormale, surtout chez les hypermétropes, et sa surface antérieure présenter des lignes rayonnantes assez distinctes pour être aperçues à l'œil nu ainsi qu'à l'éclairage latéral, et faire croire à un début de cataracte. Le dessin très régulier de ces stries, leur aspect moins nettement tranché que celui des véritables opacités linéaires, peut déjà empêcher la confusion ; mais il est un moyen plus sûr encore de l'éviter, c'est de se servir du miroir qui permet de constater la transparence parfaite d'une lentille ainsi segmentée, et éloigne ainsi toute idée d'opacité pathologique.

4° Lorsqu'on s'est ainsi mis en garde contre les reflets lenticulaires et qu'on a constaté qu'il s'agit d'une véritable opacité, il faut, pour compléter le diagnostic, établir que celle-ci siège dans le système cristallinien et non ailleurs. A ce sujet, prévenons les débutants de la facilité qu'il y a à prendre, à l'éclairage du miroir, pour des stries opaques du cristallin, les cils qui projettent une ombre noire sur le fond rouge de l'œil, dans certaines positions du globe. Il suffit de signaler cette cause d'erreur pour empêcher d'y tomber.

Une autre méprise à éviter consiste à ne pas confondre les opacités du cristallin avec certaines opacités du corps vitré. On ne peut se tromper en se rappelant que celles-ci sont mobiles et se déplacent dans tous les sens, aux moindres mouvements du globe, tandis que les opacités cristalliniennes, fixées à la lentille, ne subissent jamais que des déplacements réguliers.

Ce sont là les cas les plus faciles, mais il en est d'autres, rares et exceptionnels il est vrai, où des erreurs peuvent être commises même par des observateurs expérimentés. En effet, dans certaines formes rares de cataracte polaire postérieure ou de cataracte disséminée dans le segment postérieur de la lentille, l'opacité est telle qu'elle laisse voir la papille avec une teinte nuageuse et qu'elle communique au fond de l'œil un trouble qui rappelle complètement celui qui caractérise la choroïdite syphilitique. Pour se mettre en garde contre une telle erreur, à laquelle on ne s'attend guère d'habitude, il est nécessaire, après avoir dilaté la pupille, de procéder à un examen très minutieux et de rechercher si le fond rouge de l'œil ne présente pas çà et là quelques petites éclaircies, permettant d'apercevoir la papille ou les vaisseaux rétiniens d'une façon plus distincte. Un tel phénomène n'a pas lieu dans la choroïdite spécifique, remarquable par le trouble uniforme qu'elle communique au fond de l'œil ; il est au contraire caractéristique des opacités cristalliniennes dont nous parlons, et son interprétation est facile, en se rendant compte que certaines parties des couches corticales postérieures ont encore conservé un reste de transparence.

C'est dans ces cas difficiles qu'il est bon de ne négliger aucune précaution et de placer derrière le miroir de l'ophthalmoscope un verre convexe de huit à dix dioptries. En se rapprochant très près de l'œil examiné, ces verres jouent le rôle de loupe et grossissent d'une manière très notable l'image des opacités cristalliniennes.

Enfin l'étude des signes fonctionnels, que nous avons décrits plus haut, a aussi son intérêt, car des symptômes de diplopie ou de polyopie monoculaire, joints à des phénomènes de myopie acquise, d'irisation ou de photophobie, peuvent avoir une grande importance pour éveiller l'attention et faciliter le diagnostic.

5° Il est enfin une dernière variété de cataracte qui, par sa coloration, a mérité d'être appelée cataracte noire, et peut tromper un observateur inexpérimenté. Quand on cherche à éclairer le fond de l'œil à travers un tel cristallin, il ne renvoie à l'observateur qu'un reflet noirâtre, comme dans le cas d'apoplexie générale du corps vitré. Toutefois le diagnostic est facile entre ces deux affections, car l'une a une évolution lente et l'autre un début brusque et soudain. En outre l'éclairage latéral permet toujours de se rendre compte de l'état de la lentille, et, lorsqu'il s'agit de cataracte, de voir les stries noirâtres qui en sillonnent la surface.

II. La seconde question de diagnostic à résoudre, consiste

à déterminer la variété de cataracte à laquelle on a affaire. Nous n'avons pas à revenir sur ce sujet que nous avons déjà traité, lorsque nous nous sommes occupés de chacune de ces variétés. Il nous reste cependant quelques points à élucider, et nous avons à examiner en premier lieu ce que l'on entend par maturité de la cataracte et quelle importance il faut lui accorder.

Une cataracte mûre est celle dans laquelle tous les éléments de la lentille sont devenus opaques. C'est pour cette raison qu'une pareille cataracte ne présente plus ni stries, ni dessin géométrique sur sa surface, mais revêt au contraire une teinte uniforme grisâtre. Elle est en outre remarquable par l'absence complète de tout liséré noirâtre circum-pupillaire, liséré que l'on attribue à l'ombre projetée par l'iris et qui annonce un reste de transparence dans les couches corticales les plus antérieures.

La maturité de la cataracte avait autrefois une grande importance pratique, car elle servait de règle quand il s'agissait de déterminer l'opportunité de l'opération. On se basait sur ce fait, que les couches devenues opaques se desenchatonnent facilement de la capsule, alors que les couches restées transparentes y adhèrent davantage, risquent de ne pas s'en séparer et favorisent ainsi la production d'une cataracte secondaire. Mais ces considérations ont perdu de leur valeur depuis la découverte des nouveaux procédés d'extraction.

En effet l'excision de l'iris et une plus grande hardiesse dans le maniement de la curette, permettent de nettoyer facilement la chambre antérieure ; et, si au moyen de douces frictions pratiquées sur l'œil, on a soin de réunir en bloc les masses corticales transparentes qui peuvent y rester, on les retire facilement, en entrebâillant légèrement les lèvres de la plaie, manœuvre qu'on peut répéter jusqu'à ce que la pupille ait acquis la couleur du noir le plus pur. On se préoccupe donc, pour pratiquer l'opération, beaucoup plus du trouble visuel qui existe, que de la maturité plus ou moins grande de la cataracte, et, dès que le malade ne peut plus se conduire qu'avec peine et que l'ophthalmoscope ne permet plus d'apercevoir la papille à travers les couches cristalliniennes opaques, on est autorisé à procéder à l'extraction sans aucun retard.

Un autre point à étudier, consiste à faire le diagnostic des cataractes, au point de vue de la marche plus ou moins rapide qu'elles peuvent avoir. Chaque malade demande à être renseigné à ce sujet, et nous devons conseiller en général la plus grande réserve, dans les réponses qu'on doit lui faire, car nous ne sommes pas toujours en mesure de pouvoir nous prononcer d'une façon exacte, sur la rapidité de développement que peut prendre une cataracte.

Toutefois nous possédons certaines données qui ne sont pas sans valeur. C'est ainsi que nous pouvons espérer voir rester stationnaires : 1° les opacités capsulaires; 2° les cataractes zonulaires; 3° les opacités périphériques des couches équatoriales qui constituent l'arc sénile du cristallin, et qu'il est si important de ne pas confondre avec les cataractes périphériques progressives. D'un autre côté, nous pouvons ranger parmi les cataractes lentes, la cataracte nucléaire des vieillards et certaines cataractes corticales qui atteignent les yeux myopes, car nous voyons souvent ces opacités demander huit à dix ans et plus pour se compléter. Au contraire, les cataractes à marche rapidement progressive sont les cataractes corticales en général; celles qui reconnaissent pour cause un traumatisme, se distinguent entre toutes par leur développement très rapide, à tel point qu'elles peuvent être complètes dans un intervalle de quelques jours à quelques semaines.

III. Enfin la dernière question de diagnostic consiste, comme nous l'avons dit, à rechercher d'une façon générale toutes les complications oculaires ou diathésiques qui peuvent avoir de l'influence sur le résultat de l'opération.

Parmi ces complications, les unes, dont nous avons discuté la valeur, appartiennent aux membranes superficielles de l'œil ou à certaines maladies générales, et nous n'avons pas à y revenir; les autres siègent dans les membranes profondes, et c'est sur celles-ci que nous devons principalement nous arrêter, à cause de leur importance et de la difficulté de les reconnaître.

Relativement aux altérations de ces membranes, l'étude des commémoratifs, la profondeur de la chambre antérieure, la mobilité de la pupille, la coloration de l'iris, son tremblement, le degré de la tension intra-oculaire et enfin l'existence d'un strabisme divergent, peuvent déjà fournir de précieux renseignements; mais le plus souvent l'aspect de l'œil est normal et ne nous apprend rien. Nous ne pouvons donc savoir ce qui se passe à son intérieur qu'en déterminant avec soin l'état de la perception lumineuse, en mesurant le champ visuel et en interrogeant les phosphènes.

Lorsqu'une cataracte est complète, la perception lumineuse n'est jamais entièrement abolie, si les membranes profondes sont saines. Ainsi le malade placé devant une fenêtre doit pouvoir distinguer le point d'où vient le jour et remarquer quand un écran, tel que la main, passe au devant de son œil. Dans une chambre obscure, il peut apercevoir la flamme d'une lampe ou d'une bougie placée à quelques mètres de distance, et indiquer sa position.

C'est ce dernier procédé qui donne les résultats les plus précis et qui est généralement employé.

Toutes les cataractes n'abolissent pas du reste la vision au même degré, et leur nature influe sur la distance à laquelle la lumière est perçue. Becker s'est livré sur ce sujet à de minutieuses recherches, dont voici les principaux résultats.

La cataracte sénile, avec noyau volumineux, est celle qui permet de voir la lumière à la plus grande distance possible, c'est-à-dire à 6 ou 8 mètres environ. Les cataractes molles se laissent plus difficilement traverser par les rayons lumineux, et la distance de perception est réduite à 4 ou 6 mètres. Enfin, c'est dans les cataractes liquides et dans les cataractes laiteuses des jeunes sujets, que cette distance est la plus courte et ne dépasse pas 3 ou 4 mètres. Nous ne citons pas ici les cataractes calcaires qui sont complètement opaques, et ne laissent pénétrer aucun rayon lumineux, car elles ne se déclarent que dans des yeux amaurotiques et désorganisés.

Après avoir constaté l'état de la perception lumineuse, il faut explorer le champ visuel et s'assurer de son intégrité. Pour cela on recommande au malade de maintenir le regard fixe et on promène une lampe autour de lui, dans différentes directions et à des distances variables. S'il en précise la position, on peut conclure que la vision périphérique est conservée. On peut aussi, au moyen de l'ophthalmoscope, projeter de la lumière dans l'œil, en éclairer successivement les différentes parties et s'assurer s'il aperçoit la source lumineuse dans toutes ses directions. Cette méthode est plus rapide que la précédente, mais elle est moins parfaite, car elle ne permet pas de varier autant la distance de l'objet éclairé et l'intensité de lumière.

Dans cette exploration du champ visuel, on se préoccupe surtout de la possibilité du décollement de la rétine, car c'est l'affection qui complique le plus souvent la cataracte. C'est pourquoi on recherche avec le plus grand soin si le malade est myope, s'il a perdu subitement la vue d'un œil, si sa cataracte est molle et accompagnée de la perte du champ visuel supérieur. Tous ces caractères sont propres à la cataracte consécutive au décollement et en permettent facilement le diagnostic.

Enfin un dernier moyen d'explorer la sensibilité rétinienne est de rechercher les phosphènes, c'est-à-dire les sensations lumineuses que l'œil éprouve, lorsqu'on le comprime légèrement avec un corps dur de petite dimension. Leur absence indique un trouble considérable dans la fonction visuelle, et la perte du phosphène inférieur permet de supposer qu'il existe un décollement partiel de la rétine. Mais la difficulté de provoquer quelquefois ces phosphènes et les réponses peu précises de certains malades diminuent la valeur de ce mode d'exploration. Il offre du reste moins d'exactitude que le moyen précédent; aussi est-il rarement mis à profit.

De telles recherches sont assez précises pour nous fournir en général des résultats pratiques suffisamment exacts au sujet de la sensibilité rétinienne et pour nous permettre de juger de l'opportunité de l'opération; mais elles ne peuvent cependant pas nous donner des renseignements absolument certains. C'est ainsi que la rétine peut être recouverte de taches hémorrhagiques ou exsudatives, comme on le voit principalement dans l'albuminurie, dans le diabète et dans les affections cardiaques, tout en continuant à percevoir les rayons lumineux de la lampe, à travers le cristallin opacifié. Nous en dirons autant des atrophies choroïdiennes disséminées et des affections de la macula. Un scotome central qui n'est pas étendu peut en effet permettre au malade de reconnaître toutes les directions occupées par la lampe et compromettre cependant singulièrement le résultat de l'opération. On ne saurait éviter qu'en partie toutes ces causes d'erreur, dont quelques-unes peuvent à peine être soupçonnées, mais elles se présentent assez rarement dans la pratique. Ajoutons du reste qu'elles ne contre-indiquent pas l'opération, puisque le malade bénéficie toujours largement de l'extraction de son cristallin opaque.

Ce n'est pas seulement lorsque la cataracte est complète qu'on a à rechercher si les membranes oculaires profondes sont saines ou altérées : dès le début de la maladie et pendant toute son évolution, on doit se préoccuper de leur état, et s'enquérir fréquemment si le trouble visuel est en rapport avec le degré d'opacité de la lentille. Tant que le champ pupillaire est libre ou à peine envahi, tant qu'on peut apercevoir la papille à l'ophthalmoscope, la vision doit rester satisfaisante : si elle vient à être gravement compromise, il faut en rapporter la cause soit à une amblyopie ordinairement toxique, soit à des altérations du fond de l'œil qu'il importe de ne pas laisser méconnues.

Traitement. Avant d'aborder le traitement de la cataracte, la première question qui nous intéresse est de savoir s'il existe un traitement préventif de cette affection, et si nous avons en notre possession les moyens d'arrêter son développement? La réponse est malheureusement négative. On a bien prétendu, il est vrai, que la cataracte glycosurique peut, dans une certaine mesure, être améliorée par un traitement approprié, mais le fait est loin d'être démontré, et doit en tout cas être considéré comme exceptionnel.

Les efforts n'ont cependant pas manqué pour arriver à la solution d'un problème thérapeutique aussi important; mais tous sont restés sans résultats, et ni les courants électriques, ni les préparations de phosphore (Tavignot), ni les paracentèses répétées de la cornée, dans le but de favoriser le renouvellement de l'humeur aqueuse (Sperino), n'ont jamais montré la moindre utilité.

On voit cependant quelques malades récupérer, dans le cours de l'affection, une partie de la vision qu'ils avaient perdue; mais cette amélioration est due à des causes toutes fortuites, telles qu'une luxation spontanée du cristallin ou un processus régressif s'emparant de la lentille, et la réduisant à un volume assez petit pour qu'une partie du champ pupillaire se dégage, circonstances très rares et qui restent à l'état de curiosités scientifiques. Il peut arriver aussi que le malade soit atteint simultanément de deux affections oculaires, dont l'une bénéficie du traitement ou des moyens hygiéniques employés. C'est ce qu'on voit, par exemple, lorsqu'une cataracte diabétique est accompagnée d'hémorrhagie ou d'exsudation de la rétine, ou lorsqu'une opacité quelconque de la lentille est compliquée d'une amblyopie alcoolique, nicotinique ou de toute autre nature.

Mais si nous sommes impuissants à traiter la cataracte, avec nos seules ressources médicales, nous sommes cependant en mesure de donner d'utiles conseils aux malades, et de combattre parfois quelques-uns des symptômes qui leur sont le plus pénibles.

Au nombre de ces symptômes, celui qui, à bon droit, effraye le plus le patient est le trouble de la vue qui se manifeste, dès que l'opacité envahit le champ pupillaire. Or nous pouvons parfois remédier à ce trouble visuel de différentes façons.

Lorsque la cataracte est centrale et que les couches périphériques du cristallin ont conservé leur transparence, aucun moyen n'est plus utile que les instillations d'atropine. Ces instillations doivent être pratiquées avec une solution peu concentrée (1 centigramme de sulfate neutre d'atropine par 10 grammes d'eau distillée), afin de ne pas provoquer une mydriase trop prononcée et ne doivent être renouvelées que tous les quatre ou cinq jours.

Dans le but d'améliorer la fonction visuelle, on peut aussi autoriser le malade à se servir de forts verres convexes ou de loupes pour quelques travaux, mais à la condition de ne pas en abuser, et de ne s'en servir que par moments et toujours pour un temps très court. S'il est myope ou s'il le devient, les verres concaves seront tolérés pour la vision des objets éloignés.

Un autre symptôme qui fait rarement défaut est la photophobie, due à la réfraction irrégulière que subissent les rayons lumineux, en traversant un cristallin mi-partie opaque, mi-partie transparent. Toutes les fois que le malade en est incommodé, on peut lui conseiller l'emploi de conserves teinte fumée, qui lui rendent toujours les plus grands services.

Comme on le voit, nos ressources thérapeutiques ne sont pas considérables pour le traitement palliatif de la cataracte et nos conseils hygiéniques sont bien limités ; heureusement que nous sommes plus avancés pour le traitement curatif. L'opération de la cataracte a en effet soulevé un grand nombre de travaux, a été étudiée sous toutes ses faces et a vu se réaliser de très importants progrès, quoique le dernier mot ne soit pas encore dit, et qu'on ait tendance à revenir aux anciennes méthodes d'extraction.

Soins à donner avant l'opération.

Avant de procéder à cette opération, il est toutefois un certain nombre de précautions indispensables à prendre afin d'en assurer le succès. La première consiste à s'assurer que l'œil est absolument exempt de toute sécrétion conjonctivale. Il est en effet nécessaire de guérir préalablement les affections des voies lacrymales, ainsi que les inflammations des paupières et de la conjonctive dont il peut être atteint. En étudiant l'ulcère rongeant de la cornée, nous avons vu que la sécrétion conjonctivale altérée et en excès peut transformer l'ulcère le plus simple en ulcère infectieux. Une pareille contamination est à craindre, pour une plaie de la cornée, aussi vaste que celle que nécessite la sortie du cristallin, et nous avons un intérêt considérable à écarter un tel danger.

Une autre précaution également très importante à ne pas négliger est de rechercher quelles sont les causes de la cataracte, de s'enquérir si elle est née sous l'influence de quelque diathèse, et d'examiner le terrain sur lequel elle s'est développée. Dans cette étude, on doit d'abord penser à la possibilité de la glycosurie et diriger ses recherches de ce côté. Si l'analyse de l'urine décèle la présence de sucre, l'opération n'est pas contre-indiquée, mais il convient cependant de soumettre préalablement le malade à un régime anti-diabétique.

L'albuminurie présente des indications du même ordre. On ne saurait opérer la cataracte de l'albuminurique, sans modifier auparavant l'état des reins. Desmarres redoutait fort cette variété de cataracte et craignait principalement la suppuration du lambeau.

La syphilis doit aussi être l'objet des préoccupations du médecin. Si le malade a été atteint d'accidents syphilitiques, il est utile de le soumettre à des frictions mercurielles deux ou trois semaines avant l'opération. Malheureusement il nie souvent tout antécédent spécifique, et c'est là la source de certains accidents consécutifs à l'opération, sur lesquels nous aurons à revenir.

Enfin l'anémie du malade doit être aussi l'objet d'un traitement préalable, lorsqu'elle est très prononcée et quelles que soient les causes qui lui aient donné naissance. Un traitement tonique est nécessaire pour mettre le malade, auquel on a pratiqué une large incision de la cornée, en état de faire les frais d'une cicatrisation rapide.

Bien d'autres questions, d'une incontestable utilité thérapeutique, doivent encore être traitées.

A quelle saison et à quelle époque est-il convenable d'opérer la cataracte? — C'est là une demande que beaucoup de malades adressent à leur médecin, et à laquelle il est bon de pouvoir répondre. Selon nous, toutes les saisons conviennent pour l'opération, à l'exception de la période des grandes chaleurs. Ce n'est pas que nous redoutions pour la plaie l'influence d'une température élevée, car les médecins qui pratiquent dans les pays chauds ont des statistiques très favorables, mais nous craignons pour notre malade, habitué à vivre dans une atmosphère tempérée, l'agitation qui succède souvent à la chaleur lourde et orageuse de nos climats.

L'époque de l'opération a aussi son importance. Ainsi chez les enfants, nous conseillons de ne pas opérer pendant toute la période de la première dentition, à cause des accidents congestifs de toute nature qui peuvent se produire ; mais dès que cette période critique est passée, c'est-à-dire dès l'âge de deux ans et demi ou trois ans, l'opération ne doit plus être différée. On permet ainsi à la rétine de faire son éducation sans trop tarder, ce qui favorise le développement régulier de l'acuité visuelle, et on évite le nystagmus fort disgracieux qui se déclare si facilement chez les jeunes amblyopes.

Les cataractes traumatiques exigent aussi une intervention rapide. On a à craindre ici les accidents qui peuvent résulter d'un gonflement trop considérable du cristallin, c'est-à-dire des phénomènes glaucomateux, par suite de la compression du cercle ciliaire et de l'obstruction de la grande voie lymphatique antérieure de l'œil : aussi le chirurgien est-il sollicité d'agir au plus vite et même d'opérer pendant la période inflammatoire, si les douleurs violentes éprouvées par le malade et l'élévation de la tension intra-oculaire ne laissent aucun donte sur les dangers que court l'œil blessé.

Faut-il opérer un œil atteint de cataracte, alors que son congénère est indemne ? — Il est incontestable qu'après l'extraction, la différence dioptrique qui existe entre les deux yeux étant très considérable, on ne peut placer au devant de l'œil opéré un verre correcteur très fort, l'autre œil n'ayant besoin d'aucun verre ou seulement d'un verre très faible. Mais le champ visuel est considérablement agrandi, l'orientation est plus facile et le malade se trouve rassuré, en même temps qu'exempt d'une difformité plus ou moins choquante. Il est donc utile d'opérer dans ces conditions, si aucune contre-indication particulière ne se présente.

L'opération est encore bien plus indiquée si l'autre œil, au lieu d'être complètement sain, est atteint d'une cataracte à son début. C'est rendre en effet un grand service au malade que de lui restituer la vision d'un œil, alors que l'autre est en voie de se perdre.

Faut-il opérer les deux yeux à la fois? — L'extraction de la cataracte ne doit jamais être pratiquée sur les deux yeux à la fois. En effet, une double opération augmente l'irritation du malade et lui fait courir le danger de perdre les deux yeux en même temps, par suite d'un accident qui peut survenir en dehors de toute prévision et malgré toutes les précautions prises. En outre, si la première opération n'est pas suivie de succès, les accidents qui en ont été la cause peuvent fournir des renseignements précieux pour l'opération de l'autre œil.

Le moment de l'opération est enfin arrivé : quelles précautions reste-t-il à prendre?

Autrefois, on opérait le malade dans la position assise et c'était là la pratique de Sichel père, de Desmarres, de Nélaton; mais depuis de Graefe on a reconnu qu'il est préférable de le faire coucher ; le patient est ainsi plus calme, court moins le risque d'une syncope, et le médecin est lui-même plus à l'aise pour l'exécution des manœuvres opératoires.

La position du lit n'est pas indifférente; on doit le placer le long d'une fenêtre, de façon que la face du malade soit bien éclairée et que le médecin trouve lui-même la position qui lui est familière pour ses opérations. Ce lit doit être peu élevé, afin de ne pas gêner l'opérateur, et placé de telle sorte qu'il permette autour de lui une circulation libre et facile.

Est-il indispensable d'avoir des aides ? Nous pouvons répondre à cela que l'opération de la cataracte est assez simple, pour qu'on puisse l'exécuter sans le concours d'aucune autre personne. Toutefois, il est bon d'avoir un ou deux aides : l'un passe les instruments au chirurgien ; l'autre maintient le malade et prête assistance en cas d'accident. Un troisième aide est même nécessaire, si on est décidé à chloroformer le malade.

De l'anesthésie dans l'opération de la cataracte.

C'est maintenant le moment de nous occuper de cette question d'anesthésie, qui est jugée différemment selon les auteurs, acceptée avec enthousiasme par les uns, repoussée en quelque sorte par les autres, et qui a cependant des indications spéciales.

Nous pouvons dire à ce sujet que l'opération de la cataracte est en général peu douloureuse. Régulièrement exécutée, elle ne dure guère qu'une demi-minute ou une minute, de sorte qu'il n'y a pas nécessité d'anesthésier le malade pour un laps de temps aussi court. Cependant, lorsqu'on a affaire à des personnes pusillanimes, à des femmes nerveuses, et surtout à de jeunes enfants, il est nécessaire de les soumettre aux inhalations de chloroforme, en ayant soin de toujours pousser l'anesthésie jusqu'à la résolution musculaire complète. Il en est de même chez les alcooliques, car ils se montrent ordinairement fort excitables pendant l'opération, et c'est également une sage pratique à suivre dans tous les cas de cataracte compliquée, où l'on peut craindre la sortie du corps vitré liquéfié, au moindre mouvement du malade. Les chirurgiens anglais n'établissent pas les mêmes distinctions et anesthésient indistinctement tous leurs opérés de cataracte, en leur faisant respirer d'abord des vapeurs d'éther, puis des vapeurs de chloroforme.

En France, c'est le chloroforme qui est presque toujours employé comme agent anesthésique. Pour qu'il soit inoffensif et pour que l'opérateur conserve toujours la plus grande sécurité en l'administrant, il importe qu'il ne soit donné qu'à petite dose, de façon à ne provoquer que graduellement l'anesthésie.

Dans une discussion récente engagée sur cette question à l'Académie de médecine, les professeurs Gosselin et Labbé ont exposé chacun leur méthode d'administration. Le premier donne le chloroforme à doses progressives et intermittentes, de la façon suivante : il fait d'abord faire au malade 4 inspirations de chloroforme et 2 inspirations d'air pur, puis 6 de chloroforme et 2 d'air pur et ainsi de suite, c'est-à-dire en augmentant toujours de 2 les inspirations chloroformiques et en séparant chaque série par 2 inspirations d'air pur. Il suffit en général de cent quarante à cent cinquante inspirations ainsi pratiquées, pour produire une anesthésie complète, sans risque de dépasser la dose maniable de chloroforme.

Le professeur Labbé fait inspirer l'agent anesthésique à petites doses et d'une manière continue. Il verse dix à quinze gouttes de chloroforme sur la compresse et renouvelle cette dose aussitôt après l'évaporation. Il lui a suffi quelquefois de cinq à six grammes de chloroforme pour obtenir l'anesthésie, pendant dix ou quinze minutes, ce qui est bien loin des doses massives employées par quelques praticiens.

En procédant de cette façon, ou en faisant usage d'un mélange titré de chloroforme et d'air proposé récemment par le professeur P. Bert, on évite non seulement les cas de mort subite, qui sont de moins en moins fréquents, depuis qu'on sait mieux manier le chloroforme, et qui n'existent plus guère que dans la proportion de un pour deux ou trois mille chloroformisations, mais on diminue d'une façon très notable les autres accidents chloroformiques, tels que les vomissements, l'agitation, la céphalalgie, etc. Ce sont surtout les vomissements qui sont à craindre à la suite de l'opération de la cataracte, à cause des violents efforts qu'ils déterminent et des risques qu'ils font courir à l'œil opéré; aussi, lorsqu'ils se déclarent, ne saurait-on trop s'empresser d'y porter remède, en ouvrant largement les fenêtres, en procurant au malade un air abondant et pur, et en lui faisant avaler quelques morceaux de glace ou quelques cuillerées de champagne frappé.

Avant de commencer l'opération, on doit encore s'occuper de la question des antiseptiques.

Au congrès de Londres de 1881, Horner de Zurich, s'inspirant des idées de Pasteur et de la doctrine listérienne, a insisté sur les avantages des désinfectants dans la chirurgie oculaire et principalement dans l'opération de la cataracte, et a proposé la désinfection prophylactique du malade, des instruments, des éponges, de l'opérateur et des aides. Pour le malade, il se sert de ouate salicylique à 5 p. 100, trempée dans de l'eau salicylée saturée à froid et l'exprime sur les paupières et les culs-de-sac conjonctivaux, de façon à les nettoyer complètement. Pour le couteau, il conseille l'acide phénique et rejette l'acide borique et l'acide salicylique, comme nuisant au fil de l'instrument. Quant à l'opérateur et aux aides, il recommande l'exécution à peu près complète de toutes les règles listériennes.

D'autres praticiens mettent en usage l'acide phénique à la dose de 1 à 2 p. 100, pour laver le cul-de-sac conjonctival, et emploient pour le pansement de la ouate et des bandes phéniquées. L'acide phénique est en effet un des meilleurs antiseptiques connus, malheureusement il est irritant. Ce n'est qu'à la dose de un dixième environ qu'il tue les vibrions, et nous ne pouvons nous en servir qu'à la dose de un centième ou un cent cinquantième; mais, dans cette proportion, il nous rend déjà de grands services, en ce qu'il empêche tout au moins la multiplication des vibrions, et jouit d'un pouvoir désinfectant certain, ainsi que nous l'apprend journellement l'expérience clinique.

C'est cet acide que nous avons adopté comme agent antiseptique. Nous plongeons nos instruments dans un bain phéniqué à un cinquantième et nous nous y désinfectons rapidement les mains ; mais, au lieu de pratiquer des lavages dans le cul-de-sac conjonctival, nous préférons opérer sous un jet continu de spray phéniqué. Nous nous servons pour cela de l'appareil de Lucas-Championnière et d'une solution à un centième d'acide carbolique, de sorte que, pendant toute l'opération, le chirurgien, les aides, les instruments et le malade sont plongés dans une atmosphère phéniquée.

Une fois toutes ces précautions prises, on est en mesure de tenter l'opération. Notre but n'est pas d'entrer dans tous les détails du manuel opératoire, mais nous désirons surtout appeler l'attention sur les tendances modernes à revenir à l'ancienne méthode d'extraction trop longtemps délaissée.

Il y a en effet actuellement lutte, à propos des cataractes volumineuses, entre l'ancienne extraction à lambeau modifié et l'extraction linéaire avec iridectomie. De Gräefe a eu le grand mérite de démontrer qu'on peut extraire le cristallin à travers une plaie moins étendue qu'autrefois, et surtout à travers une plaie linéaire ; mais de son procédé tel qu'il l'a décrit, il ne reste plus que le couteau et l'iridectomie, et encore l'iridectomie est-elle fortement attaquée, et est-elle appelée à disparaître comme une mutilation tout au moins inutile. Pour notre part, nous cherchons maintenant, autant que possible, à ne pas exciser l'iris et voici la méthode que nous suivons.

Après avoir préalablement dilaté la pupille à l'aide de l'atropine, placé le blépharostat, et fixé l'œil en le saisissant avec une pince à griffes par sa partie inférieure, nous faisons la ponction dans la limbe scléro-cornéen, à l'union du tiers supérieur avec le tiers moyen de la cornée.

Nous nous servons pour cette manœuvre d'un étroit couteau de Graefe, dont l'extrémité est à double tranchant, ce qui lui permet de mieux pénétrer dans la cornée, et facilite l'incision de la capsule que nous opérons avec cet instrument.

Pour cela, dès que la ponction est achevée, nous abaissons la lame du couteau, de façon à venir sectionner la capsule de bas en haut, puis de nouveau horizontalement; après quoi, nous faisons la contre-ponction dans un point du bord scléro-cornéen symétrique à celui où nous avons fait la ponction. Nous taillons alors un lambeau de telle façon que son sommet soit environ à deux millimètres du bord sclérotical supérieur. Grâce à cette disposition, la base du lambeau est plus longue que celle que l'on obtient par l'ancienne méthode de Daviel, mais sa hauteur est moindre, ce qui donne à la plaie une forme semi-elliptique très favorable pour une coaptation exacte, et assez étendue pour permettre au cristallin le plus volumineux de sortir sans difficulté.

Ce premier temps de l'opération terminé, nous retirons la pince à fixer et le blépharostat, et nous laissons l'œil en repos pendant quelques secondes. La manœuvre opératoire est ensuite reprise, en écartant fortement la paupière supérieure avec le petit doigt de la main droite, qui la maintient sur le plan osseux sous-jacent. La même main exerce au moyen de la curette une légère compression sur le bord sclérotical de la plaie, en arrière de la limite équatoriale du cristallin, après que le malade a été invité à regarder fortement en bas. Pendant ce temps la main gauche ne reste pas inactive, et le pouce appuie légèrement, par l'intermédiaire de la paupière, sur la partie inférieure du globe. Ces diverses manœuvres ont pour but de faciliter la sortie du cristallin. On le voit en effet bientôt se présenter dans l'orifice pupillaire, puis dans la plaie, et finalement sortir au dehors de l'œil. A ce moment il est bon de ne pas s'empresser de fermer les paupières, mais de laisser aux masses corticales qui ont tendance à suivre le noyau le temps de se dégager et de sortir. Sans cette précaution, elles encombreraient la pupille et il y aurait nécessité de les extraire avec la curette.

Dans toutes ces manœuvres, l'iris fait souvent hernie dans la plaie, mais on le refoule facilement à l'aide d'un stylet fin en argent. Celui-ci doit aussi servir à étaler la membrane irienne aux angles de la plaie, de façon qu'aucun enclavement ne se produise et ne vienne compromettre le résultat définitif de l'opération.

Telle est la méthode opératoire qui nous a donné jusqu'ici les meilleurs résultats. En sa faveur, nous pouvons dire que l'acuité visuelle ainsi obtenue est supérieure à celle des yeux où on a excisé l'iris ; que le danger d'un phlegmon n'est pas plus considérable ; qu'il y a moins à craindre les cataractes secondaires, car les enclavements de la capsule les favorisent, et la conservation de l'iris met à l'abri de ce dernier accident. En outre, un œil qui a conservé une pupille mobile est mieux garanti contre un excès de lumière et présente un aspect plus gracieux que celui où l'iris offre une large brèche toujours plus ou moins apparente. Pour toutes ces raisons, nous cherchons à respecter l'iris autant que possible, et nous ne l'excisons que lorsque nous y sommes contraint et pour des cas exceptionnels.

Pansement. L'opération une fois terminée, un dernier jet de spray est lancé sur l'œil opéré largement ouvert ; puis on ferme les paupières, on les enduit de vaseline avec un pinceau, afin que les pièces de pansement ne leur adhèrent pas, et on les recouvre de rondelles d'ouate phéniquée. L'œil sain est également fermé, et une bande de tarlatane, phéniquée longue de $2^m,50$ environ et large de 6 centimètres, est appliquée sur les yeux, de façon à y exercer une douce compression, destinée simplement à empêcher les mouvements des paupières, et à protéger l'œil opéré contre un choc ou une action vulnérante.

L'œil ainsi pansé est ensuite arrosé avec une solution froide d'acide phénique à 1/200e, d'abord tous les quarts d'heure pendant deux heures, ensuite toutes les demi-heures, puis toutes les heures, et enfin deux ou trois fois seulement pendant la nuit qui suit l'opération. Si le malade souffre de quelques démangeaisons, ces arrosages sont plus fréquemment renouvelés. On a soin, du reste, d'administrer le soir à l'opéré une dose de chloral suffisante pour calmer l'agitation qu'il peut éprouver, et lui procurer un sommeil réparateur. Nous nous servons pour cela soit du chloral perlé de Limousin, soit de la formule suivante :

Hydrate de chloral........................	4 gr.
Sirop de groseilles........................	120

Sirop dont le malade prend une cuillerée à bouche toutes les demi-heures, jusqu'à ce qu'arrive le sommeil.

Lorsque les choses marchent à souhait, et qu'aucune douleur ne se manifeste, on laisse le bandage en place pendant vingt-quatre heures environ. Après ce délai, on enlève le pansement, et on inspecte l'œil opéré sans l'ouvrir, car l'aspect des paupières renseigne suffisamment sur ce qui se passe du côté de la plaie, et on replace un nouveau bandage en faisant toujours usage du spray phéniqué. Les deux yeux sont ainsi maintenus fermés pendant trois ou quatre jours ; à ce moment, il est alors possible de découvrir l'œil sain, à la condition de laisser le malade dans l'obscurité. A la moindre irritation on réapplique le bandeau sur les deux yeux; sinon on se contente de faire le pansement de l'œil opéré toutes les vingt-quatre heures, selon la méthode indiquée.

Accidents. Parmi les accidents qui surviennent après l'opération, les uns sont en quelque sorte immédiats, c'est-à-dire se déclarent dans les trois premiers jours qui suivent l'extraction et souvent dans les premières vingt-quatre heures et aboutissent rapidement à la destruction du globe. Les autres un peu plus tardifs n'apparaissent que dans les six ou huit premiers jours, et paraissent moins graves, quoique encore fort redoutables.

Les premiers de ces accidents sont dus presque invariablement à l'infection de la plaie et à la suppuration du lambeau, suivie à brève échéance d'une iritis suppurative. Cette infection de la plaie par les vibrions, provenant de l'air ambiant ou des sécrétions conjonctivales, est singulièrement facilitée toutes les fois que les bords de la plaie ne sont pas en coaptation exacte et ne se réunissent pas rapidement par première intention. Or, bien des causes peuvent mettre ici obstacle à une coaptation exacte et nous pouvons citer principalement : les enclavements de l'iris et de la capsule; les masses corticales restées dans l'œil; l'interposition entre les lèvres de la plaie, soit de caillots sanguins, soit de la muqueuse elle-même; la déchirure et la violente contusion de la plaie, lorsque celle-ci est trop étroite pour donner passage à un cristallin volumineux. On voit qu'une manœuvre opératoire défectueuse peut avoir une grande influence sur la production de cette kérato-iritis si redoutable, mais il n'en est pas moins vrai qu'elle peut se manifester dans les opérations les plus régulièrement faites et les plus habilement exécutées. On ne peut alors accuser de ce méfait que l'infection de la plaie par les vibrions ou des conditions morbides diathésiques, mettant obstacle à la réunion par première intention.

Les signes qui annoncent les accidents de l'infection sont en général les douleurs péri-orbitaires violentes qui se déclarent dès les vingt-quatre ou trente-six premières heures qui suivent l'opération. En même temps, le malade éprouve une sensation de gravier sous les paupières, et de liquide chaud qui lui coule sur la joue; il a des photopsies constantes et passe une nuit très agitée. Les pièces du pansement trahissent elles-mêmes la grave complication qui a lieu, par la présence du pus jaunâtre qui les recouvre. Enfin l'inspection de l'œil révèle un gonflement notable des paupières, une infiltration jaunâtre des bords de la plaie, en même temps qu'un trouble de l'humeur aqueuse et un léger chémosis.

Le traitement à opposer aux accidents que nous venons de rapporter doit être essentiellement antiseptique. Pour cela, nous supprimons tout bandage compressif, et nous faisons des lavages fréquents de la plaie avec un pinceau trempé dans une solution d'acide borique au 10e; nous projetons même sur sa surface de l'acide borique porphyrisé et réduit en poudre très fine (poudre antiseptique d'Auby); enfin nous soumettons l'œil malade à des douches phéniquées à 1 p. 100, administrées pendant deux ou trois minutes, tous les quarts d'heure ou toutes les demi-heures, selon l'intensité du mal. En même temps nous pratiquons quelques instillations d'atropine, et si les douleurs sont tenaces et s'il y a production de chémosis, nous ne craignons pas de recourir aux antiphlogistiques et d'appliquer quelques sangsues sur la tempe du côté malade.

Sachant que certaines prédispositions individuelles ou constitutionnelles du malade sont de nature à aggraver les accidents dont nous parlons, nous recherchons avec soin si le malade est syphilitique ou alcoolique. Dans le premier cas, nous administrons un traitement mercuriel interne, ou nous ordonnons des frictions d'onguent napolitain sur les différentes articulations; dans le second, nous prescrivons le bromure de potassium à la dose de 3 ou 4 grammes par jour à titre de calmant, sans supprimer complètement l'usage des boissons alcooliques.

Tel est le traitement qui nous a quelquefois donné des succès et, nous devons le dire, des succès d'autant plus remarquables, que ces accidents sont réputés extrêmement graves, et destinés selon quelques auteurs à amener presque fatalement la destruction du globe.

Un autre mode de traitement proposé par quelques chirurgiens consiste à ouvrir de nouveau la plaie avec un stylet boutonné, de façon à en laver les bords en provoquant l'écoulement de l'humeur aqueuse. A l'inverse d'une telle pratique, nous évitons avec soin tout nouveau traumatisme sur un œil déjà si gravement atteint, et nous avons même abandonné la pratique de Desmarres, qui scarifiait ou incisait le chémosis conjonctival qui accompagne souvent les kérato-iritis dont nous venons de parler.

Les autres accidents consécutifs à l'extraction, que nous appelons tardifs par rapport aux précédents, sont ceux qui surviennent du cinquième au huitième jour, et quelquefois plus longtemps encore après l'opération. Ce sont généralement des iritis ou des irido-cyclites qui s'annoncent par des douleurs périorbitaires plus ou moins violentes, par un larmoiement abondant, par une injection périkératique intense et par un trouble considérable de la chambre antérieure, que l'on voit souvent remplie en partie de pus ou de sang.

Certains auteurs attribuent ces accidents à des causes exclusivement mécaniques et pensent que c'est l'enclavement de l'iris ou de la capsule qui en est toujours le point de départ; de là l'idée de l'iridotomie ou de la capsulotomie. Pour nous, sans nier que ces causes mécaniques ne puissent les favoriser, nous partageons les idées du professeur Verneuil sur les influences diathésiques réveillées par le traumatisme, et nous les rattachons principalement à la syphilis et à la goutte. Nous interrogeons donc avec le plus grand soin les antécédents du malade; nous cherchons nos éléments d'appréciation dans les caractères de la maladie elle-même. Si elle est peu douloureuse, elle est plutôt de nature syphilitique; si elle est au contraire remarquable par les douleurs violentes et tenaces qu'elle occasionne, elle relève de préférence de la goutte, et la chose nous paraît certaine si nous constatons la présence d'un hyphéma dans la chambre antérieure. Une fois notre conviction établie, nous dirigeons un traitement énergique contre la cause du mal, à savoir : des frictions mercurielles à haute dose et des instillations d'atropine, si cette cause est syphilitique; des sangsues, le salicylate de soude et des instillations d'ésérine et de pilocarpine de préférence à l'atropine, si c'est la goutte qui est en jeu.

Enfin, comme tout est souvent complexe dans un état morbide, nous nous rappelons aussi que deux diathèses peuvent se réunir sur un même sujet et manifester leurs effets soit simultanément, soit séparément. C'est pourquoi chez les syphilitiques qui peuvent être soupçonnés d'être goutteux ou arthritiques, nous avons recours aux médicaments anti-goutteux, dès que les préparations mercurielles nè produisent aucune amélioration.

3° CATARACTES CAPSULO-LENTICULAIRES.

Les cataractes capsulo-lenticulaires comprennent plusieurs variétés que nous allons successivement passer en revue.

1° La première de ces variétés est celle dans laquelle l'opacité de la capsule survient dans une cataracte lenticulaire complète et déjà ancienne. Rappelons à ce sujet que lorsqu'une cataracte sénile a dépassé la période de maturité, les masses corticales se rétractent, irritent par leur contact la couche épithéliale de la capsule, et déterminent parfois la formation d'une opacité capsulaire, dont il est important de faire le diagnostic.

Cette opacité se présente sous la forme d'une tache blanchâtre, irrégulière, tranchant par sa coloration sur la teinte jaunâtre du noyau qu'elle laisse entrevoir. Sa surface est quelquefois rugueuse, chagrinée, tapissée de quelques points plus opaques que d'autres, et, comme cette opacité ne se développe que sur des cataractes extra-mûres, on n'observe plus sur tel cristallin ni stries, ni dessin géométrique quelconque, ni la moindre ombre projetée par l'iris. Enfin un dernier caractère particulier à cette opacité et qu'on utilise en thérapeutique, c'est qu'elle ne s'étend jamais jusqu'à la périphérie de la lentille et ne dépasse que peu les limites de la pupille.

Ce diagnostic a un intérêt considérable pour le traitement. En effet, si on se sert du kystitome pour sectionner la capsule opaque, on risque de voir la pointe arrêtée par un tissu dense et induré, et le moindre effort peut alors amener facilement une luxation de la lentille. Il est donc préférable de pratiquer une incision très périphérique de la capsule, en dehors des parties opaques : l'extraction de la lentille une fois terminée, on a soin d'aller à la recherche de la capsule avec une pince et de l'extraire de l'œil, afin qu'elle ne soit pas l'origine d'une cataracte secondaire.

Telle est la pratique recommandée par beaucoup d'auteurs, mais nous conseillons pour notre part de faire l'extraction de la capsule opaque avant celle de la lentille. Pour cela, on introduit dans l'œil la pince à pupille artificielle, et dès que l'incision de la cornée est achevée, on saisit les parties centrales de la capsule dont on extrait un large lambeau. L'ouverture ainsi créée est insuffisante à livrer passage à la lentille, mais grâce à la pression que celle-ci exerce, elle fait éclater le reste du sac capsulaire et s'énuclée facilement.

2° Nous trouvons d'autres variétés de cataracte capsulo-lenticulaire dans les opacités de la capsule qui, au lieu de rester stationnaires, s'accompagnent de la perte de transparence de la lentille, ou dans celles qui se développent en même temps que la lentille elle-même s'opacifie. Ces sortes d'opacités ont une coloration d'un blanc éclatant qui les fait aisément reconnaître, et sont toujours très peu étendues. Elles donnent lieu aux mêmes considérations thérapeutiques que celles dont nous venons de parler.

Cataracte aride siliqueuse.

3° Une autre variété très intéressante de cataracte capsulo-lenticulaire nous est fournie par la cataracte aride siliqueuse, qui appartient au groupe des cataractes régressives.

A ce propos, il est important de savoir que lorsqu'une cataracte est devenue complète, son évolution est loin d'être toujours terminée. Elle est destinée à subir des phases régressives, qui peuvent être envisagées comme autant d'efforts faits par la nature pour se débarrasser de l'organe malade et venir au secours de la fonction compromise. Un des phénomènes que nous constatons le plus souvent est l'opacité capsulaire que nous avons vue se former dans les cataractes extra-mûres. Les éléments qui se constituent sont susceptibles de se rétracter, de tirailler la zonule et de préparer la luxation du cristallin qui dégagerait le champ pupillaire. Becker prétend que si la vie du malade était assez longue, cette guérison spontanée s'effectuerait toujours ; malheureusement elle est trop rare pour qu'on puisse compter sur elle.

Dans d'autres cas, et ceci arrive surtout chez les jeunes gens, la cataracte se ramollit, et lorsque l'exosmose est plus active que l'endosmose, elle se résorbe plus ou moins complètement, et se réduit au point de n'être plus constituée que par le sac capsulaire aplati et renfermant seulement quelques débris de masses cristalliniennes, des cristaux de cholestérine et des sels calcaires. Il se forme toujours en même temps des opacités capsulaires, sous l'apparence de plaques blanches irrégulières.

Le diagnostic de cette cataracte se fait par l'aspect blanc mat des opacités capsulaires, et par tous les caractères qui annoncent la réduction considérable de volume subie par la lentille. C'est ainsi qu'on peut constater l'agrandissement de la chambre antérieure, le tremblotement de l'iris et un liséré noir circum-pupillaire très étendu.

Le meilleur traitement est l'extraction de cette cataracte à travers une plaie étroite de la cornée. On peut se servir pour cela du couteau lancéolaire que l'on introduit à deux ou trois millimètres du bord cornéen, de façon à permettre une ouverture suffisante pour le passage d'une petite pince à griffes. On saisit la capsule opaque et on l'attire doucement au dehors.

LUXATIONS DU CRISTALLIN.

Au point de vue de leurs causes, les luxations du cristallin peuvent être congénitales, spontanées ou traumatiques. Chacune de ces variétés peut elle-même être complète ou incomplète, et se présenter sur un cristallin transparent ou opaque.

1° Luxations congénitales.

Les luxations congénitales ou ectopies se montrent généralement sur les deux yeux à la fois et y occupent des positions symétriques. Elles siègent de préférence en haut et en dehors et sont dues à une malformation de la zonule qui est trop allongée. Elles rentrent ainsi dans la grande classe des vices de conformation, et c'est pour cette raison qu'elles sont souvent héréditaires et fréquemment accompagnées d'autres anomalies, telles qu'une très forte myopie, le coloboma de la choroïde, la microphthalmie, la réduction de volume du cristallin, etc. Leurs variétés et leurs symptômes sont exactement les mêmes que ceux des luxations spontanées dont nous allons parler.

2° Luxations spontanées.

La luxation spontanée du cristallin est amenée par la déchirure partielle ou totale de son ligament suspenseur ou de la zonule, déchirure qui le plus souvent est due elle-même à une altération préalable du corps vitré. On sait en effet que les altérations de ce milieu retentissent sur la nutrition de la zonule et la rendent plus friable: c'est pourquoi il n'est pas étonnant de le voir se rompre quand le corps vitré est liquéfié, ramolli, comme cela arrive particulièrement dans les forts degrés de myopie.

Les principales variétés de cette luxation sont les luxations incomplètes et les luxations complètes. En outre, ce qui est surtout important pour le pronostic, on peut aussi distinguer la luxation du cristallin transparent et la luxation du cristallin opaque.

1° *Luxation incomplète* (*subluxation*). — La luxation incomplète du cristallin est celle dans laquelle la rupture de la zonule n'est que partielle et ne permet pas à la lentille de quitter complètement la cupule hyaloïdienne. On en fait le diagnostic par les caractères suivants :

1° L'iris, n'étant plus soutenu par la lentille dans toute son étendue, présente des phénomènes d'oscillation et de tremblement dans les divers mouvements du globe.

2° Comme le cristallin luxé ne reste pas de champ, mais bascule et prend toujours une position plus ou moins oblique, il en résulte qu'en un certain point il refoule l'iris en avant. La chambre antérieure n'a donc pas partout une profondeur égale : diminuée d'un côté, elle paraît agrandie dans un point opposé, ce qui constitue un signe diagnostique d'une très grande importance.

3° Lorsque la luxation est assez prononcée pour que le bord du cristallin déplacé arrive dans le champ pupillaire, ou lorsqu'on fait usage des mydriatiques, des signes plus précis s'ajoutent aux précédents, et permettent de reconnaître la maladie avec la plus grande facilité. Ainsi :

A l'éclairage oblique, on voit le bord équatorial de la lentille sous la forme d'un arc de cercle grisâtre à convexité supérieure.

A l'éclairage du miroir, ce même bord apparaît comme une ligne courbe noirâtre, se détachant nettement sur la coloration rouge du fond de l'œil.

4° Un autre symptôme ophthalmoscopique curieux et non moins caractéristique que tous les précédents, c'est que dans certaines positions d'éclairage la papille est vue double. L'une des images est produite par les rayons lumineux qui, émanés de la papille, traversent la lentille, l'autre par ceux qui passent à côté, et qui ont une réfraction toute différente.

Les symptômes fonctionnels sont, comme les précédents, en rapport avec l'étendue du déplacement éprouvé par la lentille.

1° Le trouble de la vision est subit et est dû à l'astigmatisme myopique irrégulier, qu'entraîne le déplacement en avant et l'inclinaison de la lentille. Ce trouble ne peut qu'être très imparfaitement corrigé par les verres concaves ou les verres cylindriques; mais certaines positions de la tête ou des yeux le font singulièrement varier, et le diminuent parfois d'une façon très notable.

2° L'accommodation est abolie ou fort diminuée par suite de la déchirure de la zonule.

3° Enfin quand le bord du cristallin occupe le champ pupillaire, le malade est atteint de diplopie monoculaire, phénomène de même ordre que celui qui permet à l'observateur de voir la papille double.

2° *Luxation complète.* — La luxation spontanée complète succède le plus souvent à une luxation d'abord incomplète, mais peut survenir d'emblée. Elle a lieu soit dans le corps vitré, ce qui est le cas le plus fréquent, soit dans la chambre antérieure, ce qui est plus rare, mais quelle que soit la place occupée par la lentille, elle s'opacifie assez rapidement, bien que des faits prouvent qu'elle peut cependant conserver sa transparence pendant des mois et même des années.

a. *Luxation dans le corps vitré.* — Le diagnostic de cette variété de luxation repose sur les données suivantes :

1° Les principaux signes objectifs sont ceux que nous avons déjà décrits, c'est-à-dire consistent dans l'agrandissement de la chambre antérieure et dans le tremblement de l'iris. En outre la pupille est légèrement dilatée, et si l'on recherche les images de Purkinje, on constate que les reflets de la cristalloïde antérieure et de la cristalloïde postérieure font complètement défaut. Il convient d'insister sur la valeur de ce signe, car il indique d'une façon certaine l'absence du cristallin, ou tout au moins sa disparition du champ pupillaire.

2° A l'ophthalmoscope, on reconnaît le cristallin déplacé à la présence dans les parties déclives de l'humeur vitrée, d'un corps de forme lenticulaire, de coloration demi-transparente, et mobile dans les divers mouvements du globe.

3° Les symptômes fonctionnels sont eux-mêmes caractéristiques, et sont exactement ceux que présente un malade opéré de cataracte. C'est ainsi que l'œil devient fortement hypermétrope, et perd tout pouvoir d'accommodation.

La vue est confuse à toutes les distances, mais elle est rétablie par des verres convexes de huit dioptries environ pour la vision éloignée et de quinze dioptries pour la vision rapprochée.

Lorsque cette luxation s'opère sur un cristallin opaque, le malade récupère immédiatement la vision et évite une opération. C'est une circonstance fort heureuse, mais très rare et dont on a cherché l'interprétation. Becker admet que dans les cataractes séniles extra-mûres, il se forme des opacités capsulaires composées d'éléments susceptibles de se rétracter et de tirailler la zonule par l'intermédiaire de la cristalloïde qui lui adhère et finalement de la rompre.

Ajoutons que la zonule est elle-même devenue plus friable avec les années, et nous comprendrons facilement la possibilité d'un tel mécanisme.

b. *Luxation dans la chambre antérieure.* — Le diagnostic du cristallin luxé dans la chambre antérieure peut être assez difficile si la lentille a conservé sa transparence. On constate bien sans peine l'agrandissement de la chambre antérieure et le tremblement de l'iris, mais il faut une certaine attention pour distinguer la lentille et la reconnaître à sa forme arrondie, à sa teinte jaunâtre très pâle, à son bord légèrement brillant et aux légers mouvements de ballottement qu'elle exécute.

Toute difficulté de diagnostic est au contraire supprimée, si le cristallin est opaque. On le reconnaît avec d'autant plus de facilité qu'il est souvent d'un blanc crayeux éclatant, par suite de dépôts calcaires dont s'incruste la capsule. Il est en même temps considérablement réduit de volume.

Bien que le cristallin luxé dans la chambre antérieure puisse être toléré pendant de nombreuses années, cette luxation n'en est pas moins une des plus dangereuses. En effet, la lentille placée dans l'angle irido-cornéen irrite par son voisinage l'iris, ainsi que les espaces de Fontana, et tend à oblitérer la grande voie de filtration antérieure de l'œil, ce qui rend le glaucome consécutif toujours menaçant. Elle exerce en outre sur la cornée une compression qui peut amener des troubles nutritifs et des phénomènes de nécrose fort redoutables.

Le cristallin luxé est quelquefois très mobile, et certains malades ont la possibilité de le faire passer de la chambre postérieure dans la chambre antérieure ou inversement, en inclinant fortement la tête soit en avant soit en arrière. Ce jeu n'est pas sans danger, car le cristallin peut quelquefois rester enclavé dans la pupille ou se maintenir dans la chambre antérieure, et y produire tous les désordres que nous venons de signaler.

Luxations traumatiques.

Les luxations traumatiques ont lieu par déchirure de la zonule et succèdent tantôt à une contusion, tantôt à une plaie pénétrante de l'œil, survenue accidentellement ou provoquée quelquefois dans un but thérapeutique, ainsi que l'abaissement de la cataracte nous en offre un exemple. Quoi qu'il en soit, ce sont elles qui, de toutes les luxations, sont les plus fréquentes et comportent le plus grand nombre de variétés.

En effet, si nous les passons en revue, nous constatons d'abord qu'elles sont tantôt incomplètes, tantôt complètes. Sont-elles complètes, elles peuvent avoir lieu non seulement dans le corps vitré et dans la chambre antérieure, comme les luxations spontanées nous en offrent des exemples, mais encore sous la conjonctive et quelquefois entre les lèvres de la plaie de l'œil ou hors de l'œil lui-même.

Les symptômes objectifs et fonctionnels de ces luxations sont les mêmes que ceux des luxations spontanées qui leur correspondent, à part toutefois les complications qui les accompagnent. Un violent traumatisme du globe, suffisant pour luxer le cristallin, produit en effet des désordres très complexes : c'est pourquoi ces luxations sont souvent accompagnées des accidents les plus divers, tels que ruptures vasculaires diverses, épanchement de sang dans la chambre antérieure ou dans le corps vitré, déchirure de l'iris et de la choroïde, décollement de la rétine. La rupture de la capsule est également fréquente, ce qui nous explique la rapidité avec laquelle s'opacifie souvent le cristallin luxé.

Une des variétés les plus curieuses de luxation traumatique est la luxation dite sous-conjonctivale, affection généralement peu grave, dont voici le mécanisme. Luxation sous-conjonctivale.

Lorsque le globe de l'œil reçoit un choc violent, ce qui a presque toujours lieu du côté externe, qui est le moins bien protégé, la sclérotique se rompt toujours dans la moitié supérieure du globe et là où elle est le moins résistante, c'est-à-dire entre la cornée et les attaches du droit interne, du droit supérieur ou du droit externe et quelquefois dans l'intervalle qui sépare ces deux premiers muscles, mais en avoisinant toujours le bord cornéen dont elle est distante de 2 à 3 millimètres. Le cristallin s'échappe alors par la plaie scléroticale et rencontre la conjonctive, qui, grâce à son élasticité, cède sans se rompre, et le retient prisonnier.

On voit alors se former sous la conjonctive bulbaire une petite tumeur demi-transparente, rappelant le volume et la forme de la lentille, faisant paraître la paupière supérieure comme légèrement soulevée et donnant au malade la sensation d'un corps étranger. Ces caractères joints au tremblement de l'iris, à la mollesse du globe et à l'absence des images produites par la réflexion des deux surfaces du cristallin ne permettent aucune méprise.

Le diagnostic des autres variétés de luxations traumatiques est également facile.

Lorsque la lentille reste enclavée entre les deux bords de la plaie scléroticale, on la reconnaît à sa forme, à sa consistance et à sa coloration. Est-elle projetée hors de l'œil, on arrive à le constater : 1° par l'impossibilité de retrouver la lentille dans l'intérieur du globe ; 2° par l'existence d'une plaie suffisante pour lui livrer passage, plaie qui intéresse généralement à la fois la sclérotique et la cornée ; 3° par le renversement de l'iris du côté de la plaie, état qui simule complètement une iridectomie ; 4° enfin par le corps du délit, que l'on retrouve quelquefois comme pièce de conviction.

Traitement. Chercher à améliorer la fonction visuelle compromise par le déplacement de la lentille et s'opposer aux divers accidents qui en résultent, telles sont les deux principales indications à remplir, dans le traitement des luxations du cristallin.

1° Lorsque la lentille a complètement quitté le champ pupillaire, le trouble visuel peut quelquefois être corrigé par des verres convexes et c'est alors les verres de huit dioptries pour la vision de loin et de quinze dioptries pour la vision de près qui sont généralement indiqués. Lorsque la luxation est incomplète, les conditions sont plus défavorables, car l'inclinaison que prend la lentille en se déplaçant donne lieu à un astigmatisme irrégulier, auquel les verres cylindriques ne peuvent remédier que fort incomplètement. La lunette sténopéique est sous ce rapport plus utile et augmente davantage l'acuité visuelle, mais elle diminue tellement l'étendue du champ visuel que son emploi est fort limité et reste sans grande application.

D'autres moyens d'améliorer la fonction visuelle sont encore à notre disposition, mais ils ne s'appliquent qu'à des cas spéciaux.

Dans la subluxation congénitale, par exemple, on a proposé l'iridotomie au niveau du cristallin déplacé, en prenant en considération que de tels yeux sont en général excessivement myopes, et bénéficient du passage des rayons lumineux en dehors de la lentille.

Dans les cas où le cristallin subluxé provoque une diplopie monoculaire, on peut y remédier en instillant de l'ésérine, de façon à provoquer le rétrécissement de la pupille et à empêcher les rayons lumineux de passer dans deux milieux n'ayant pas la même réfraction.

Si le cristallin subluxé est opaque, il y a au contraire avantage à employer l'atropine, pour dilater la pupille et permettre à la vision de s'exercer par les parties situées en dehors de la zone occupée par l'opacité.

2° La seconde indication à remplir est de combattre les accidents qui peuvent être produits par le cristallin déplacé.

Or l'accident qu'on a le plus à craindre à la suite d'une luxation complète ou incomplète du cristallin est le glaucome consécutif. Il est donc nécessaire de surveiller avec soin la tension intra oculaire, de ne pas faire un abondant usage d'atropine qui a tendance à l'élever, mais de recourir de préférence à l'ésérine ou à la pilocarpine qui sont des agents antiglaucomateux. Si le glaucome se développe, il faut recourir au traitement chirurgical, et ici nous donnons la préférence à la sclérotomie plutôt qu'à l'iridectomie. Cette dernière opération est, en effet, rendue fort difficile par le ballottement de l'iris, qu'il est quelquefois presque impossible de saisir avec une pince, quand le cristallin ne lui offre plus de plan suffisamment résistant. En outre, la diffluence du corps vitré est souvent telle, qu'il a grande tendance à faire prolapsus dans la plaie, accident auquel l'incision étroite du sclérotome expose beaucoup moins.

Les accidents glaucomateux et inflammatoires sont surtout à craindre lorsque le cristallin est luxé dans la chambre antérieure. Par sa présence dans l'angle iridien, il apporte un certain obstacle aux voies de filtration de l'œil, et d'un autre côté, il comprime tellement l'iris que nous trouvons une explication facile de ces accidents. Il y a donc un intérêt réel à le voir occuper la chambre postérieure, et on peut y arriver dans certains cas en dilatant le pupille, en plaçant la tête du malade dans une position relativement basse, et en communiquant à celle-ci de violentes secousses en tous sens. Dès qu'il a gagné la chambre postérieure, il est nécessaire d'instiller à plusieurs reprises de l'ésérine, afin d'obtenir un rétrécissement de la pupille que l'on devra maintenir d'une façon en quelque sorte continue.

La question d'extraire le cristallin luxé doit quelquefois être posée.

Lorsque la luxation est sous-conjonctivale, l'extraction doit toujours être faite, car elle est simple, facile, sans danger. Il est simplement recommandé d'attendre de préférence un délai de quatre à six semaines, pour donner à la plaie scléroticale le temps de se cicatriser.

Quand la lentille, occupant la chambre antérieure, ne peut être déplacée et donne lieu à des accidents, il importe également de l'extraire. Pour cela on pratique une incision sur la limite scléro-cornéenne inférieure, de façon à permettre à la lentille d'être entraînée au dehors par la sortie brusque de l'humeur aqueuse. Si ce résultat n'est pas obtenu, on a recours à l'emploi de la curette ou du crochet. Comme dans cette manœuvre il y a à craindre de voir la lentille s'échapper par la pupille, on doit toujours préalablement chercher à obtenir un fort myosis, au moyen de l'ésérine, afin de lui barrer le passage.

L'extraction peut encore être tentée lorsque le cristallin subluxé est opaque et ne laisse libre aucune partie du champ pupillaire. Quand la lentille occupe le corps vitré, l'opération est tellement dangereuse qu'elle est complètement contre-indiquée. Si, jouant le rôle de corps étranger, elle donne alors lieu à des accidents glaucomateux rebelles à la sclérotomie, ou menace l'autre œil d'accidents sympathiques, il est nécessaire de procéder à l'énucléation du globe.

AFFECTIONS DU CORPS VITRÉ.

RAMOLLISSEMENT DU CORPS VITRÉ. — MOUCHES VOLANTES. — FLOCONS. — APOPLEXIE GÉNÉRALE DU CORPS VITRÉ. — CYSTICERQUES. — DÉCOLLEMENT DU CORPS VITRÉ.

Les affections du corps vitré sont, selon nous, des altérations consécutives, sous la dépendance des maladies de la choroïde et quelquefois de la rétine. Attribuer à ce milieu la propriété de s'enflammer, de fabriquer du pus, ne nous paraît pas conforme à la réalité des faits et nous regardons les produits inflammatoires qu'il recèle, comme dus à l'immigration de leucocytes provenant de la choroïde altérée et à leurs transformations successives.

La structure du corps vitré est du reste encore assez peu connue. Ch. Robin lui refusait toute espèce de structure bien définie et l'assimilait à du blanc d'œuf ou à du mucus. Ce qui paraît certain, d'après les recherches histologiques modernes, c'est qu'il contient d'assez rares cellules migratrices, très variables de forme et circulant dans son intérieur.

Nous pouvons nous faire de ce milieu une idée assez nette et suffisamment exacte pour nous rendre compte de ses altérations, en le considérant comme une masse gélatineuse, plus consistante à la périphérie qu'au centre et renfermée dans une membrane d'enveloppe désignée sous le nom de membrane hyaloïdienne. Sa charpente est probablement formée de cloisons, mais on ne fait que les soupçonner, car on n'a pu encore les isoler. Enfin dans son intérieur circulent des liquides nutritifs qui paraissent prendre une certaine part dans la nutrition des couches postérieures du cristallin et qui, en certains points, forment un véritable courant dirigé d'arrière en avant et passent dans l'hémisphère antérieur du globe, en traversant la zonule de Zinn, au niveau de la partie équatoriale de la lentille.

On sait que le corps vitré est traversé, pendant la vie fœtale, par l'artère et la veine hyaloïdienne qui se rendent sur la surface postérieure du cristallin. Ces vaisseaux s'oblitèrent à la naissance et disparaissent, mais, dans des cas exceptionnels, leur oblitération n'est qu'incomplète et on les voit alors flotter dans le corps vitré et donner lieu parfois à des hémorrhagies, ainsi que l'un de nous l'a signalé.

RAMOLLISSEMENT DU CORPS VITRÉ. SYNCHISIS

Lorsque le corps vitré perd sa densité normale qui est gélatineuse et se liquéfie, il donne lieu à l'état connu sous le nom de *synchisis*.

Le synchisis est simple, quand le corps vitré liquéfié conserve sa transparence; composé, quand il est accompagné de flocons visibles à l'ophthalmoscope; et enfin étincelant, quand des cristaux de cholestérine apparaissent dans son intérieur, sous forme de paillettes brillantes.

Ce sont là autant de variétés dont nous avons à nous occuper.

Le synchisis simple est total ou partiel. Dans ce dernier cas, il se limite tantôt aux parties antérieures du corps vitré, ce qui a toujours lieu à la suite de l'abaissement de la cataracte; tantôt aux parties postérieures, ainsi qu'on le remarque dans le staphylome postérieur et dans les atrophies choroïdiennes en général.

Le ramollissement total du corps vitré nous intéresse davantage et se reconnaît aux caractères objectifs suivants :

1° Le tremblement de l'iris en est un signe caractéristique. Il est dû aux oscillations que l'humeur vitrée communique à la membrane irienne dans les divers mouvements de l'œil; malheureusement ce signe n'est pas constant. Symptômes.

2° La diminution de consistance du globe a une importance non moins grande. C'est ainsi que les yeux ramollis contiennent toujours un corps vitré liquéfié : mais cette liquéfaction n'est pas incompatible avec une dureté exagérée de l'œil, car il suffit que les liquides oculaires le remplissent en abondance, pour lui communiquer une grande consistance.

Il n'y a ni symptômes ophthalmoscopiques, ni symptômes fonctionnels particuliers à cette affection, car d'une part les flocons du corps vitré, dont la mobilité plus ou moins grande signale si facilement la liquéfaction de ce milieu, manquent dans le synchisis simple et d'autre part cette affection ne trouble aucunement la vision, de sorte que le diagnostic ne repose que sur les signes objectifs dont nous venons de parler. Quand ils font défaut, on ne peut que soupçonner la maladie, d'après les causes qui lui donnent habituellement naissance.

Ces causes sont en général les affections de la choroïde, surtout celles qui s'accompagnent de l'augmentation des liquides intra-oculaires (processus glaucomateux, hydrophthalmie). Le synchisis est également fréquent, à la suite d'un corps vulnérant de la pénétration dans le corps vitré (corps étranger, cristallin luxé ou abaissé), et après une perte brusque et considérable de cette humeur. Causes.

Traitement. Le synchisis ne réclame aucun traitement spécial, mais il est la source d'indications thérapeutiques particulières, à savoir, qu'on doit craindre la sortie facile du corps vitré, quand on pratique des opérations sur les yeux qui en sont atteints.

MOUCHES VOLANTES.

Au point de vue clinique, on peut considérer deux variétés de mouches volantes : les unes subjectives, les autres objectives.

Les premières sont tellement ténues qu'elles passent inaperçues à l'ophthalmoscope et que le malade seul en a conscience. Elles existent dans les yeux les plus normaux et peuvent en quelque sorte être considérées comme un léger écart de l'état physiologique.

Les secondes, visibles à l'ophthalmoscope, sont toujours pathologiques et constituent les véritables opacités du corps vitré.

1° MOUCHES VOLANTES SUBJECTIVES OU PHYSIOLOGIQUES.

Les mouches volantes physiologiques se présentent sous les formes les plus diverses. Tantôt ce sont des globules isolés, à centre brillant et à contour pâle et obscur, qui semblent se promener au devant de l'œil ; tantôt ces globules sont réunis en forme de grains de chapelet ; parfois les mouches volantes prennent l'apparence de filaments linéaires ou entortillés, de pattes de mouches, de toiles d'araignées ou d'une gaze fine qui se plie et se déplie à chaque mouvement du globe.

En général ces mouches volantes apparaissent lorsqu'on dirige brusquement le regard de bas en haut, et semblent suivre ce mouvement pour descendre ensuite lentement, en prenant une direction plus ou moins oblique. Quelques-unes sont fixes ou susceptibles de très peu de déplacement, mais, quoi qu'il en soit, elles ne gênent en rien la vision et disparaissent à la lumière artificielle.

Les mouches volantes sont dues à de petits corpuscules qui nagent dans le corps vitré et qui se trouvent très rapprochés de la rétine. Elles sont surtout fréquentes lorsque l'œil est fatigué par un travail assidu, par des efforts de convergence (myopie), par une irritation de la conjonctive ou par des opacités cristalliniennes qui dispersent irrégulièrement la lumière. Causes.

Les yeux les plus normaux n'en sont pas exempts ; c'est pourquoi on a pu les appeler physiologiques. Il suffit en effet, pour les voir apparaître, de fixer attentivement un ciel bleu, une surface blanche et bien éclairée, surtout à travers une carte percée d'un trou d'épingle. La rétine est alors éclairée par un faisceau de rayons lumineux homocentriques très favorable à la production de ces images entoptiques.

Le traitement des mouches volantes subjectives consiste dans de simples précautions hygiéniques. Rassurer le malade qui est souvent fort inquiet ; le prévenir que ces mouches persistent souvent fort longtemps ; lui conseiller le repos de la vue et l'usage des conserves teinte fumée : telles sont les meilleures recommandations à lui faire. Traitement.

2° FLOCONS OU OPACITÉS DU CORPS VITRÉ. MOUCHES VOLANTES PATHOLOGIQUES. SYNCHISIS COMPOSÉ.

On désigne ainsi les corpuscules mobiles, visibles à l'ophthalmoscope, qui flottent dans le corps vitré plus ou moins liquéfié.

Ces flocons se présentent sous les aspects les plus divers. En tenant compte de leur forme et de leur nature on peut les ranger dans les quatre principales variétés suivantes : 1° flocons en poussière ; 2° flocons noirâtres en gros grains ; 3° flocons membraneux ; 4° flocons de cholestérine.

1° *Flocons en poussière.* — Ces flocons, ainsi désignés à cause de leur ténuité extrême, sont tellement fins qu'ils sont difficilement visibles à l'ophthalmoscope. Pour qu'ils ne passent pas inaperçus, il convient de se servir d'un miroir plan qui ne projette que peu de lumière, et de se rapprocher très près de l'œil observé. Une autre précaution utile à prendre consiste à dilater la pupille et à placer derrière le trou du miroir un verre convexe de quatre ou cinq dioptries, de façon à obtenir un plus fort grossissement. Dans ces conditions on voit alors se mouvoir dans l'œil du malade un nuage grisâtre qu'on ne peut mieux comparer qu'à un tourbillon de poussière soulevé par le vent.

Mais si ces flocons sont difficilement visibles, ils communiquent au fond de l'œil un trouble tout à fait caractéristique, qu'il est facile de reconnaître lorsqu'on l'a une fois observé. La papille, vue à travers l'opacité nébuleuse qu'ils constituent, prend également un aspect d'un rouge plus foncé que d'habitude, ce qui résulte d'une diffraction de la lumière, analogue à ce que l'on constate en regardant les astres à travers une atmosphère remplie de vapeur.

Le trouble visuel produit par ces flocons est très considérable et donne au malade la sensation d'une toile d'araignée mobile au-devant de ses yeux. Il est beaucoup plus prononcé que lorsque ce sont des flocons noirâtres qui remplissent le corps vitré, car ceux-ci, quelque nombreux qu'ils soient, laissent toujours entre eux des intervalles transparents.

Il est à remarquer aussi que ces flocons sont très persistants, mais diminuent ou augmentent singulièrement par périodes et quelquefois dans l'intervalle d'un jour à l'autre, ce qui retentit d'une façon proportionnelle sur l'état de l'acuité visuelle.

Ces flocons sont dus, soit à un trouble de nutrition du corps vitré par suite d'une choroïdite préexistante, soit plutôt à la migration d'éléments inflammatoires fournis par la choroïde altérée, ce qui explique leur apparition assez brusque et les variations de nombre qu'ils éprouvent rapidement. On les rencontre surtout dans la choroïde syphilitique, dont ils sont en quelque sorte caractéristiques, ainsi que dans certains cas de choroïdite sympathique. Causes.

L'aspect particulier que ces flocons communiquent au fond de l'œil, aspect qui sera décrit à propos de la choroïdite spécifique, et la teinte rougeâtre de la papille signalent de suite leur existence. Il faut alors, pour les apercevoir et en faire le diagnostic, observer l'œil très attentivement, en s'entourant de toutes les précautions que nous avons indiquées. Diagnostic.

Un tel trouble du corps vitré ne saurait être confondu avec la perte de transparence du fond de l'œil, qu'on remarque dans l'infiltration séreuse de la rétine. En effet, la perte de transparence de l'image ophthalmoscopique se circonscrit ici au voisinage de la papille et respecte la périphérie de la rétine, tandis que s'il s'agit d'une affection du corps vitré, le trouble du fond de l'œil est uniforme et en voile les parties périphériques aussi bien que les parties centrales.

2° *Flocons noirâtres en gros grains.* — Ces flocons siègent tantôt dans les couches antérieures, tantôt dans les couches postérieures du corps vitré. Pour les apercevoir, il faut se servir simplement du miroir et éclairer l'œil en le faisant mouvoir en divers sens. Il est bon tantôt de s'en rapprocher, tantôt de s'en éloigner d'une certaine distance, afin de concentrer successivement le foyer lumineux dans les différentes couches du corps vitré. On voit alors passer au-devant du fond rouge de l'œil des corpuscules noirâtres, qui se déplacent avec d'autant plus de rapidité que l'humeur vitrée est plus liquéfiée.

Les troubles fonctionnels sont en rapport avec le nombre de flocons.

Quand il n'en existe qu'un seul ou qu'ils sont peu abondants, l'acuité visuelle reste à peu près intacte, et le malade ne se plaint que de voir passer devant ses yeux de petits corps noirâtres, qu'il compare volontiers à des mouches ou à des insectes ; mais quand les flocons sont très abondants, ils peuvent troubler considérablement la vision. Il arrive alors que le malade voit par moment l'objet qu'il fixe, puis cet objet disparaît tout à coup. Il lève alors indistinctement la tête et les yeux, comme pour déplacer les flocons qui se trouvent au-devant de son point de fixation, attitude qui est caractéristique.

Nous devons aussi remarquer que, pendant la nuit, ces flocons s'accumulent dans les parties déclives du corps vitré, de sorte qu'au réveil la vision est améliorée ; puis les mouvements de l'œil répandent de nouveau les flocons dans toutes les directions et le trouble visuel reparaît.

Causes. Ces flocons sont dus à de petits épanchements de sang qui proviennent très rarement de la rétine et presque toujours des parties antérieures de la choroïde. C'est à ce niveau en effet que cette membrane est la plus vasculaire, en même temps qu'elle n'est séparée de l'humeur vitrée que par l'hyaloïde et la rétine réduite à quelques faisceaux de tissu cellulaire.

Ces petits épanchements de sang sont fréquents dans la myopie, dans le décollement de la rétine, dans les différentes variétés de choroïdite et d'irido-choroïdite, et dans les troubles de la circulation générale (suppression d'hémorrhoïdes, du flux menstruel, etc.).

Le diagnostic de ces flocons est très facile. Quand ils sont très nombreux, il suffit d'éclairer l'œil pour les voir apparaître de suite dans le champ pupillaire où leur coloration noirâtre les fait immédiatement reconnaître; quand il n'y en a qu'un seul, il faut quelquefois une certaine recherche pour le découvrir, mais en faisant mouvoir en tous sens l'œil observé, on ne tarde pas à l'apercevoir. Diagnostic.

Avec quelles altérations pourrait-on les confondre? Leur coloration noirâtre ainsi que leur forme les distingue de suite des opacités siégeant dans le cristallin; mais bien d'autres caractères les en séparent. Ainsi ces flocons se déplacent tantôt d'un côté, tantôt d'un autre, d'une façon irrégulière, tandis que les opacités cristalliniennes se meuvent régulièrement avec la lentille, la même position de l'œil les ramenant toujours à la même place. En outre l'éclairage latéral ne permet pas de voir les flocons, qui sont toujours trop profondément situés, tandis qu'il décèle toujours les opacités siégeant dans le cristallin.

Il n'est pas moins facile de les différencier des mouches volantes physiologiques, avec lesquelles ils ont un certain rapport, par suite des sensations éprouvées par le malade. Il suffit de se rappeler que celles-ci ne sont jamais visibles à l'ophthalmoscope, tandis que les flocons sont toujours faciles à apercevoir.

Enfin des scotomes positifs peu étendus peuvent aussi jusqu'à un certain point simuler les flocons, mais la position de ces scotomes, fixe et immuable par rapport au point de fixation, et les altérations appréciables des membranes profondes qui leur donnent habituellement naissance, suffisent à éviter toute méprise.

Symptômes ophthalmoscopiques.

3° *Flocons membraneux.* — Comme leur nom l'indique, ces flocons se présentent à l'ophthalmoscope comme de véritables opacités membraneuses plus ou moins étendues, tantôt complètement adhérentes au fond de l'œil, tantôt fixées seulement par une de leurs extrémités, l'autre restant mobile, et s'enroulant sur elles-mêmes pour flotter aux moindres mouvements du globe. Elles se trouvent parfois dans les parties déclives du corps vitré, parfois fixées à la rétine ou à la papille, situation que nous expliqueront tout à l'heure leur nature et leur origine.

Les troubles visuels qu'elles occasionnent sont fort variables, en rapport surtout avec leur étendue et avec la maladie qui leur a donné naissance. Ainsi l'acuité visuelle est plus ou moins compromise et la vision périphérique peut être perdue du côté opposé au siège occupé par de vastes fausses membranes.

Causes.

Ces flocons membraneux sont dus soit à des produits exsudatifs déposés dans le corps vitré à la suite d'anciennes choroïdites, soit à des dépôts fibrineux produits par des épanchements de sang ; or, comme ce sang provient quelquefois de la rupture d'un vaisseau rétinien, il en résulte que la fausse membrane adhère à ce vaisseau et flotte par son extrémité libre.

Diagnostic.

De fausses membranes peuvent être assez étendues pour

simuler le décollement de la rétine. Le diagnostic peut dans certaines conditions être très difficile, ainsi que nous aurons occasion de l'expliquer (voir décollement de la rétine).

4° *Flocons de cholestérine. Synchisis étincelant.* — De tous les flocons du corps vitré, les plus curieux et les plus étranges sont ceux qui sont produits par des cristaux de cholestérine et de tyrosine. Ces cristaux revêtent la forme de paillettes brillantes, de disques dorés ou argentés, qui nagent dans le corps vitré, de sorte qu'on croirait voir dans l'œil une véritable pluie d'or en miniature (d'où leur nom de synchisis étincelant). Ils se rencontrent quelquefois avec d'autres flocons auxquels ils adhèrent.

Ces cristaux proviennent de la précipitation à l'état solide, des sels de cholestérine, normalement contenus à l'état de dissolution dans le corps vitré, et cela sous l'influence de causes encore inconnues. Ils coïncident quelquefois avec l'abaissement de la cataracte et avec le décollement de la rétine. On les observe aussi dans des yeux où il n'existe aucune lésion appréciable des membranes profondes.

Le synchisis étincelant ne donne souvent lieu à aucun trouble visuel et n'exige aucun traitement particulier.

Traitement. Le traitement des flocons du corps vitré se résume presque tout entier dans le traitement de la maladie qui leur donne naissance.

S'agit-il de ces fines opacités qui constituent les flocons de poussière, ils sont généralement l'expression d'une choroïdite syphilitique et sont justiciables du traitement de cette dernière affection, et principalement des frictions mercurielles.

En présence de flocons noirâtres dus à de petits épanchements de sang, on recherchera la cause pour la combattre. Nous étudierons du reste les principales indications thérapeutiques qu'ils présentent, en traitant de l'apoplexie générale du corps vitré.

Quant aux flocons membraneux, il n'y a guère d'espoir de les voir se résorber. Dans un cas désespéré, de Græfe a essayé leur dilacération avec une aiguille, opération que l'on ne peut guère pratiquer que par tâtonnement et qui est très incertaine dans ses résultats.

APOPLEXIE GÉNÉRALE DU CORPS VITRÉ

Cette affection est caractérisée par un épanchement de sang assez abondant pour remplir une grande partie du corps vitré et amener la perte subite de la vision dans l'œil atteint.

1° Symptômes ophthalmoscopiques.

1° *Impossibilité d'éclairer le fond de l'œil.* — Un des signes caractéristiques de cette affection est l'impossibilité complète et absolue d'éclairer le fond de l'œil. Quelle que soit l'intensité de la lumière projetée, elle est absorbée par le sang épanché, et la pupille ne renvoie à l'observateur qu'un reflet complètement noir.

Après un certain temps, l'épanchement se résorbe et le sang s'accumule de préférence dans les parties déclives du fond de l'œil, au profit des parties supérieures qui s'éclaircissent légèrement. Ce changement de coloration ne se fait pas d'une façon très tranchée et selon une ligne de niveau, comme on pourrait le croire, mais par une succession de teintes de moins en moins sombres.

2° *Coloration rouge du sang épanché.* — Dans les cas où l'hémorrhagie a lieu non dans les couches les plus profondes du corps vitré, mais dans les couches antérieures voisines du cristallin, on peut voir avec le réflecteur, ou mieux encore à l'éclairage latéral, la coloration rouge du sang épanché, ce qui constitue un signe pathognomonique de la maladie.

Les symptômes fonctionnels sont également très caractéristiques. Il s'agit en effet d'une affection à début brusque et sans douleur, dans laquelle la vision centrale et la vision périphérique sont immédiatement abolies. Les phosphènes sont tous conservés, car la rétine reste intacte en arrière de l'épanchement et la maladie est presque toujours monoculaire. 2° Symptômes fonctionnels.

A tous ces signes dont l'ensemble est pathognomonique, ajoutons que la tension intra-oculaire n'est pas augmentée, ainsi qu'on pourrait le croire et que l'iris prend une coloration légèrement plus foncée, lorsque la maladie a duré un certain temps.

Les apoplexies du corps vitré sont dues à la rupture des vaisseaux ciliaires et quelquefois de l'artère centrale de la rétine. Leurs causes doivent être recherchées : Causes.

1° Dans un trouble de la circulation générale (maladie du cœur, suppression du flux hémorrhoïdal, du flux menstruel ou d'épistaxis habituelles).

2° Dans un trouble de la circulation locale (irido-choroïdite, glaucome).

3° Dans la diminution brusque de la pression intra-oculaire (iridectomie dans le glaucome, sortie du corps vitré dans l'opération de la cataracte).

4° Enfin dans certaines altérations dyscrasiques du sang (scorbut, albuminurie, diabète).

En prenant pour base les symptômes fonctionnels analysés avec soin, on peut déjà arriver à établir un diagnostic de probabilité, sinon de complète certitude. En effet, la perte subite dans un œil de la vision centrale et de la vision périphérique ne peut survenir que dans deux affec- Diagnostic.

tions, l'embolie de l'artère centrale et l'apoplexie du corps vitré; or, dans l'embolie, les phosphènes sont perdus, tandis qu'ils sont conservés dans l'apoplexie du corps vitré, ce qui différencie immédiatement ces deux maladies.

Le décollement de la rétine peut aussi prêter à une certaine confusion, par la brusquerie de son début et par l'atteinte qu'il porte à la vision centrale et à la vision périphérique, mais dans cette affection, de nombreuses différences peuvent être signalées. Ainsi dans le décollement, l'acuité visuelle est notablement affaiblie au début de l'affection, mais n'est pas anéantie comme dans l'apoplexie du corps vitré. En outre, la vision périphérique n'est abolie que partiellement, c'est-à-dire du côté opposé au décollement. Enfin tous les phosphènes ne sont pas conservés, car celui qui correspond à la partie décollée est complètement perdu.

2° En prenant à leur tour les symptômes ophthalmoscopiques comme base de diagnostic on voit qu'ils sont également très nets et très positifs.

Deux cas peuvent en effet se présenter :

Dans le premier, l'hémorrhagie a lieu dans les couches antérieures du corps vitré, et permet de voir la coloration rouge du sang épanché au moyen de l'éclairage latéral, ce qui est un signe pathognomonique.

Dans le second, l'hémorrhagie a lieu dans les couches profondes et ne se trahit que par un reflet noirâtre du fond de l'œil, mais c'est là un excellent signe de diagnostic. En effet, un tel aspect ne peut se retrouver que dans les cataractes noires et, jusqu'à un certain point seulement, dans les vastes décollements de la rétine. Or, dans le premier cas, l'éclairage oblique permet toujours de constater sur la lentille la présence de stries étroites et serrées.

Quant au décollement, il présente un reflet grisâtre plutôt que noirâtre et permet de voir les vaisseaux rétiniens flotter sur sa surface.

Traitement.

Favoriser la résorption du sang extravasé, et s'opposer autant que possible à la reproduction d'un nouvel épanchement, telles sont, comme dans toutes les hémorrhagies, les principales indications à remplir.

1° Les cas les plus facilement curables sont ceux où l'hémorrhagie a lieu dans les couches les plus antérieures du corps vitré. Le sang se trouve alors répandu dans le voisinage du corps ciliaire, c'est-à-dire dans une région où la circulation est très riche, où les échanges nutritifs sont très actifs, de sorte que sa résorption s'effectue rapidement. L'âge du malade a aussi une influence considérable sur la facilité de cette résorption, et plusieurs fois nous avons eu occasion de voir des jeunes gens atteints d'apoplexie du corps vitré, être presque complètement guéris, après deux ou trois semaines de traitement.

Ces cas de guérisons rapides contrastent singulièrement avec les guérisons lentes que l'on obtient avec peine chez les adultes et surtout chez les personnes âgées. Il faut souvent huit ou dix mois pour que chez de tels malades le corps vitré s'éclaircisse, et encore, après ce temps, présente-t-il des flocons noirâtres qui nagent dans son intérieur et persistent pendant de nombreuses années. Une si longue durée de la maladie s'explique par le manque de moyens dont nous puissions disposer pour faciliter la résorption du sang, lorsqu'il est épanché en grande quantité, dans un milieu dont la nutrition est aussi languissante que celle du corps vitré.

Les instillations alternatives d'atropine et d'ésérine pour agir sur l'élément vasculaire de l'œil ; les fomentations chaudes pour activer la nutrition du globe ; les frictions excitantes sur le front et la tempe, et au besoin quelques ventouses sèches sur la nuque et quelques vésicatoires volants promenés autour de l'orbite, tels sont les moyens locaux auxquels on a le plus souvent recours. On leur adjoint en même temps, à titre de résolutif, l'iodure de potassium pris à l'intérieur à la dose de 1 à 2 grammes par jour.

D'autres agents thérapeutiques ont été vantés et de ce nombre sont les courants continus et les injections de pilocarpine. Nous n'avons que peu de chose à dire des courants continus, car nous avons essayé bien des fois ce mode de traitement, sans avoir pu nous convaincre de son efficacité ; si on veut le mettre à l'essai, il faut en tout cas ne faire usage que de courants assez peu intenses, pour ne provoquer aucune irritation.

Les injections sous-cutanées de pilocarpine nous paraissent bien préférables. Pratiquées méthodiquement tous les jours ou tous les deux jours à la dose de 4 ou 5 gouttes d'une solution au dixième, elles se montrent favorables, et nous les mettons en usage dans les cas rebelles et chez les malades qui ne sont atteints d'aucun trouble cardiaque.

C'est aussi dans les cas rebelles et lorsque tous les moyens de traitement ont échoué, que nous avons recours quelquefois à un traitement chirurgical consistant à pratiquer l'iridectomie. Quelle influence une telle opération peut-elle avoir sur la résorption du sang épanché? Pour le comprendre, il suffit de se rappeler que l'iridectomie régularise toujours dans une certaine mesure la circulation entravée du tractus uvéal et a une influence favorable sur les stases veineuses, sur les échanges nutritifs et finalement sur la nutrition du globe, ainsi que nous le prouvent les résultats merveilleux qu'elle amène quelquefois, lorsqu'elle est pratiquée sur des yeux en voie d'atrophie. Les expériences d'Ulrich, nous faisant voir que le grand courant nutritif qui, des parties postérieures du globe, arrive dans les parties antérieures, est accéléré par une brèche faite à l'iris, confirment également le rôle que nous venons d'attribuer à cette opération.

2° Pour remplir la seconde indication du traitement, c'est-à-dire pour nous opposer autant que possible à de nouvelles hémorrhagies, nous avons à notre disposition des moyens hygiéniques et des moyens pharmaceutiques.

Les moyens hygiéniques, qui ne sont pas du reste les moins importants, consistent à mettre au repos l'organe malade et à éviter tout ce qui peut congestionner l'encéphale. Tout travail fatigant sera donc proscrit : il en est de même des exercices violents, des repas trop copieux, des bains très chauds. C'est au médecin à s'enquérir des habitudes de son malade et de son genre d'occupation, pour en déduire les règles de conduite à tenir et lui indiquer ce qu'il doit faire et ce qu'il doit éviter.

Les moyens pharmaceutiques consistent principalement dans l'usage de dérivatifs intestinaux. On possède une telle abondance d'agents purgatifs, et on trouve tant de complaisance de la part du malade à les employer, qu'on doit craindre l'abus de ce mode de traitement. On devra donc se borner à conseiller quelques laxatifs, non pas tous les jours, mais tous les trois ou quatre jours et à petite dose, de façon à pouvoir les renouveler pendant longtemps. Un ou deux verres à bordeaux d'eau d'Hunyadi-Janos, pris le matin à jeun, sont souvent suffisants pour obtenir l'effet désiré, et ils ont l'avantage de ne pas fatiguer l'estomac. Chez quelques malades l'usage des grains de santé (1 ou 2 pris le soir au moment du repas) paraît surtout utile.

Mais c'est surtout dans la recherche des causes qu'on trouvera les indications thérapeutiques les plus utiles. Nous aurons l'occasion de faire une étude analogue, lorsque nous nous occuperons du traitement des hémorrhagies rétiniennes, et d'indiquer alors les principales règles à suivre.

CYSTICERQUES DU CORPS VITRÉ.

C'est A. de Græfe (1) qui le premier reconnut avec l'ophthalmoscope la présence d'un cysticerque dans le corps vitré. Cet entozoaire a depuis été observé un assez grand nombre de fois et notamment en France par Desmarres, Galezowski, Sichel fils, Poncet, Landolt, etc.

Symptômes. L'ophthalmoscope seul peut nous permettre de reconnaître l'existence de ce parasite dans le fond de l'œil.

Avec le miroir on voit nager dans le corps vitré, toujours plus ou moins trouble, un petit corps blanchâtre, de forme ovoïde ou sphérique, présentant un petit prolongement à extrémité renflée qui constitue le cou et la tête de l'animal. Ce petit prolongement change fréquemment de forme, s'allonge, se retire et quelquefois disparaît, ce qui ne laisse aucun doute sur sa nature.

Lorsque l'entozoaire se présente dans ces conditions, le diagnostic est facile; mais il peut arriver qu'au lieu d'être mobile il soit fixe, et entouré d'épaisses opacités. On ne peut guère alors le reconnaître qu'à l'image renversée, par son aspect plus blanchâtre et plus éclatant que les opacités circonvoisines, par l'irisation de ses bords due à la décomposition de la lumière qui les traverse comme cela a lieu dans les fortes lentilles bi-convexes, et surtout par les mou-

(1) A. de Græfe, *Clinique ophthalmologique*, édition française par E. Meyer. Paris, 1867.

vements du cou et de la tête, que des examens multipliés finissent par faire apercevoir.

Les difficultés du diagnostic sont encore plus considérables lorsque l'animalcule finit par s'entourer complètement d'opacités qui le recouvrent et l'enkystent. On ne peut alors que soupçonner son existence, si on n'a pas assisté aux premières phases de son évolution.

Une altération qui accompagne souvent la présence du cysticerque dans le corps vitré est le décollement de la rétine, accident qui dépend de la voie qu'il a prise pour y pénétrer. Arrive-t-il par l'artère centrale de la rétine, il tombe en quelque sorte d'emblée dans le corps vitré ; vient-il au contraire par les artères ciliaires, il se loge d'abord entre la choroïde et la rétine, et finit par décoller cette membrane, avant de la perforer pour continuer son chemin.

Un autre genre d'accident que nous devons signaler, c'est que l'œil ne supporte pas toujours patiemment un pareil hôte et qu'on voit quelquefois se déclarer une violente irido-choroïdite et même quelquefois des phénomènes sympathiques. En tout cas la phthisie de l'œil est à peu près toujours le terme fatal de l'évolution de ce redoutable parasite.

Nous ne nous étendrons pas sur les troubles fonctionnels qui sont en rapport avec les altérations que nous venons de passer en revue et qui dépendent surtout du plus ou moins grand nombre d'opacités du corps vitré, du décollement concomitant de la rétine et des accidents inflammatoires qui peuvent se développer.

Causes et pathogénie.

Le cysticerque du corps vitré est surtout fréquent dans les pays où l'on fait une grande consommation de jambon cru et où le tænia armé est endémique. Aussi le rencontre-t-on souvent en Allemagne, où Hirschberg a pu le constater cinquante fois sur trente et un mille malades, tandis qu'en France il est très rare et même tout à fait exceptionnel.

Pour comprendre son mode de production, il faut se rappeler que les œufs des ténias, entraînés au dehors de l'intestin avec les matières excrémentitielles, peuvent pénétrer accidentellement dans l'estomac de l'homme par les boissons ou les aliments. Leur enveloppe s'y digère et met en liberté un petit animalcule embryonnaire, susceptible de passer dans le système circulatoire et d'être transporté par le sang en différents organes. Dans l'œil, c'est par l'artère centrale de la rétine qu'il arrive et surtout par les vaisseaux ciliaires. Comme ceux qui sont destinés à la choroïde sont beaucoup plus nombreux que ceux qui se rendent à l'iris, on comprend facilement que cette membrane, ainsi que la chambre antérieure, soit en quelque sorte exempte de ce parasite, alors que le corps vitré le recèle beaucoup plus souvent.

Diagnostic. Il n'est guère possible de confondre le cysticerque du corps vitré avec un décollement de la rétine : sa coloration blanchâtre ou blanc bleuâtre, l'irisation de ses bords, les mouvements spontanés du prolongement qui constitue sa tête et son cou, sont autant de caractères qui le différencient du décollement, affection qui survient brusquement et dans laquelle on voit toujours des vaisseaux se dessiner sur la poche formée par le soulèvement rétinien.

Un diagnostic plus difficile consiste à distinguer un cysticerque enkysté, de certaines opacités membraneuses déposées dans le corps vitré. On ne peut alors souvent que soupçonner l'existence du parasite, ce qui se trouve confirmé quand l'atrophie du globe survient à brève échéance.

Traitement. Nul agent médicamenteux n'est capable d'agir sur le cysticerque logé dans le corps vitré ; d'un autre côté, la perte de l'œil est fatale si on laisse la maladie abandonnée à elle-même, de sorte que le chirurgien a la main forcée, s'il veut sauver l'œil atteint ou du moins chercher à le sauver, car l'opération est à coup sûr délicate et difficile.

L'opération que l'on doit ici tenter est l'extraction du corps étranger. Mais par quelle voie faut-il y procéder? Est-ce par la cornée ou par la sclérotique? Dans le choix que l'on doit faire, on se laissera guider par la situation occupée par le cysticerque. Lorsqu'il est voisin du cristallin et non entouré d'un gros paquet de fausses membranes, il semble préférable de l'attaquer par la cornée et de suivre pour cela la méthode opératoire suivante, mise en pratique par de Græfe.

Celui-ci faisait une large iridectomie dans le point le plus voisin de l'animalcule : quelques semaines après il enlevait le cristallin resté transparent et laissait la nouvelle plaie se cicatriser. Enfin lorsque toute irritation de l'œil avait disparu, il incisait de nouveau le limbe sclérotical, ouvrait la membrane hyaloïdienne, ce qui faisait avancer le cysticerque, par suite de la propulsion en avant du corps vitré, et au moyen d'une pince fine, il en faisait l'extraction le plus rapidement possible. Ce procédé a l'inconvénient d'exiger plusieurs opérations successives, mais il a l'avantage de n'entraîner qu'une perte relativement minime de corps vitré. Toutefois, la vision reste souvent défectueuse, par suite des nombreux flocons qui persistent dans le fond de l'œil.

Lorsque l'entozoaire siège dans les couches profondes du corps vitré, cette méthode devient impraticable, et c'est par une incision scléroticale que l'on doit procéder à son extraction.

On enlève pour cela un lambeau de la conjonctive, au

niveau du point où l'on veut pratiquer la section et qui est ordinairement compris dans l'intervalle qui sépare le muscle droit externe du muscle droit inférieur; on fait ensuite par ponction et contre-ponction, avec le couteau de de Græfe, une incision de 7 à 8 millimètres dans la région équatoriale de la sclérotique et parallèlement à un de ses méridiens. Le corps vitré se précipite dans la plaie et peut y entraîner l'animalcule, ce qui est une condition avantageuse. Si cette circonstance favorable ne se présente pas, on va à sa recherche avec des pinces, en éclairant l'œil au moyen d'un large miroir adapté au front, comme le nécessite la pratique du laryngoscope.

Il peut arriver que l'œil atteint soit le siège de phénomènes inflammatoires violents et de désordres graves et irrémédiables : il est alors sans utilité de procéder à l'extraction de l'entozoaire, et le parti le plus sage consiste à recourir à l'énucléation du globe, pour prévenir l'explosion des accidents sympathiques que l'on a quelquefois vus se manifester.

DÉCOLLEMENT DU CORPS VITRÉ.

Nous ne dirons qu'un mot du décollement du corps vitré, affection encore diversement interprétée, selon qu'on admet l'existence ou la non existence de la membrane hyaloïdienne.

Quoi qu'il en soit, c'est Ivanoff qui le premier a attiré l'attention des ophthalmologistes sur ce sujet, et a fait voir que le corps vitré peut perdre sa forme régulière et arrondie, pour être refoulé dans l'intérieur du globe. Ce refoulement est plus ou moins étendu et a pour siège le segment postérieur de l'œil. A son niveau, on trouve un liquide transparent entre la rétine et le corps vitré.

Les causes de cette affection sont : 1° les pertes considérables d'humeur vitrée (opération de la cataracte) ; 2° la distension du globe qui survient dans la myopie ; 3° l'existence d'une choroïdite ou d'une cyclite séreuse.

Cette affection ne peut guère être diagnostiquée pendant la vie, tant ses symptômes ophthalmologiques sont vagues et peu précis. Elle est surtout intéressante au point de vue de l'anatomie pathologique et du rôle important qu'on lui fait jouer dans la pathogénie du décollement de la rétine, sujet sur lequel nous aurons occasion de revenir lorsque nous étudierons cette dernière affection.

MALADIES DE LA CHOROIDE.

ANATOMIE DE LA CHOROIDE. — CIRCULATION DES SUCS NUTRITIFS ET VOIES DE FILTRATION DES LIQUIDES OCULAIRES. — CHOROIDITE SÉREUSE OU GLAUCOME, — EXSUDATIVE, — SUPPURATIVE, — ATROPHIQUE. — SCLÉRO-CHOROIDITE POSTÉRIEURE. — CHOROIDITE SYPHILITIQUE, — GOUTTEUSE, — DYSMÉNORRHÉIQUE, — MÉTASTATIQUE. — SARCOME DE LA CHOROIDE. — TUBERCULES. — RUPTURE. — HÉMORRHAGIE. — DÉCOLLEMENT. — OSSIFICATION.

Les affections de la choroïde sont tout à la fois remarquables par leur fréquence, par leur diversité et par l'influence considérable qu'elles exercent sur la vision.

Leur fréquence ne saurait surprendre, si on se rappelle que les maladies de l'iris se propagent facilement à la choroïde et que cette membrane est avec l'iris un lieu de rendez-vous pour les diverses diathèses. En effet, la syphilis n'y est pas rare ; la goutte et le rhumatisme y établissent leurs manifestations ; la diathèse tuberculeuse s'y développe d'une façon non douteuse, et enfin les troubles de la circulation générale et les affections de l'appareil génito-urinaire retentissent souvent jusque sur le réseau vasculaire de cette membrane.

Toutes ces causes morbides donnent lieu aux altérations les plus variées, dans lesquelles l'inflammation reste cependant la maladie dominante. Le processus atrophique entre aussi pour une grande part dans la pathologie de cette membrane, et constitue tout un groupe d'altérations connues sous le nom de choroïdites atrophiques.

Si nous envisageons maintenant les maladies de la choroïde au point de vue de la fonction visuelle, nous voyons qu'elles ont sur la vision une influence souvent plus désastreuse en quelque sorte que les affections de la rétine elle-même.

Elles altèrent en effet la vision de bien des façons différentes : soit par les troubles qu'elles apportent dans les milieux de l'œil, soit par les altérations qu'elles déterminent dans la région de la macula, soit par les phénomènes de compression et d'inflammation qu'elles entraînent à la longue du côté de la rétine et du nerf optique, qui résistent cependant assez longtemps.

Ajoutons enfin que ce sont les affections de la choroïde qui ont l'action la plus directe sur la tension intra-oculaire et sur la nutrition générale du globe, et nous aurons une vue d'ensemble de tous les accidents qu'elles sont susceptibles de produire et de leur gravité souvent considérable.

ANATOMIE DE LA CHOROIDE.

La choroïde est la membrane vasculaire de l'œil par excellence. Elle contient tellement de vaisseaux, que Rognetta a pu dire avec raison qu'elle reçoit vingt fois plus de sang que toutes les autres parties de l'œil réunies. Une telle richesse suppose d'importantes fonctions nutritives, et la choroïde tient en effet sous sa dépendance la sécrétion des liquides intra-oculaires et la nutrition générale du globe.

Si on envisage la choroïde dans son ensemble, on voit qu'elle se continue en avant avec le corps ciliaire et avec l'iris, de sorte que ces trois parties peuvent être considérées comme ne formant qu'une seule membrane, désignée sous le nom de tractus uvéal. Cette notion anatomique rend compte de la facilité avec laquelle l'inflammation se propage, soit de l'iris à la choroïde, soit de la choroïde à l'iris, pour constituer l'affection complexe qu'on appelle irido-choroïdite.

Étudiée dans ses détails, la choroïde peut être divisée en deux zones bien distinctes : l'une postérieure, qui constitue la choroïde proprement dite ; l'autre antérieure, qui forme la région ciliaire.

1° *Choroïde proprement dite.* — La choroïde proprement dite nous intéresse surtout par sa structure. On lui reconnaît quatre couches qui sont, de dedans en dehors :

1° La membrane limitante ;

2° La couche chorio-capillaire ;

3° Le stroma choroïdien ;

4° La lamina fusca.

Dans cette énumération nous omettons à dessein de signaler la couche épithéliale qu'on croyait autrefois lui appartenir, car cette couche doit être rattachée à la rétine, tant au point de vue embryonnaire que par ses fonctions, puisque c'est elle qui est chargée d'élaborer le pourpre rétinien.

1° La membrane limitante, membrane anhiste ou vitreuse, analogue à la membrane de Descemet, est une pellicule très fine de un millième de millimètre d'épaisseur environ, recouverte de toutes parts par l'épithélium dont nous venons de parler. Elle sert histologiquement de limitante interne à la choroïde et constitue une barrière qui s'oppose dans une certaine mesure à la propagation de ses altérations du côté de la rétine. Toute mince qu'elle est, elle a sa pathologie spéciale, car elle présente, dans l'âge avancé, des épaississements verruqueux bien étudiés par Manz, sur lesquels nous aurons occasion de revenir.

2° La couche chorio-capillaire fait réellement partie du stroma choroïdien. Si on l'en sépare d'une manière artificielle, c'est pour bien fixer dans l'esprit les rapports et la situation des vaisseaux capillaires, qui se trouvent sur un plan antérieur aux gros troncs vasculaires. Cette couche est tellement pourvue de vaisseaux que les intervalles qu'ils laissent entre eux occupent moins de superficie que les vaisseaux eux-mêmes.

3° Le stroma choroïdien se compose de fibres élastiques excessivement minces qui s'anastomosent entre elles, de façon à former une trame celluleuse très serrée, renfermant un grand nombre de cellules plus ou moins pigmentées, selon les individus et les races.

Chez les albinos, le pigment fait défaut et les cellules sont claires et transparentes. Chez les individus blonds, on y constate quelques grains de pigment amorphe, tandis que dans la race nègre il devient extrêmement abondant.

C'est la quantité plus ou moins grande de pigment qui donne au fond de l'œil vu à l'ophthalmoscope l'aspect variable qu'on lui connaît et avec lequel il est nécessaire d'être familiarisé. Son rôle est d'absorber les rayons lumineux qui ont traversé la rétine, afin d'éviter les phénomènes de réfraction secondaire et les éblouissements qui en résulteraient.

C'est dans l'épaisseur du stroma que courent les gros vaisseaux de la choroïde. On y trouve aussi des fibres musculaires lisses, qui d'après Muller et Schweiger sont la continuation des fibres du muscle ciliaire.

4° La lamina fusca constitue une sorte de membrane adossée à la sclérotique et formée d'un tissu cellulaire lâche et lamelleux. Les travaux de Schwab lui ont donné une grande importance, depuis que cet auteur l'a considérée comme un vaste espace lymphatique, formé par de petites cavités séparées les unes des autres par des lamelles de tissu conjonctif, et tapissées par une membrane endothéliale. Cet espace lymphatique communiquerait, au niveau des points où les vasa vorticosa traversent la sclérotique, avec un autre espace lymphatique situé entre la capsule de Tenon, et selon quelques auteurs, ce serait dans ces lacunes, dans ces petites cavités que nous venons de signaler, que s'accumulerait quelquefois une sérosité assez abondante pour élever sensiblement la tension intra-oculaire et être le point de départ du processus glaucomateux. C'est là une hypothèse fort ingénieuse, mais n'est-il pas plus rationnel de considérer cet espace péri-choroïdien comme destiné à faciliter les déplacements qu'éprouve la choroïde pendant l'accommodation, et de ranger la lamina fusca dans la classe des séreuses.

2° *Région ciliaire.* — La région ciliaire est la région comprise entre la grande circonférence de l'iris et une grande circonférence concentrique, distante de la première de 4 à 6 millimètres. Cette dernière limite, qui ne se révèle à l'extérieur par aucun signe apparent, est au contraire visible à la surface interne de l'œil, où elle est constituée par le bord festonné qui porte le nom de bord dentelé ou d'ora serrata.

La région ciliaire est remarquable en ce qu'elle renferme deux organes très importants, à savoir : 1° le muscle ciliaire; 2° les procès ciliaires, organes qui constituent par leur réunion ce qu'on est convenu d'appeler le corps ciliaire.

Muscle ciliaire.

Le muscle ciliaire encadre complètement l'iris qui semble être sa continuation. Il a l'aspect d'une bandelette grisâtre de 6 à 7 millimètres et n'a guère qu'une épaisseur de 2 dixièmes de millimètre en arrière et de 5 à 6 dixièmes de millimètre en avant.

Ce muscle est composé de fibres lisses qui ont deux directions principales : les unes sont circulaires (muscle de Muller); les autres sont longitudinales (muscle de Brucke).

Ces deux ordres de fibres sont plus ou moins accusés selon l'état de la réfraction de l'œil : ainsi, chez les hypermétropes qui ont besoin de faire de grands efforts d'accommodements, les fibres circulaires prédominent; chez les myopes, au contraire, qui mettent peu leur accommodation en jeu, ce sont les fibres longitudinales qui sont les plus développées.

Procès ciliaires.

Les procès ciliaires sont de petits plis recouverts de pigment, que forme la choroïde à partir de l'ora serrata, plis qui au nombre de soixante à soixante-dix forment une sorte de couronne autour du cristallin et s'avancent jusque vers l'insertion de l'iris.

Ces plis sont très riches en vaisseaux, et selon quelques auteurs prennent une certaine part dans l'accommodation. A. Weber pense qu'ils peuvent se gonfler, d'une façon active ou passive, au point de comprimer directement les voies de filtration de l'œil et de donner lieu au glaucome.

Artères.

La choroïde reçoit le sang par deux voies différentes et peut être partagée en deux territoires artériels : l'un antérieur, l'autre postérieur.

Le territoire artériel postérieur, de beaucoup le plus important et le seul que l'on puisse explorer à l'ophthalmoscope, est alimenté par les artères ciliaires courtes postérieures qui naissent de l'ophthalmique au nombre de deux et se divisent et se subdivisent, de façon à fournir vingt à vingt-cinq rameaux qui se répandent d'arrière en avant dans la choroïde.

Le territoire artériel antérieur est fourni par les rameaux récurrents des artères ciliaires postérieures longues et par les branches des artères ciliaires antérieures. Ce sont ces ramifications qui nourrissent le corps ciliaire et s'anastomosent ensuite avec les ramuscules terminaux du territoire postérieur. Elles peuvent dans certains cas servir à alimenter la choroïde tout entière, ainsi que nous le prouvent les résultats observés dans la névrotomie optico-ciliaire. On ne voit, en effet, survenir aucun phénomène de gangrène ou de nécrose dans le segment postérieur de la choroïde, à la suite de cette opération qui prive cependant l'hémisphère postérieur du globe non seulement de ses nerfs, mais aussi de tous ses éléments vasculaires.

Veines. Les veines de la choroïde ou vasa vorticosa sont surtout remarquables par la manière dont elles se groupent, comme les branches d'une étoile, autour de quatre ou cinq gros troncs principaux, qui perforent la sclérotique vers sa partie équatoriale et constituent les veines ciliaires.

Ce sont ces vasa vorticosa qui reçoivent tout le sang du tractus uvéal, à l'exception d'une petite quantité qui de la région ciliaire se rend directement dans les veines ciliaires antérieures. En étudiant la circulation de la conjonctive, nous avons déjà mentionné ce fait et appelé l'attention sur les conséquences intéressantes qui en découlent.

Quand on compare le système veineux de la choroïde à son système artériel, on est frappé de voir les veines si grosses et les artères si petites. La sortie du sang veineux est ainsi singulièrement facilitée, condition qui assure l'équilibre normal de la tension intra-oculaire. Ce qui achève du reste de montrer combien la circulation choroïdienne s'effectue librement, c'est qu'on ne constate jamais le phénomène du pouls veineux sur les vasa vorticosa, ce qui prouve que l'écoulement du sang s'y fait toujours d'une façon continue. La rétine sous ce rapport semble moins privilégiée que la choroïde, car le pouls veineux spontané s'y remarque fréquemment ou se manifeste à la moindre pression du globe, ce qui indique que la circulation se fait par saccades et avec de légères interruptions.

Nerfs.

Les nerfs de la choroïde sont les nerfs ciliaires. Les uns, dits ciliaires courts ou indirects, émanent du ganglion ophthalmique, traversent la sclérotique au voisinage du nerf optique, cheminent entre cette membrane et la choroïde pour arriver au muscle ciliaire où ils se divisent et se subdivisent pour former un plexus circulaire. Chacun de ces nerfs contient trois espèces de fibres, à savoir : des fibres motrices, des fibres sensitives et des fibres sympathiques.

Les autres, appelés ciliaires longs ou directs, naissent directement de la branche naso-ciliaire du trijumeau, pénètrent dans la sclérotique non loin du nerf optique et suivent le même trajet que les précédents ; leurs fibres sont simplement sensitives.

Ainsi constitués, les nerfs ciliaires jouent en physiologie un rôle de premier ordre, car ils président à la sécrétion des liquides intra-oculaires et à la nutrition du globe. En pathologie leur importance n'est pas moindre, car, sans parler de tous les troubles trophiques auxquels leurs altérations peuvent donner lieu, ce sont eux qui par leur irritation sont souvent le point de départ du glaucome ; ce sont eux également qui sont les principaux organes de transmission de l'ophthalmie sympathique.

CIRCULATION DES SUCS NUTRITIFS, VOIES DE FILTRATION DES LIQUIDES OCULAIRES.

C'est la choroïde qui sécrète les liquides intra-oculaires

et préside à la nutrition du globe. Comme preuve tirée de l'anatomie, nous connaissons la richesse vasculaire de cette membrane et surtout de la région ciliaire, richesse qui suppose des fonctions nutritives importantes. Comme preuves expérimentales, nous avons les expériences de Von Hippel et de Grünhagen, sur l'influence que le trijumeau exerce sur la tension intra-oculaire, au moyen des filets qu'il envoie aux nerfs ciliaires. Enfin, comme preuve empruntée à la pathologie, nous voyons la sécrétion de l'humeur aqueuse continuer, au point de faire vousser l'iris en avant, lorsque la pupille est oblitérée, ce qui nous permet encore de localiser la sécrétion de cette humeur dans les procès ciliaires. Nous voyons d'autre part les affections du cercle ciliaire retentir sur le corps vitré et amener à la longue la phthisie du globe.

S'il est vrai que la choroïde sécrète les liquides intra-oculaires, tout nous porte à penser que cette sécrétion est continue. Or, la pression intra-oculaire ne variant pas à l'état normal, nous sommes obligés de conclure que ces liquides sortent de l'œil en quantité égale à celle qui s'y reproduit sans cesse. Ce n'était là autrefois qu'une hypothèse, mais elle se trouve aujourd'hui vérifiée par les faits et constitue ainsi un des chapitres les plus intéressants de la physiologie oculaire.

Si nous nous en rapportons d'abord aux expériences de Knies, d'Ulrich, et de Leber, nous voyons que les liquides oculaires ne sont pas immobiles et comme stagnants dans l'intérieur du globe, mais se meuvent dans certains sens, et déterminent de véritables courants dont on n'a pu surprendre le trajet et entrevoir la direction. Knies imagina pour cela d'injecter dans le corps vitré une solution faible de ferro-cyanure de potassium, destinée à se répandre dans l'intérieur du globe : quelque temps après, il sacrifiait l'animal, énucléait l'œil et injectait une seconde solution de sesqui-chlorure de fer, qui, en formant avec la première une coloration bleue caractéristique, révélait sa présence dans tous les points où elle s'était répandue et indiquait ainsi le chemin qu'elle avait parcouru. Il put alors constater les faits suivants, corroborés par les expériences d'Ulrich, etc.

Le liquide injecté ne se répand pas partout d'une façon uniforme. Le stroma choroïdien est vivement coloré, surtout au niveau des gros troncs formés par la réunion des vasa vorticosa. La rétine présente une coloration plus égale, comme si les phénomènes de nutrition y étaient plus régulièrement répartis. Le cristallin, à peine teinté au niveau de ses couches postérieures qui semblent emprunter quelques matériaux nutritifs au corps vitré, est fortement coloré au niveau de son équateur.

Mais là où un véritable courant nutritif s'accuse et s'établit, c'est au niveau de la périphérie du cristallin, ainsi que l'indiquent les lignes bleuâtres, ou, selon l'expression d'Ulrich, les raies de filtration que l'on aperçoit. Le liquide filtre en cet endroit à travers la paroi du canal de Petit ; arrivé dans la chambre postérieure, il rencontre l'iris qu'il traverse d'une façon évidente vers la périphérie, pour gagner la chambre antérieure (Ulrich), au lieu de continuer son trajet par l'orifice pupillaire, comme on serait tenté de le supposer. Le courant passe ensuite en partie dans la cornée, mais se répand surtout dans les lacunes qui constituent le canal de Fontana, lacunes qui sont vivement colorées, ainsi que toutes les parties avoisinantes.

Tel est le grand courant intra-oculaire qui se dirige d'arrière en avant et part du corps vitré pour aboutir à un point où nous allons trouver la plus importante des voies de filtration de l'œil.

Ces voies de filtration, sur lesquelles Schwalbe a appelé l'attention, sont au nombre de trois principales, dont une antérieure et deux postérieures.

La voie antérieure est destinée à évacuer dans le torrent circulatoire l'humeur aqueuse, ainsi que la lymphe du corps ciliaire et de l'iris, qui pénètrent à ce niveau par dialyse, dans les fins ramuscules des veines ciliaires antérieures (Leber). Elle est située tout autour de la cornée, au niveau de l'angle rentrant que cette membrane fait avec l'iris. Là se trouve en effet un tissu caverneux, dont les parois élastiques sont formées par l'enchevêtrement des fibres émanées, d'une part, de la membrane de Descemet et de la sclérotique, et d'autre part de l'iris et du muscle ciliaire. Ce tissu caverneux constitue des lacunes, des espaces tapissés, comme la chambre antérieure elle-même, par une membrane endothéliale. Ce sont là les espaces de Fontana, espaces communiquant avec la chambre antérieure, la cornée, la sclérotique et le canal de Schlemm. Ce dernier n'est lui-même qu'une série de lacunes, assez régulièrement disposées les unes à côté des autres, pour former une sorte de canal situé dans l'épaisseur même de la sclérotique.

Ainsi se trouve constituée la grande voie lymphatique de l'œil, la plus importante en pathologie, car c'est son obstruction qui, dans certains cas particuliers, est le point de départ des affections glaucomateuses ; la plus importante également en thérapeutique, car sa situation la rend facilement accessible à nos moyens chirurgicaux.

Les voies de filtration postérieures sont au nombre de deux. L'une est située entre la sclérotique et la choroïde, dans la couche que l'on décrivait autrefois sous le nom de lamina fusca, et qui, selon Schwalbe, est un vaste espace lymphatique formé de lacunes revêtues d'un endothélium. Elle est le réservoir de la lymphe provenant de la sclérotique et de la choroïde, et communique, par les mêmes orifices que les vasa vorticosa, avec un autre espace lymphatique situé entre la sclérotique et la capsule de Tenon. Ce dernier espace entoure l'œil presque complètement, car il s'étend du bord de la cornée jusqu'au trou optique, enveloppant en arrière la gaine externe du nerf optique et constituant l'espace dit sus-vaginal.

La seconde voie de filtration postérieure, destinée à recevoir la lymphe de la rétine et du nerf optique, s'étend le long du nerf optique, depuis son insertion jusque dans la grande cavité de l'arachnoïde avec laquelle elle communique. Elle constitue, entre les deux gaines du nerf, l'espace sous-vaginal, que nous verrons plus tard jouer un rôle important dans la pathogénie de la névrite optique.

ASPECT PHYSIOLOGIQUE DE LA CHOROIDE.

Avant d'entreprendre la description des maladies de la choroïde, nous devons encore appeler l'attention sur l'aspect que cette membrane présente à l'ophthalmoscope.

La coloration rouge orangé du fond de l'œil, que l'on aperçoit à l'aide du miroir, est due, dans une certaine mesure, au pourpre rétinien, mais surtout au sang contenu dans les vaisseaux si nombreux de la choroïde. Son intensité dépend principalement de la quantité plus ou moins grande de pigment déposé dans cette membrane. Ainsi, lorsque la couche épithéliale et le stroma choroïdien ont une pigmentation normale, le fond de l'œil paraît d'un rouge uniforme et les vaisseaux de la choroïde ne sont pas aperçus. Si ces mêmes parties sont au contraire peu riches en pigment, comme cela arrive chez les sujets blonds, le fond de l'œil est d'une couleur rose clair et les vaisseaux choroïdiens apparaissent avec une grande netteté.

La répartition du pigment a également une grande influence sur l'image ophthalmoscopique. Si par exemple la couche épithéliale est peu pigmentée par rapport au stroma qui l'est beaucoup, on aperçoit les vasa vorticosa séparés les uns des autres par des interstices grisâtres, à forme irrégulière et étroite au voisinage de la papille, plus allongée et plus étendue vers les parties périphériques. Cet aspect du fond de l'œil est très important à connaître, car il s'éloigne assez du type physiologique pour faire croire à un état morbide, un observateur peu expérimenté pouvant confondre les taches dont nous parlons avec les amas pigmentaires de la choroïdite disséminée. Mais l'erreur est facile à éviter, si on se rappelle que les premières constituent des taches grisâtres, affectant dans le fond de l'œil une disposition régulière, tandis que les secondes ont une teinte complètement noirâtre, sont irrégulièrement réparties et entremêlées de plaques blanches d'atrophie choroïdienne.

Tels sont les différents aspects que présente la choroïde vue à l'ophthalmoscope. Dans les cas où on peut voir les vaisseaux, ceux-ci apparaissent comme des rubans aplatis, de couleur rougeâtre, s'entre-croisant en tous sens et ne présentant jamais le phénomène du double contour. Ces caractères permettent de les distinguer à première vue des vaisseaux rétiniens, mais on ne saurait différencier les artères des veines, ni apprécier si ces vaisseaux sont le siège d'un état congestif.

CHOROIDITES.

On décrit sous le nom de *choroïdites* les altérations de la choroïde les plus dissemblables, aussi bien les lésions nutritives et trophiques que les lésions inflammatoires. En tenant compte de ces faits et en nous basant sur la nature des altérations, nous diviserons les choroïdites en : 1° choroïdite séreuse ou glaucome ; 2° choroïdite exsudative ; 3° choroïdite suppurative ; 4° choroïdite atrophique.

A côté de ces variétés anatomiques, nous chercherons dans l'étiologie la base d'une autre division, toutes les fois que la maladie empruntera à son origine une physionomie particulière ou tout au moins quelques caractères spéciaux. C'est pourquoi nous décrirons à part : la scléro-choroïdite postérieure, la choroïdite syphilitique, la choroïdite goutteuse, la choroïdite dysménorrhéique et la choroïdite métastatique.

I. — CHOROÏDITE SÉREUSE OU GLAUCOME.

Le glaucome est une affection caractérisée par un ensemble de symptômes, dus à l'exagération de la pression intra-oculaire.

Selon les conditions variables où cette pression s'exerce, elle détermine des symptômes fort différents, d'où la nécessité de reconnaître plusieurs variétés de glaucome qui sont :

1° Le glaucome aigu ;
2° Le glaucome chronique;
3° Le glaucome simple ;
4° Le glaucome hémorrhagique, irrégulier;
5° Le glaucome secondaire.

1° *Glaucome aigu.*

Le glaucome aigu éclate brusquement ou est précédé, dans les deux tiers des cas environ, de prodromes qui sont déjà l'expression d'une légère élévation de la tension intraoculaire et dont les plus caractéristiques sont :

1° La réduction de l'accommodation, c'est-à-dire la presbytie prématurée, par suite de la compression des nerfs qui se rendent au muscle accommodateur ;

2° L'hypermétropie, soit parce que cette compression rend manifeste une hypermétropie jusque là latente, soit parce que sous l'influence de la tension intra-oculaire en excès, l'œil tend à prendre la forme sphérique, car on sait que la sphère est le corps qui sous la même surface contient le plus de volume ;

3° Des auréoles lumineuses autour des flammes, par suite d'altération légère de la couche épithéliale de la cornée ;

4° Des troubles passagers de la vue qui, sous la forme de nuage ou de fumée, obscurcissent momentanément la vision ;

5° Quelques sensations vagues de pesanteur dans l'œil ou de légère douleur péri-orbitaire.

Tous ces symptômes sont autant de signes avant-coureurs, annonçant la maladie plusieurs semaines ou plusieurs mois et quelquefois même un ou deux ans avant son explosion.

L'attaque de glaucome éclate enfin, surtout pendant la nuit, et se manifeste par des symptômes objectifs, ophthalmoscopiques et fonctionnels très caractéristiques, qui rendent en général facile le diagnostic de cette affection.

I. *Symptômes objectifs.* — 1° *Dureté de l'œil.* — Le premier symptôme qui apparait, et dont tous les autres relèvent, est une brusque élévation de la tension intra-oculaire caractérisée par la dureté de l'œil (1).

Pour apprécier ce phénomène, il convient d'exercer avec le doigt sur l'œil fermé une légère compression de haut en bas et non d'avant en arrière, ce qui le refoulerait simplement dans l'orbite. On le sent alors souvent aussi dur qu'une bille de marbre, selon l'expression de Desmarres, et en tout cas d'une consistance toujours plus élevée que celle de l'œil sain, avec lequel on doit le comparer, en exerçant sur celui-ci une compression simultanée et symétrique. Ce mode d'exploration peut également se faire à l'aide de tonomètres, instruments destinés à mesurer la tension de l'œil, mais trop compliqués pour être d'un usage habituel.

2° *Injection de l'œil.* — En même temps l'œil est rouge, injecté et larmoyant. C'est surtout l'injection périkératique qui est prononcée, ainsi que celle des grosses veines ciliaires antérieures, qui deviennent tortueuses, par suite de reflux dans leur intérieur du sang des vasa vorticosa gêné dans son libre parcours. Cette injection secondaire peut être assez intense pour se communiquer à toute la conjonctive, donner lieu à un chémosis et même s'étendre jusqu'aux paupières qui deviennent gonflées et œdémateuses.

(1) Pour qu'on puisse s'entendre sur les différents degrés de tension intra-oculaire, Bowman a proposé les annotations suivantes qui sont généralement acceptées :

T*n*	signifie	tension normale.
T*n*+1	—	augmentation légère de tension.
T*n*+2	—	augmentation considérable.
T*n*+3	—	augmentation extrême.
T*n*—1	—	diminution légère de tension.
T*n*—2	—	diminution considérable.
T*n*—3	—	diminution extrême.
T*n*+1 (?)	—	doute sur l'augmentation de tension.
T*n*—1 (?)	—	doute sur la diminution de tension.

3° *Aspect terne et anesthésie de la cornée.* — La cornée, dont les nerfs sont comprimés, prend un aspect terne et chagriné, par suite d'un soulèvement léger de son épithélium. Elle devient en même temps insensible au toucher, et peut même, dans des cas rares, s'ulcérer et se perforer, tant sont quelquefois profondes ses altérations nutritives.

4° *Chambre antérieure diminuée.* — La chambre antérieure paraît souvent diminuée, ce qui est dû au refoulement en avant du cristallin et de l'iris : l'humeur aqueuse est trouble, nuageuse.

5° *Iris changé de couleur. Pupille dilatée et d'aspect glauque.* — L'iris perd son éclat : la pupille est dilatée, par suite de la paralysie de son sphincter, signe qui a une très grande importance pour le diagnostic, car dans toutes les affections aiguës de l'œil, il ne s'observe guère que dans l'iritis séreuse et le glaucome. En même temps elle prend une teinte glauque, qui a servi à donner à la maladie le nom qu'elle porte.

II. *Symptômes ophthalmoscopiques.* — 1° *Impossibilité d'éclairer le fond de l'œil.* — Pendant l'accès de glaucome, les milieux réfringents et surtout la cornée et le corps vitré sont tellement troubles, qu'il est impossible d'éclairer le fond de l'œil. Ce n'est que lorsque la crise a cessé et que les milieux ont repris leur transparence, qu'on peut constater les altérations caractéristiques de la papille.

2° *Troubles circulatoires de la rétine. Pouls artériel.* — Ces lésions consistent dans des troubles circulatoires qui ne font en quelque sorte jamais défaut. On voit les veines de la rétine, grosses, tortueuses, refléter par leur aspect une circulation difficile. On voit quelquefois sur la papille les pulsations spontanées de l'artère centrale, qui, ainsi que de Græfe l'a démontré, constituent un des signes les plus caractéristiques du glaucome. Quant à l'excavation de la papille elle ne se manifeste pas dès les premières attaques de glaucome aigu : elle ne se développe qu'après une certaine durée de la maladie, et elle est surtout la manifestation d'une exagération de tension intra-oculaire lentement prolongée.

III. *Symptômes fonctionnels.* — Les symptômes fonctionnels traduisent aussi à leur façon l'excès brusque de tension intra-oculaire qui constitue la maladie.

Douleurs péri-orbitaires. — C'est ainsi que de violentes douleurs péri-orbitaires se manifestent dans tous les rameaux de la cinquième paire, et principalement dans les branches frontale, nasale, dentaire et temporale. Ces douleurs sont parfois accompagnées de phénomènes réflexes, tels que agitation, fièvre, vomissements. Toute la moitié de la tête est souvent endolorie.

Troubles de la vision. — En même temps, la vision est toujours profondément troublée et souvent réduite à la simple perception lumineuse. Dans quelques cas, elle peut être perdue d'une façon irrémédiable, en quelques jours ou même en quelques heures (glaucome foudroyant), mais le plus souvent elle se rétablit à un degré plus ou moins satisfaisant.

Tels sont les principaux caractères du glaucome aigu ou de l'attaque de glaucome. Cette forme de glaucome marche par accès qui peuvent durer huit ou quinze jours et se renouveler à intervalles plus ou moins rapprochés. Elle atteint successivement les deux yeux, et aboutit souvent au glaucome chronique et à la cécité, si on n'arrête pas sa marche progressive.

2° *Glaucome chronique.*

Le glaucome chronique, le plus fréquent des glaucomes,

succède quelquefois à la forme précédente, mais débute le plus souvent avec les allures chroniques qui le caractérisent. On le voit se développer progressivement, lentement, rappelant quelques-uns des traits du glaucome aigu, mais sous une forme adoucie et singulièrement atténuée.

Ainsi l'œil est dur ; c'est toujours là le phénomène dominant. En même temps il est injecté, mais l'injection se limite au cercle périkératique et aux grosses veines ciliaires, sans retentir sur la conjonctive tout entière comme dans la variété précédente.

La cornée, dont la circulation est entravée, est terne, chagrinée, par suite du soulèvement de son épithélium et perd peu à peu sa sensibilité.

La chambre antérieure s'efface. L'iris perd ses brillantes couleurs naturelles, s'atrophie et se réduit quelquefois à une mince bandelette ; la pupille se dilate en prenant souvent une forme ovalaire.

Enfin, si la maladie n'est pas arrêtée dans sa marche, on voit le cristallin finir par s'opacifier et quelquefois la sclérotique amincie céder sous la pression et donner lieu à des distensions staphylomateuses, qui se révèlent sous l'apparence de bosselures bleuâtres caractéristiques.

Mais ce sont les symptômes ophthalmoscopiques qui sont les plus importants pour le diagnostic.

Sous l'influence de la pression intra-oculaire exagérée et longtemps prolongée, la papille s'atrophie et présente une excavation pathognomonique, dont nous étudierons plus loin les caractères. En même temps, l'artère centrale est animée de pulsations spontanées ou qui se manifestent à la moindre pression du globe, signe qui révèle un excès de tension et dont de Graefe nous a appris à connaître toute la valeur.

Les troubles fonctionnels sont en rapport avec les phénomènes de compression intra-oculaire qui caractérisent la maladie. Symptômes fonctionnels.

Les douleurs se manifestent parfois sous forme de légères crises névralgiques péri-orbitaires, mais sont souvent très peu prononcées. Le malade ne s'en préoccupe généralement pas, mais ce qui fait l'objet de son effroi, c'est qu'il perd progressivement la vision.

Si on analyse ses sensations et si on cherche à résumer ses plaintes, on remarque que la vision est toujours améliorée le soir au crépuscule, qu'elle est souvent plus défectueuse à certains jours et en certains moments de la journée que dans d'autres, ce qui est en rapport avec le degré d'ischémie de la rétine, et enfin que la perception des couleurs est relativement conservée.

Mais ce qu'il y a de plus intéressant, c'est que ce n'est pas la vision centrale qui se perd la première, mais la moitié interne du champ visuel, et cela d'une façon assez constante pour constituer un excellent signe de diagnostic.

On se rend compte de ce fait en se rappelant que la moitié externe ou temporale de la rétine, celle qui correspond au champ visuel interne, possède beaucoup moins de branches vasculaires que la moitié interne ou nasale. Elle est donc moins bien protégée contre la compression, qui y entraîne des troubles fonctionnels plus prononcés que dans l'autre moitié, comme nous l'avons démontré le premier (1).

3° *Glaucome simple.*

Le glaucome chronique simple est une variété de glaucome dans laquelle l'exagération de la tension intra-ocu-

(1) Galezowski, *Journal d'ophthalmologie*, 1872.

laire est toujours en apparence très peu élevée et ne manifeste ses effets que dans le segment postérieur de l'œil, où elle produit l'excavation de la papille.

Cette excavation est donc le signe caractéristique de cette affection, et se manifeste par les caractères suivants qui sont du reste les mêmes que lorsqu'elle se développe dans les autres variétés de glaucome.

1° La papille excavée est blanche, atrophiée par suite de la compression qu'elle subit, et laisse voir la lame criblée d'une façon très apparente.

2° L'excavation est toujours totale, c'est-à-dire s'étend à toute la surface du disque optique et présente des bords abrupts et taillés à pic.

3° Au pourtour de l'excavation, les vaisseaux rétiniens semblent coupés, interrompus, et présentent des crochets caractéristiques, dont il est facile de comprendre le mode de formation.

En effet, soient AB et AB' les branches de l'artère centrale. On les aperçoit nettement dans le fond de l'excavation

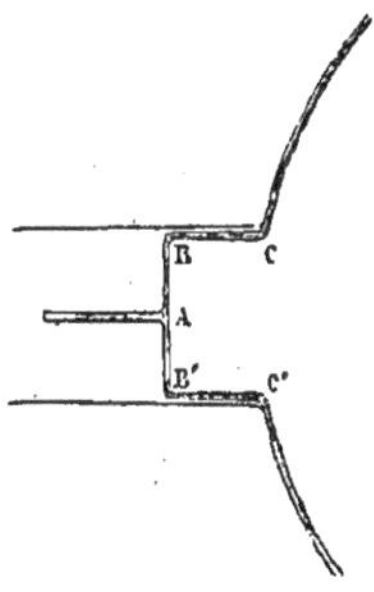

Fig. 6.

qu'elles tapissent, mais, lorsqu'elles en suivent les parois latérales, elles disparaissent dans le direct BC et BC', pour reparaître aux points C et C' sous la forme d'un crochet, dont la concavité embrasse l'anneau sclérotical (fig. 6). Ce crochet est également remarquable par la coloration plus foncée que le vaisseau prend en ce point ; en effet, à ce niveau, il suit une direction antéro-postérieure, qui laisse voir la colonne sanguine sous une plus grande épaisseur et par conséquent avec une coloration plus foncée que sur le reste de son trajet.

4° La compression exercée sur les vaisseaux fait paraître les artères minces et les veines grosses, distend et dilate les capillaires, au point que ceux-ci constituent quelquefois sur la papille de véritables dilatations variqueuses; mais, ce qu'il y a de plus remarquable, c'est que les gros vaisseaux sont rejetés d'une façon très marquée sur la partie interne de la papille. Si on se rappelle qu'à l'état normal ces vaisseaux occupent principalement la moitié interne du disque optique, et si on admet que le refoulement de la papille s'exerce non seulement d'avant en arrière, mais encore latéralement, on comprend la raison de ce phénomène, qui constitue un excellent signe d'excavation glaucomateuse.

5° En imprimant de légers mouvements à la lentille, on voit que les vaisseaux, situés sur le bord de l'excavation, affectent des déplacements beaucoup plus étendus que ceux qui en tapissent le fond. Ce déplacement parallactique est le signe certain d'une différence de niveau, et se montre d'autant plus prononcé que cette différence est elle-même plus notable.

6° La profondeur de l'excavation glaucomateuse atteint quelquefois 1 millimètre ou 1 millimètre et demi et même plus, la lame criblée se laissant refouler jusqu'au delà du plan postérieur de la sclérotique. Quoique cette profondeur ne soit pas exactement en rapport, soit avec la perte de la vision, soit avec la gravité de l'affection, il est cependant intéressant de pouvoir la mesurer. On y arrive de la façon suivante : Si l'œil atteint de glaucome est emmétrope, sa papille refoulée en arrière présente la même réfraction que celle d'un myope. Pour en voir l'image droite, l'observateur, supposé emmétrope lui-même, sera donc obligé de se servir d'un verre concave : or, d'après la loi de Donders, chaque dioptrie qui lui est nécessaire correspond à un refoulement du nerf d'environ 0^{mm},3. S'il a donc besoin d'un verre de 3 dioptries pour faire cette expérience, on peut en conclure que la profondeur de l'excavation est d'environ 0^{mm},9 ou 1 millimètre environ.

7° On constate fréquemment les pulsations spontanées de l'artère centrale, ou du moins des pulsations qui se produisent à la moindre pression du globe.

8° Enfin la papille paraît souvent entourée d'un petit anneau blanchâtre, dû à une atrophie choroïdienne péri-papillaire, produite par l'excès de pression intra-oculaire. Ce signe est très fréquent, mais on ne saurait cependant en tirer grand parti pour le diagnostic, car on le trouve souvent chez certains vieillards, en l'absence de tout symptôme glaucomateux.

Symptômes fonctionnels.

Les symptômes fonctionnels sont : la paresse de l'accommodation, et souvent une hypermétropie qui, de latente, est devenue manifeste, ou qui s'est créée d'emblée, sous l'influence de la tension intra-oculaire en excès. Mais le signe le plus caractéristique est le trouble visuel, débutant, comme dans tous les glaucomes en général, par la perte du champ visuel interne, et s'accentuant de plus en plus jusqu'à ce qu'arrive la cécité, lorsque la maladie n'est pas arrêtée.

Tels sont les signes ophthalmoscopiques et fonctionnels du glaucome simple. Ce qui achève de caractériser cette affection et de lui donner une physionomie spéciale, c'est l'intégrité de l'hémisphère antérieur du globe. Tout y est normal et la conjonctive, la cornée, l'iris, la pupille, les milieux réfringents ont leur apparence physiologique : c'est à peine si l'œil présente par moments un peu de dureté à la palpation : c'est à peine si un léger degré de mydriase se manifeste parfois, et si quelques phénomènes d'arcs-en-ciel autour des lumières apparaissent, de sorte que tout concourt à placer le siège exclusif de cette affection dans l'hémisphère postérieur de l'œil.

Quelle idée devons-nous donc nous faire de cette maladie si singulièrement localisée? Faut-il en rechercher la cause dans un défaut de filtration des voies postérieures de l'œil (Stilling, Laqueur) ? Faut-il admettre, comme nous le pensons, qu'une résistance considérable de la zonule met une barrière à tout excès de compression partant de l'hémisphère postérieur de l'œil, et l'empêche de retentir sur l'hémisphère antérieur? C'est ce qu'il est difficile de décider. Tout ce que nous pouvons dire, c'est que cette forme de glaucome n'est pas toujours complètement pure, et se transforme quelquefois en glaucome chronique ou même en glaucome subaigu, ce qui achève d'en déceler la véritable origine.

4° *Glaucome hémorrhagique, irrégulier.*

Cette variété de glaucome, heureusement assez rare puisqu'on ne la rencontre guère que deux ou trois fois sur 100 cas d'affection glaucomateuse, est caractérisée par des hémorrhagies abondantes qui se forment sur la rétine, quelquefois dans la chambre antérieure ou dans le corps vitré, et qui, après une durée variant de quelques semaines à quelques mois, sont suivies d'accidents glaucomateux.

Des hémorrhagies rétiniennes chez les vieillards, qui

surviennent sans maladie cardiaque et sans affection constitutionnelle, doivent toujours faire supposer un glaucome. Celui-ci se révèle par des douleurs très violentes qui se manifestent dans l'œil atteint, en même temps que la cornée prend un aspect terne, que la pupille se dilate, que l'œil devient dur et que la vision se perd rapidement. Ce sont là les signes non équivoques du processus glaucomateux, mais il y a à remarquer que dans cette forme de la maladie il y a toujours un contraste frappant entre les douleurs qui sont très vives et très rebelles et la dureté de l'œil, qui est loin d'être aussi prononcée que dans le glaucome aigu et subaigu, et n'amène souvent ni l'excavation de la papille, ni le rétrécissement du champ visuel interne. Malgré cela, cette forme de glaucome est regardée avec raison comme une forme maligne et essentiellement rebelle.

La cause du glaucome hémorrhagique doit être attribuée à une affection des vaisseaux rétiniens, qui subissent une dégénérescence scléreuse, et présentent sur leur trajet de nombreux anévrysmes miliaires, analogues à ceux que Bouchard et Charcot ont découverts sur les capillaires du cerveau dans les hémorrhagies cérébrales. Il en résulte une gêne circulatoire dans toute l'étendue de la rétine, et finalement des ruptures vasculaires. Les vaisseaux de la choroïde participent aussi à la dégénérescence. Lagenstcher et Hâche ont trouvé, en effet, ces lésions dans le glaucome blennorrhagique. Toutes les causes qui prédisposent à l'artério-sclérose favorisent donc l'explosion de la maladie, et, parmi ces causes, nous pouvons principalement citer : la sénilité, la goutte, le rhumatisme, l'alcoolisme, etc.

Faut-il ranger dans la classe des glaucomes hémorrhagiques les glaucomes qui, dans le cours de leur évolution, se compliquent accidentellement d'hémorrhagies, soit à la suite d'une intervention chirurgicale, soit comme conséquence de la gêne circulatoire déterminée par l'excès de pression ? Nous ne le pensons pas, car l'altération des vaisseaux paraît ici secondaire et non primitive, et l'affection n'a pas les mêmes allures. Mais il y a des cas mixtes qui sont sur la limite de ces deux espèces de glaucomes et leur servent de trait d'union, ce qui doit nous engager à réserver le pronostic, dans toutes les affections glaucomateuses accompagnées d'hémorrhagies.

Le diagnostic de cette forme de glaucome ne peut se faire, par l'aspect des extravasations sanguines qui se trouvent sur la rétine, car elles ne diffèrent en rien, ni par leurs symptômes fonctionnels, ni par leurs symptômes ophthalmoscopiques, de celles qui ont une tout autre origine. On ne peut soupçonner leur nature suspecte, que lorsqu'on les voit se déclarer chez un vieillard à artères athéromateuses, sans affection diathésique ou cardiaque qui les explique, et surtout quand elles se limitent à un seul œil, tout en étant nombreuses et abondantes. Le glaucome hémorrhagique est en effet un glaucome presque toujours monoculaire, et se différencie encore, de cette façon, des autres glaucomes qui atteignent les deux yeux à intervalle plus ou moins rapproché.

Ces signes de présomption deviennent des signes de certitude, quand les douleurs péri-orbitaires violentes se manifestent, et quand la tension intra-oculaire augmente d'une façon suffisante, pour ne plus laisser de doute sur la nature de la maladie.

Le traitement du glaucome hémorrhagique est loin de donner des résultats aussi favorables que les autres variétés de glaucome. L'iridectomie n'amène qu'une détente momentanée, suivie rapidement d'un nouvel excès de ten- Traitement.

sion, et donne souvent lieu à de nouvelles hémorrhagies. Aussi est-elle remplacée avantageusement par la sclérotomie, qui permet un écoulement moins brusque de l'humeur aqueuse et évite plus sûrement de nouveaux épanchements sanguins. Cette opération doit être précédée de l'instillation de quelques gouttes d'ésérine et, selon quelques auteurs, d'une injection sous-cutanée d'ergotine à la tempe, comme moyen hémostatique. Ces moyens sont quelquefois satisfaisants, mais ils n'empêchent pas toujours les progrès de la maladie, et on doit alors avoir recours à l'énucléation, pour débarrasser le malade des atroces douleurs qu'il endure.

Par ses allures anormales, le glaucome hémorrhagique rentre dans une classe particulière de glaucomes, dits glaucomes irréguliers.

Opacification glaucomateuse de la cornée.

C'est à cette classe qu'appartiennent également les opacités glaucomateuses de la cornée. Ces sortes d'opacités, dont nous avons déjà eu occasion de parler, se développent principalement chez les vieillards et sont remarquables par leur teinte peu saturée, par leur apparition sur un œil primitivement sain, par leur marche stationnaire et par l'absence de toute réaction inflammatoire. Déjà, sous cette apparence, on peut soupçonner leur origine, car la seule maladie avec laquelle on pourrait les confondre est la kératite interstitielle qui n'existe plus à l'âge où elles se développent. Leur physionomie ne tarde pas du reste à s'accentuer, car une légère mydriase et quelques douleurs péri-orbitaires revenant par crises dénoncent leur nature glaucomateuse, qui est bientôt rendue évidente, par l'explosion des autres symptômes caractéristiques de cette affection.

Tels sont les traits les plus saillants des opacités glaucomateuses. Il importe de ne pas les méconnaître dès leur début, afin de ne pas les traiter par les instillations d'atropine, qui ne feraient que précipiter la marche de cette affection. Le seul traitement qui leur convient est la sclérotomie ou l'iridectomie, opérations qui arrêtent la maladie, mais qui malheureusement sont impuissantes à rendre à la cornée la transparence qu'elle a perdue.

5° *Glaucome secondaire.*

Le glaucome secondaire est une variété de glaucome qui arrive, à titre de complication, dans un certain nombre d'affections qui ont tendance à élever la tension intra-oculaire. Revêtant les mêmes symptômes que le glaucome primitif, on le reconnaît à la dureté de l'œil, aux douleurs ciliaires qui l'accompagnent, au rétrécissement caractéristique du champ visuel, et enfin aux caractères ophthalmoscopiques que nous avons signalés plus haut, et dont le principal est l'excavation de la papille.

Les affections oculaires qui prédisposent le plus à cette variété de glaucome sont en général toutes celles qui atteignent la grande voie de filtration de l'œil, c'est-à-dire le tissu trabéculaire péri-cornéen et mettent obstacle à l'élimination des liquides intra-oculaires. Certaines affections de la cornée, de l'iris, du cristallin et même du fond de l'œil nous en fournissent des exemples.

1° Parmi les affections de la cornée que nous avons ici en vue, nous pouvons citer certaines kératites granuleuses, qui déterminent autour de la cornée un pannus très intense et de très longue durée, et surtout les staphylomes partiels de la cornée avec adhérence à l'iris. Il suffit en effet de l'accolement de ces deux membranes à leur périphérie, pour mettre une entrave sérieuse aux voies de filtration, et amener souvent à bref délai l'explosion d'un glaucome.

2° Certaines iritis ont aussi le fâcheux privilège d'augmenter la tension intra-oculaire; nous voulons parler ici de l'iritis séreuse qui se propage toujours dans les espaces de Fontana, qu'elle rend moins perméables et qu'elle oblitère. Il en résulte une augmentation de tension, assez fréquente pour que cette maladie puisse être considérée souvent comme la première étape du glaucome.

Une synéchie postérieure totale, permettant à l'humeur aqueuse de s'accumuler derrière l'iris qu'elle repousse en avant, peut aussi être suivie d'accidents glaucomateux, quoique plus souvent une irido-choroïdite plastique en soit la seule conséquence.

3° Le cristallin peut lui-même être le point de départ d'un glaucome secondaire, et cela de deux façons différentes. Est-il luxé ou subluxé, son bord équatorial vacille à chaque instant et détermine sur la région ciliaire une série de petits chocs, qui ne tardent pas à être causes d'une exagération de sécrétion. Est-il atteint de cataracte traumatique (blessure, discision), on voit son tissu se gonfler, sous l'influence de l'humeur aqueuse dont il s'imbibe rapidement, et déterminer quelquefois une compression de l'iris, du cercle ciliaire et consécutivement de la grande voie lymphatique de l'œil, ce qui ne tarde pas à amener l'élévation de la tension intra-oculaire, si on n'y remédie par une prompte évacuation des masses corticales.

4° Citons enfin, comme causes de glaucome consécutif, les tumeurs intra-oculaires et principalement le sarcôme de la choroïde. Toutes ces tumeurs s'accompagnent, à un moment donné de leur évolution, d'accidents glaucomateux dus à la compression qu'elles déterminent, accidents dont il est très important de reconnaître la cause, afin de ne pas pratiquer une simple iridectomie, là où il est nécessaire de recourir le plus rapidement possible à l'énucléation du globe.

Après cette étude sur les différentes variétés de glaucome, nous arrivons à une des questions les plus importantes de notre sujet, c'est-à-dire à l'étiologie et à la nature du processus glaucomateux.

Étiologie et nature du glaucome.

Parmi les causes du glaucome on a cité principalement : la sénilité, l'hérédité, la diathèse goutteuse et arthritique, les névralgies de la cinquième paire et les émotions morales vives. On a aussi incriminé la rigidité de la sclérotique et les instillations répétées d'atropine. Un mot sur ces différentes causes.

Que le glaucome soit une maladie de l'âge sénile, c'est un point sur lequel tous les auteurs sont d'accord. Ce n'est guère qu'après la quarantaine que cette maladie se développe, alors que les tissus de l'œil ont perdu leur souplesse, que les artères sont athéromateuses, que la circulation intra-oculaire est moins libre. Le jeune âge est généralement respecté ; il n'est sujet qu'au glaucome consécutif, c'est-à-dire à celui qui succède à un traumatisme de l'œil, à une luxation du cristallin par exemple, et aux différentes affections que nous avons énumérées dans l'étude du glaucome secondaire.

L'hérédité joue aussi un rôle important dans la production de la maladie, car il n'est pas rare de voir celle-ci se développer sur les membres d'une même famille. Les yeux fortement pigmentés, et surtout les yeux hypermétropes sont, selon certains auteurs, plus particulièrement prédisposés au glaucome.

La diathèse goutteuse paraît aussi avoir une influence non douteuse sur la production de la maladie. Il en est de même des névralgies de la cinquième paire, se déclarant chez des personnes âgées et des émotions morales vives. Une violente frayeur, une vive excitation génitale sont en effet souvent la cause d'une attaque de glaucome chez les sujets prédisposés.

Nous verrons plus loin quel rôle joue l'état de la sclérotique, c'est-à-dire sa dureté et sa rigidité, dans la production du glaucome.

Un autre point sur lequel nous devons appeler l'attention, c'est l'influence que les instillations répétées d'atropine peuvent avoir sur le développement de cette maladie. Soit que ce mydriatique refoule l'iris vers sa périphérie et entrave ainsi l'angle irido-cornéen, soit qu'il produise une dilatation vasculaire, il est certain qu'il a tendance à élever la tension intra-oculaire. Or, il peut être cause de glaucome, lorsqu'il est employé sans discernement chez les vieillards, ou dans des affections qui ont elles-mêmes tendance à augmenter la pression de l'œil (iritis séreuse, staphylomes de la cornée, cataractes traumatiques fortement gonflées).

On comprend toute l'importance d'un pareil sujet, aujourd'hui surtout que l'emploi de l'atropine est si répandu.

Maintenant que nous connaissons les causes du glaucome, cherchons à nous faire une idée exacte de sa nature.

Un fait que les admirables études de de Graefe ont bien mis en relief, c'est que le glaucome est le résultat de la tension intra-oculaire exagérée. Mais quelle est la cause de cette exagération de tension? Est-elle due à l'augmentation de sécrétion des liquides intra-oculaires, ou à un défaut d'élimination de ces mêmes liquides? Tel est le point de départ des deux principales théories qui sont aujourd'hui en présence, et qui toutes deux comptent d'ardents défenseurs.

Théorie de l'hypersécretion. — Lorsque de Graefe eut démontré que le glaucome est dû à une tension intra-oculaire exagérée, il en attribua l'origine à des phénomènes d'hypersécrétion, dont il plaça le point de départ dans l'irritation inflammatoire de la choroïde.

Donders admit aussi cet excès de sécrétion comme cause du glaucome, mais il la rattacha, non à un processus inflammatoire de la choroïde, mais à une simple névrose des nerfs ciliaires, opinion qui ne tarda pas à prévaloir.

Quoi qu'il en soit, la théorie de l'hypersécrétion donne une explication satisfaisante de la plupart des faits observés. En effet, cette hypersécrétion est-elle brusque, elle provoque le glaucome aigu; est-elle lente, elle donne lieu au glaucome chronique et même au glaucome simple, lorsque l'excès de tension se limite au segment postérieur du globe. Tout cela va de soi, est facile à comprendre et paraît ne laisser place à aucun doute.

Certaines observations cliniques prêtent aussi à cette théorie un certain appui. On a signalé maintes fois l'apparition du glaucome à la suite d'une violente névralgie du trijumeau ou d'une émotion morale vive (colère, frayeur, excitation génitale). Or cette influence s'explique tout naturellement, en admettant l'hypersécrétion intra-oculaire causée par l'irritation des nerfs sécréteurs de l'œil.

Enfin certaines recherches expérimentales sont elles-mêmes venues confirmer la théorie. Les expériences les plus remarquables à ce sujet ont été entreprises par Hippel et Grünhagen, sur des animaux soumis à la respiration artificielle, après avoir été curarisés, afin d'éviter les contractions des muscles extrinsèques de l'œil. Ces expérimentateurs, ne pouvant exciter les nerfs ciliaires dans l'intérieur de l'œil lui-même, ce qui aurait amené des phénomènes inflammatoires capables d'entacher les résultats d'erreur, provoquèrent l'excitation des diverses branches qui les fournissent et qui sont, comme on le sait, le moteur oculaire commun, le trijumeau et le grand sympathique. En interrogeant séparément chaque source nerveuse, ils eurent en outre l'avantage de découvrir celle qui a la principale influence sur l'exagération de sécrétion.

Voici les principaux résultats obtenus :

1° L'irritation de la troisième paire reste sans effet sur la tension intra-oculaire constatée au manomètre ;

2° L'irritation du sympathique exagère légèrement cette tension ;

3° Mais c'est surtout l'action du trijumeau qui est la plus remarquable, car, grâce à son excitation, l'œil devient rapidement aussi dur qu'une bille de marbre.

L'influence des nerfs ciliaires sur l'exagération de tension intra-oculaire fut ainsi mise hors de doute, et on incrimina surtout la cinquième paire, comme celle dont l'action est prépondérante.

Tel est le rapide aperçu des principales raisons qui plaident en faveur de la théorie nerveuse du glaucome, théorie qui était autrefois généralement acceptée et à laquelle on tend aujourd'hui à substituer la théorie mécanique que nous allons exposer.

Théorie de l'obstacle à la filtration aes liquides oculaires. — Lorsque les voies de filtration de l'œil furent connues, lorsque l'on sut en particulier, grâce aux remarquables travaux de Schwalbe et de Leber, que la plus grande partie des liquides intra-oculaires quitte l'œil par les espaces de Fontana, on dut logiquement se demander si un obstacle apporté à cette grande voie de filtration n'était pas lui-même la cause première du glaucome. Knies en chercha d'abord la preuve dans l'anatomie pathologique, et constata que sur vingt-cinq yeux glaucomateux énucléés, il y avait oblitération des voies de filtration. Weber et

Pagenstecher rapportèrent aussi des cas, où les espaces de Fontana étaient aplatis, et où la périphérie de l'iris paraissait soudée à la cornée. Brailey constata de son côté la rétraction du tissu fibreux, connu sous le nom de ligament pectiné, rétraction qui attire en avant la périphérie de l'iris et concourt à fermer l'angle irido-cornéen.

Toutes ces recherches sont assurément fort intéressantes et ne manquent pas d'une certaine valeur; mais il faut remarquer que les altérations que nous venons de signaler ne sont pas constantes, et de plus qu'elles ont été rencontrées sur des yeux glaucomateux qu'on a dû énucléer, c'est-à-dire que ce sont des lésions terminales de la dégénérescence glaucomateuse. Existent-elles dès le début de l'affection? le fait n'est pas probable, et c'est là cependant le point délicat de la question, qu'il eût fallu éclaircir pour entraîner la conviction.

Certains auteurs demandèrent à leur tour la solution du problème aux recherches expérimentales. Weber, ayant réussi à provoquer des accidents glaucomateux dans l'œil d'un lapin par l'injection d'un liquide huileux dans la chambre antérieure, en conclut que la voie de filtration de l'angle irido-cornéen avait été oblitérée. Schœler, en cautérisant le tissu péri-cornéen d'un animal, fit naître tous les symptômes de glaucome, par suite de l'irritation inflammatoire propagée jusqu'aux espaces de Fontana. Ce sont là donc des faits qui contribuent dans une certaine mesure à étayer la doctrine du glaucome par cause mécanique.

Enfin les partisans de la nouvelle théorie cherchèrent à appuyer leur opinion sur certains faits cliniques, dont voici les plus importants :

1° Les voies de filtrations antérieures de l'œil sont manifestement oblitérées, dans certains glaucomes que nous avons eu occasion de signaler (glaucomes secondaires).

2° L'oblitération des voies de filtration est si bien la cause de la maladie, qu'il suffit de les dégager pour obtenir la guérison, c'est pourquoi la sclérotomie suffit à guérir le glaucome, alors qu'une simple paracentèse de la cornée reste inefficace.

3° Cette oblitération donne la meilleure explication possible de la persistance des accidents glaucomateux, et du cercle vicieux qui s'établit, dès que la maladie est constituée. En effet, lorsque l'obstacle aux voies de filtration a produit un excès de tension intra-oculaire, cet excès de tension se répartit dans tout le globe et aplatit à son tour les espaces de Fontana dont il augmente l'encombrement.

Tels sont les principaux arguments allégués en faveur de la nouvelle théorie. Voyons maintenant par quel mécanisme s'opère l'obstruction.

Knies lui reconnaît pour cause l'inflammation du canal de Fontana, et en fait le point de départ du processus glaucomateux.

A. Weber nie l'existence de cette inflammation et admet que ce sont les procès ciliaires gonflés, hypérémiés, qui repoussent l'iris en avant et viennent obstruer les espaces qui constituent la grande voie de filtration antérieure de l'œil. Cette hypérémie des procès ciliaires se produit sous l'influence de toutes les causes qui prédisposent aux hypérémies passives (affection du cœur, emphysème pulmonaire, pléthore, sénilité).

Priestley Smith ayant cru remarquer que le diamètre équatorial du cristallin est plus grand dans les yeux glaucomateux que dans les yeux normaux, en fait le point de départ de la maladie et en donne l'explication suivante. L'augmentation du diamètre équatorial du cristallin, dit cet auteur, retrécit l'espace qui existe à la périphérie de cet organe et les procès ciliaires, espace par lequel filtrent d'arrière à l'avant les liquides intra-oculaires qui viennent du corps vitré : de là une gêne apportée à la filtration de ces liquides et consécutivement une augmentation de pression, qui se manifeste d'abord dans le corps vitré, puis qui retentit de là sur les procès ciliaires et sur la périphérie de l'iris, qu'elle accole à la cornée et qui vient obstruer le canal de Fontana.

Enfin d'autres auteurs ont attribué la cause de certains glaucomes à un obstacle apporté, non plus aux voies de filtration antérieures de l'œil, mais aux voies de filtration postérieures (Laqueur), ce qui semble surtout admissible pour le glaucome simple.

Toutes ces opinions si diverses font bien voir que tout est encore loin d'être élucidé dans la pathogénie du glaucome, malgré les travaux remarquables auxquels cette question a déjà donné lieu.

Cherchons maintenant à prendre parti dans ce débat et à résumer notre opinion. Nous admettons pour notre part que la théorie nerveuse et la théorie mécanique du glaucome s'adaptent chacune à un certain nombre de faits, et nous reconnaissons deux grandes variétés de glaucome : 1° le glaucome actif, dû à l'hypersécrétion des liquides intraoculaires ; 2° le glaucome passif, résultant d'un défaut d'élimination de ces mêmes liquides, c'est-à-dire d'un obstacle apporté dans leurs voies de filtration. Dans la première de ces variétés, nous rangeons le glaucome aigu, le glaucome chronique, le glaucome simple et le glaucome hémorrhagique. En effet, toutes ces formes de glaucome se traduisent, au moins à un certain moment de leur évolution, par des symptômes de pression intra-oculaire exagérée, et ne sont précédés d'aucun processus pathologique, qui ait pu oblitérer les voies de filtration de l'œil.

A la seconde variété, appartiennent la plupart des cas de glaucome secondaire. C'est en comprimant d'une façon évidente la grande voie de filtration antérieure, que les cataractes traumatiques, qui se gonflent rapidement par suite de l'imbibition de l'humeur aqueuse, amènent des accidents glaucomateux; c'est ainsi qu'agissent également les synéchies antérieures qui accolent une partie de l'iris à la cornée; les iritis séreuses, qui, comme on le sait, se localisent principalement dans les espaces de Fontana; et enfin certaines irido-choroïdites, suivies de stases veineuses et d'exsudations dans la grande voie lymphatique de l'œil.

Ajoutons qu'un certain nombre de glaucomes peuvent être mixtes et revendiquer l'une et l'autre origine. Ainsi dans les luxations du cristallin, la lentille déplacée frappe la région ciliaire, sur laquelle elle repose, de petits chocs successifs et répétés à tous les mouvements du globe, ce qui produit une hypersécrétion de liquide intra-oculaire; d'autre part, elle repousse l'iris en avant et comprime l'angle irido-cornéen, de sorte qu'il y a ici combinaison des deux grandes causes productrices de la maladie.

Un fait qu'il ne faut également pas perdre de vue, c'est que la résistance plus ou moins grande de la sclérotique joue aussi un rôle important dans la pathogénie du processus glaucomateux. Lorsque cette membrane a subi les altérations séniles, a perdu toute élasticité, et n'est plus susceptible de se distendre, il arrive que si la tension intra-oculaire s'élève, elle s'accuse immédiatement par la dureté de l'œil et par tous les symptômes qui lui font ordinairement cortège. Dans la jeunesse au contraire, alors que la sclérotique a assez de souplesse pour pouvoir compenser, par sa distension, un léger excès de pression intra-oculaire, le glaucome ne se produit pas, ou traduit ses effets, sous la forme d'hydrophthalmie, et, dans certains cas, sous forme de myopie progressive.

Le glaucome se présente sous les aspects les plus variés, qui constituent ses différentes formes. Il peut donc être confondu avec les maladies les plus dissemblables, et on ne peut étudier avec fruit son diagnostic, qu'en prenant à part chacune de ses variétés, pour les séparer des affections qui ont avec elles des traits communs et des points de ressemblance. Diagnostic.

Voyons d'abord le glaucome aigu. Ce glaucome présente tous les caractères d'une maladie aiguë, dans laquelle l'œil tout entier est rouge, injecté, douloureux. Peut-on le confondre avec une conjonctivité catarrhale aiguë? Nous hésiterions à l'en séparer si nous n'avions eu plusieurs fois occasion de voir commettre cette erreur. Mais il faut avouer qu'une pareille méprise est bien grossière, car c'est seulement l'injection de la conjonctive et son chémosis qui peuvent amener une telle erreur, et il ne faut tenir aucun compte, ni des violentes douleurs péri-orbitaires qui existent, ni de la perte ou de l'affaiblissement considérable de la vision, ni des autres signes caractéristiques que nous avons énumérés.

Lorsque le glaucome est subaigu, on peut plus facilement le confondre avec une névralgie péri-orbitaire ou avec une hémi-crânie, car ces affections s'accompagnent souvent d'un certain degré d'irritation de l'œil. Mais l'aspect de la pupille en état de mydriase, l'abolition plus ou moins complète de la vision et la tension intra-oculaire exagérée, servent à éviter facilement toute méprise, pour peu que l'attention soit éveillée sur la possibilité de la commettre.

Lorsque tous les signes d'un glaucome aigu ont été constatés, le diagnostic n'est pas encore achevé. Nous devons en effet nous rappeler que les tumeurs intra-oculaires parcourent pendant leur évolution une période glaucomateuse, et nous devons toujours nous demander si nous ne sommes pas en face d'un pareil cas. Ce sont les antécédents de la maladie, et l'exploration aussi complète que possible du fond de l'œil, qui peuvent nous donner les meilleurs renseignements ; c'est là du reste un sujet sur lequel nous aurons occasion de revenir.

A l'inverse du glaucome aigu, le glaucome chronique se présente avec des allures lentes, insidieuses, et se caractérise surtout par le rétrécissement du champ visuel interne et par l'excavation de la papille. C'est ce dernier caractère qui est le plus important : aussi faut-il distinguer avec soin cette excavation pathologique des autres excavations qui ont avec elle certains points de ressemblance et qui sont retracées dans le tableau suivant :

EXCAVATION GLAUCOMATEUSE.	EXCAVATION PHYSIOLOGIQUE SIMPLE.	EXCAVATION PHYSIOLOGIQUE COMPLIQUÉE d'atrophie de la pupille.
I. — *Symptômes ophthalmoscopiques.*		
1° L'excavation est toujours totale, c'est-à-dire comprend toute la surface de la papille qui est en même temps blanche et atrophiée.	1° L'excavation est toujours partielle : la partie excavée est blanche, la partie non excavée conserve sa coloration normale.	1° L'excavation est partielle, mais la papille tout entière est blanche et atrophiée.
2° Ses bords se confondent avec ceux de la papille et sont taillés à pic. A leur niveau les vaisseaux rétiniens paraissent interrompus et forment des crochets caractéristiques.	2° Ses bords, distincts de ceux de la papille, sont en pente douce. Si les vaisseaux forment crochet, ce qui est rare, ce n'est jamais à la périphérie de la papille, mais à une certaine distance de celle-ci.	2° Bords de l'excavation en pente douce et non à pic.
3° Les vaisseaux sont repoussés en sens inverse de la macula, c'est-à-dire du côté interne (à l'image droite), ce qui constitue un excellent signe d'excavation glaucomateuse.	3° Les vaisseaux conservent leur direction physiologique.	3° Les vaisseaux conservent leur direction normale et ne sont pas rejetés sur la partie interne de la papille.
4° Pouls artériel spontané ou à la moindre pression exercée sur le globe (signe pathognomonique).	4° Absence de pouls artériel.	4° Absence de pouls artériel. Absence des vaisseaux capillaires.
II. — *Symptômes fonctionnels.*		
5° La vision périphérique est compromise avant la vision centrale et le champ visuel commence toujours à se rétrécir par la portion nasale.	5° Aucun trouble visuel, à moins d'une coïncidence.	5° La vision centrale est la première atteinte ; le champ visuel ne se rétrécit qu'après un certain temps, soit par secteurs, soit d'une façon régulièrement concentrique.
6° La perception de couleurs persiste tant que la vision centrale n'est pas atteinte.	6° Perception des couleurs normale.	6° La perception des couleurs se pervertit dès le début de la maladie et commence par le vert, puis le rouge.
7° Affection essentiellement locale.	7° Disposition congénitale existant souvent sur les deux yeux, quand le trouble visuel accidentel n'existe que dans un œil.	7° Coïncidence fréquente de symptômes cérébraux ou spinaux qui expliquent l'atrophie.

Tels sont les principaux caractères de ces trois sortes d'excavation. Le diagnostic en est toujours facile dans les cas types et bien dessinés; mais certaines circonstances viennent quelquefois le compliquer et donner lieu aux erreurs les plus inattendues.

Ainsi, il semble qu'on ne puisse jamais être amené à confondre une excavation glaucomateuse avec une excavation physiologique, tant leurs différents caractères sont en général nets et tranchés, et cependant nous avons vu commettre plusieurs fois des méprises de ce genre. Ce qui en avait été cause, c'est que l'excavation physiologique était très étendue; c'est qu'elle s'accompagnait d'une conjonctive lacrymale, donnant lieu à des phénomènes d'arcs-en-ciel et amenant quelques troubles visuels momentanés, en rapport avec une couche de larmes étalée au devant de la cornée; c'est qu'enfin les malades étaient en outre sujets à des accès de migraine ophthalmique, ou à des névralgies sus-orbitaires, douleurs qui simulaient les douleurs péri-orbitaires du glaucome et achevaient de tromper l'observateur.

Les causes d'erreur sont plus fréquentes, dans certains cas, où il s'agit de reconnaître une excavation glaucomateuse, d'une atrophie simple survenant sur une papille où il préexiste une vaste excavation physiologique. Lorsque nous étudierons l'atrophie de la papille, nous aurons à signaler les signes différentiels qui existent entre ces deux affections et à insister sur ce diagnostic, qui peut être singulièrement difficile, si des complications de conjonctivite lacrymale et de migraine ophthalmique viennent le compliquer comme dans le cas précédent. Ce sont les symptômes fonctionnels qui sont alors nos meilleurs guides, et, sous ce rapport, nous regardons comme un excellent caractère de glaucome, la perte du champ visuel interne et la perception des couleurs relativement conservée.

Enfin le glaucome chronique peut encore à son début donner lieu à plus d'une confusion. Ainsi, l'iritis séreuse et certaines formes d'irido-choroïdite peuvent simuler cette affection, en amenant la dilatation de la pupille, en provoquant une injection périkératique, ainsi que des douleurs péri-orbitaires plus ou moins vives. Dans ces cas, la présence de nombreuses synéchies postérieures, la kératite ponctuée qui est fréquente et enfin l'absence de toute excavation, sont les éléments qui permettent d'élucider la question.

Le glaucome simple emprunte au glaucome chronique ses allures lentes et insidieuses. Il lui ressemble encore par le trouble visuel qui l'accompagne et par l'excavation de la papille qui le caractérise; mais il en diffère par l'absence de toute douleur et par l'intégrité complète de toutes les parties qui constituent l'hémisphère antérieur du globe.

Cette forme de glaucome peut, comme la variété précédente, être confondue avec une atrophie simple, se déclarant sur une papille présentant une excavation physiologique très prononcée; nous établirons plus loin les caractères différentiels de ces deux affections (voir Atrophie de la papille).

Elle peut également soulever de grandes difficultés de diagnostic, lorsqu'elle se manifeste sur des yeux myopes, atteints d'un staphylome postérieur étendu, surtout lorsque celui-ci entoure complètement le nerf optique. En effet, la dureté de pareils yeux est toujours plus élevée que dans l'état normal, et s'il s'y déclare une excavation glaucomateuse, elle est toujours très peu marquée, car la pression intra-oculaire refoule en arrière non seulement la papille, mais encore la sclérotique ambiante qui est amincie et peu résistante. On ne trouve donc plus ici les caractères d'une excavation bien dessinée, et on ne peut baser le diagnostic que sur la légère déviation des vaisseaux rétiniens au niveau du bord de l'excavation, sur la marche de la myopie qui devient rapidement progressive, et surtout sur le rétrécissement du champ visuel interne.

Le diagnostic du glaucome hémorrhagique a été établi précédemment. Quant au glaucome secondaire, on le reconnaît à la dureté du globe et à l'excavation de la papille, venant compliquer toute affection oculaire capable d'oblitérer la grande voie de filtration antérieure de l'œil.

Traitement. La principale indication à remplir, dans le traitement du glaucome, est de faire cesser au plus vite l'excès de pression intra-oculaire qui est cause de tous les accidents. Il est nécessaire pour cela de s'adresser à un traitement chirurgical; mais, avant de l'étudier, voyons les ressources médicales dont nous pouvons disposer, sinon à titre curatif, du moins comme moyens palliatifs.

1° *Traitement médical.*—Dans le but de calmer les douleurs et l'irritation de l'œil, on employait autrefois les instillations d'atropine, dans les cas aigus et subaigus de glaucome. C'était là une pratique désastreuse, car cet alcaloïde, ainsi que nous l'avons vu, tend à augmenter la pression intra-oculaire et produit des résultats diamétralement opposés à ceux que l'on cherchait à atteindre. L'atropine est donc formellement contre-indiquée, non seulement dans le glaucome déclaré, mais dans toutes les affections à tendance glaucomateuse.

L'ésérine a des propriétés inverses. Soit, parce qu'en tendant fortement l'iris elle dégage sa périphérie de l'angle irien et favorise la filtration des liquides, à travers les espaces de Fontana et à travers la membrane irienne elle-même, soit parce qu'en faisant rétrécir les vaisseaux, elle diminue les sécrétions oculaires, elle jouit de propriétés anti-glaucomateuses certaines, mises en évidence par Laqueur. L'usage de l'ésérine est donc indiqué dans le glaucome; mais il est important de remarquer que ce médicament ne peut seul triompher de la maladie, malgré quelques faits de guérison isolés qui ont été signalés. La *pilocarpine*, comme nous l'avons les premiers démontré (*Société de Biologie*), possède aussi la propriété anti-glaucomateuse.

1° L'ésérine est indiquée, lorsque le malade refuse toute espèce d'opération ou veut en différer l'époque. Cet agent arrête alors dans une certaine mesure les progrès de la maladie et doit toujours être conseillé.

2° L'ésérine trouve aussi son application avant et après toute opération d'iridectomie ou de sclérotomie pratiquée sur un œil glaucomateux. Elle a pour avantage de s'opposer à tout enclavement de l'iris dans la plaie, et ajoute son action antiglaucomateuse à celle que produit l'opération. C'est surtout dans les cas où celle-ci n'a pas donné tout le résultat désiré, qu'il est recommandé de poursuivre l'action antiglaucomateuse, au moyen de pareilles instillations.

3° Enfin l'ésérine se montre surtout favorable quand il s'agit de prévenir le glaucome plutôt que de le guérir. A ce titre, elle est employée dans toutes les affections à tendance glaucomateuse, telles que les perforations de la cornée avec hernie de l'iris; les staphylomes de la cornée, etc.

On l'a aussi conseillée dans la période prodromique du glaucome. Jusqu'où va alors son utilité et peut-elle retarder l'explosion de la maladie ou la rendre moins violente? c'est ce qu'il est difficile de décider; mais son emploi est rationnel et mérite d'être encouragé.

4° C'est également à titre préventif, que certains auteurs pratiquent des instillations d'ésérine dans l'œil sain, lorsque l'autre œil atteint de glaucome vient de subir l'iridectomie. On sait en effet que cette opération semble hâter l'explosion de la maladie sur l'œil indemne, soit par irritation sympathique, soit à la suite de la vive excitation morale du malade. De Graefe admettait que cette complication se présente environ dans 3 p. 100 des cas, et arrive généralement dans les quinze premiers jours qui suivent l'opération, ce qui indique à peu près le temps pendant lequel on doit en faire usage.

Pour remplir ces diverses indications, l'ésérine est ordinairement employée à la dose suivante :

Sulfate neutre d'ésérine....................	0gr,02
Eau distillée..............................	10 gr.

On instille une ou deux gouttes de ce collyre dans l'œil malade, de préférence le soir, afin que le trouble visuel qui en résulte passe autant que possible inaperçu. Mais malheureusement l'ésérine donne quelquefois lieu à une violente céphalalgie, à des spasmes des paupières et détermine une vive irritation de la conjonctive.

La pilocarpine au contraire ne cause aucune douleur, est mieux tolérée et peut être instillée deux ou trois fois par jour, sans déterminer de réaction conjonctivale ; c'est pourquoi nous sommes amenés dans bien des cas à préférer ce dernier agent, dont nous faisons usage à la dose suivante :

Chlorhydrate neutre de pilocarpine.........	0gr,15
Eau distillée..............................	10 gr.

Saturer avec un excès de pilocarpine libre.

En même temps que l'ésérine et la pilocarpine, d'autres agents thérapeutiques trouvent également leur indication dans le glaucome, au moins pour combattre l'élément douleur, qui est souvent un des symptômes les plus prononcés de l'affection.

De ce nombre est le sulfate de quinine, que l'on administre à la dose de 30 à 40 centigrammes par jour, dans des cachets médicamenteux. Nous avons vu tout le parti qu'on peut en tirer, contre les douleurs de la cinquième paire qui se manifestent dans les kératites et les iritis. Il rend souvent les mêmes services dans les crises aiguës du glaucome et c'est pourquoi on ne doit pas en négliger l'emploi.

Nous avons aussi à signaler l'action calmante que l'on peut obtenir, au moyen de quelques sangsues appliquées sur la tempe, d'injections hypodermiques de morphine, de compresses chaudes mises en permanence sur l'œil malade, et enfin par l'usage interne du chloral, dans le but de provoquer le sommeil. Mais ces divers moyens, quelque rationnels qu'ils soient, demeurent généralement impuissants à guérir le glaucome, et c'est au traitement chirurgical que l'on doit toujours avoir recours.

2° *Traitement chirurgical.* — Le traitement chirurgical du glaucome compte avec raison comme une des plus grandes découvertes de la chirurgie moderne. Le principal honneur en revient à de Graefe, qui a rendu ainsi à l'humanité un éclatant service.

Nous croyons devoir signaler ici les paracentèses de la cornée, qui peuvent bien abaisser momentanément la pression intra-oculaire, et que Desmarres père avait pratiquées le premier, mais cette opération n'agit que d'une façon trop peu durable pour amener la guérison définitive. Nous ne nous occuperons que des deux grandes opérations proposées contre le glaucome, à savoir : l'iridectomie et la sclérotomie.

Iridectomie dans le glaucome.

Frappé de la diminution de tension que l'on constate dans les yeux sur lesquels on a dû pratiquer l'iridectomie, de Graefe eut l'idée d'appliquer cette donnée au traitement du glaucome, c'est-à-dire de l'affection dont l'augmentation de tension intra-oculaire est le caractère essentiel. Il soumit donc à l'iridectomie tous les yeux atteints de glaucome qu'il eut à soigner, constata l'action anti-glaucomateuse certaine de cette opération, et publia sa découverte qui eut un immense retentissement (1856).

Les résultats de cette opération furent en effet merveilleux et la curabilité du glaucome parut assurée. Toutefois on ne tarda pas à remarquer que la valeur de l'iridectomie est bien différente, selon les diverses formes de la maladie, et c'est cette question qu'il importe aujourd'hui de préciser.

Il est d'abord incontestable que cette opération se montre surtout favorable dans le glaucome aigu : tous les auteurs sont d'accord à ce sujet ; tous reconnaissent aussi que plus elle est pratiquée à une période voisine du début de la maladie, plus elle est efficace pour rétablir la vision et arrêter définitivement les progrès du mal : de là l'indication d'agir au plus vite.

A ce sujet, il y aurait un intérêt considérable à pouvoir établir, d'une façon suffisamment exacte, combien de temps la vision peut demeurer abolie, tout en restant susceptible de pouvoir être rétablie par l'opération. Mais on ne peut à cet égard poser aucune règle précise ; quelques jours de retard peuvent l'anéantir d'une façon irrémédiable, et même quelques heures suffisent pour amener ce déplorable résultat, s'il s'agit d'un glaucome foudroyant ; d'un autre côté, on a vu la vision en quelque sorte perdue depuis quinze jours et même depuis un mois, se rétablir d'une façon satisfaisante grâce à l'opération.

L'iridectomie donne également des résultats satisfaisants dans le glaucome chronique irritatif, alors que la vision n'est pas encore complètement abolie. On la voit quelquefois reculer de 20° et même de 30° le rétrécissement déjà produit, et arrêter une maladie qui jusque-là était continuellement progressive.

Dans le glaucome chronique simple, cette opération se montre moins avantageuse, et parfois ses résultats sont même complètement mauvais, notamment lorsque le rétrécissement du champ visuel a déjà atteint le point de fixation. En effet l'élargissement de la pupille amène des cercles de diffusion fort gênants, accentue quelquefois la marche de la maladie et prive rapidement le malade du peu de vision qui lui reste.

Enfin, dans le glaucome hémorrhagique, l'iridectomie est le plus souvent désastreuse et le point de départ de graves complications. On voit de nouvelles hémorhagies intra-oculaires se former, la tension de l'œil augmenter, et les douleurs devenir intolérables. Ces accidents ne s'expliquent que par la nature particulière de cette variété de glaucome, qui est essentiellement maligne.

Maintenant que nous connaissons la valeur de l'iridectomie dans les diverses variétés de glaucome et sa grande efficacité dans les cas aigus, il nous reste à rechercher l'explication de son action curative. C'est là une question qui a provoqué bien des recherches et reçu des interprétations bien différentes.

De Graefe n'ayant trouvé aucune explication satisfaisante, Donders admit que l'excision des filets nerveux de l'iris supprime le point de départ de la maladie, qu'il regardait comme d'ordre réflexe.

Pour Ulrich, la brèche faite à l'iris est une barrière de

moins qu'ont à franchir les liquides intra-oculaires et leur permet d'arriver plus facilement dans les voies de filtration où ils doivent se rendre pour être éliminés.

Exner pense que l'excision de l'iris permet aux artérioles de cette membrane de communiquer directement avec les veinules, sans interposition des capillaires, ce qui facilite le cours du sang et exerce une action favorable sur la tension intra-oculaire.

Enfin, selon un certain nombre d'auteurs, l'iridectomie n'agit que par la section scléro-cornéenne qu'elle nécessite et ils en donnent pour preuve l'influence favorable que possède la simple sclérotomie. Son mode d'action serait donc exclusivement le même que celui de la sclérotomie, et nous verrons plus loin comment on doit le comprendre.

Sans entrer dans le *modus faciendi* de l'opération, qui s'exécute du reste comme dans les autres cas où elle est indiquée, nous croyons bon d'insister ici sur quelques détails pratiques, qui empruntent un intérêt particulier à la nature même de l'affection.

1° L'excision de l'iris doit toujours être faite en haut, afin que la nouvelle pupille soit cachée par la paupière supérieure; mais il y a à cette règle quelques exceptions. Si la partie supérieure de l'iris présente un tissu plus atrophié que d'autres parties, il est indiqué d'exciser cette membrane en un autre point, à la partie inférieure par exemple. La même conduite doit être tenue, dans le but de faciliter l'opération, si on a affaire à un malade indocile et ne pouvant être anesthésié.

2° Comme l'œil est douloureux, il est utile de chloroformiser le malade pour l'opérer, en cherchant pour cela à profiter d'un moment d'assoupissement, sans être obligé de pousser l'anesthésie jusqu'à la résolution complète.

Nous avons plusieurs fois essayé d'employer ici, comme anesthésique, le protoxyde d'azote ; mais son action est de trop courte durée pour pouvoir être utilisée.

3° Le couteau de de Graefe est préférable au couteau lancéolaire que l'on employait autrefois. On le dirige plus facilement au niveau de la limite scléro-cornéenne dont on doit faire la section, et on risque moins de blesser la lentille.

4° Beaucoup d'auteurs recommandent de faire à l'iris une large excision. C'est là, selon nous, une pratique dangereuse, parce que le cristallin peut sortir par une grande ouverture, sous l'influence de la pression intra-oculaire exagérée. Une excision de moyenne étendue, telle que celle qui donne à la pupille la forme d'une clef de serrure, est pafaitement suffisante.

5° Il est indispensable que l'iris ne s'enclave pas dans la plaie, car son tiraillement peut augmenter la tension de l'œil. On mettra donc tous ses soins à faire une excision bien nette de cette membrane, en la sectionnant exactement au niveau des angles de la plaie. C'est là une recommandation sur laquelle on ne saurait trop insister.

6° Après l'opération, il est nécessaire d'instiller de l'ésérine ou de la pilocarpine et de pratiquer la compression de l'œil pendant six à huit jours, car l'adhérence de la plaie est souvent assez longue à se faire. Une compression ainsi prolongée et bien exactement faite favorise la coaptation de la plaie et empêche dans une certaine mesure la production d'une cicatrice ectatique ou cystoïde qui a grande tendance à s'établir.

Telles sont les principales règles à suivre. Comme complément de ce que nous venons de dire, il est encore utile de signaler les dangers particuliers que l'iridectomie présente dans le glaucome, car de ce fait qu'elle est pratiquée dans un œil dont la tension est surélevée, il résulte que les conditions de son exécution sont assez notablement changées.

Tout d'abord cette opération est plus difficile ici que dans tout autre cas, à cause de l'étroitesse de la chambre antérieure et de la nécessité de faire une section très périphérique, comprenant les espaces de Fontana, c'est-à-dire la grande voie lymphatique de l'œil. Une autre source de difficulté, c'est que l'iris est souvent réduit à une étroite bandelette atrophiée et ratatinée qu'il est difficile de saisir.

La pression intra-oculaire exagérée favorise singulièrement ici les enclavements de l'iris dans la plaie, et malheureusement nulle autre part ils ne sont plus dangereux, car ils sont eux-mêmes la source d'une augmentation de tension.

C'est également dans le glaucome qu'on risque le plus de luxer le cristallin, par suite de la rupture de la zonule, car celle-ci est devenue friable, facile à rompre. Un pareil accident est toujours très grave, car il crée souvent une forme maligne de glaucome qui nécessite l'énucléation.

Enfin un autre accident également redoutable consécutif à l'opération est quelquefois la formation de nombreuses hémorrhagies sur la rétine et dans le corps vitré. Il est bon, à ce sujet, d'avoir toujours présent à la mémoire que les vaisseaux des membranes profondes sont très souvent altérés dans le glaucome. Une détente brusque de la pression intra-oculaire favorise leur rupture; c'est pourquoi on doit inciser la cornée lentement et s'opposer autant que possible à la sortie trop rapide de l'humeur aqueuse.

D'autres accidents, mais ceux-ci plus tardifs, doivent encore être signalés. C'est d'abord la formation d'une cicatrice cystoïde, qui est plus commune dans le glaucome que dans toute autre affection, à cause de la difficulté que la plaie éprouve pour se réunir, sous l'influence de l'exagération de la pression intra-oculaire. Une telle cicatrice n'a toutefois rien de bien effrayant et facilite même, selon certains auteurs, la filtration des liquides oculaires, ce qui cependant est loin d'être absolu.

Enfin une dernière complication de l'iridectomie est de favoriser l'explosion du glaucome sur l'œil sain, ce qui arrive parfois dans les quinze premiers jours qui suivent l'opération, ainsi que de Graefe l'a signalé. C'est pour éviter cet accident que certains auteurs, et entre autres Fieuzal, ont proposé de pratiquer sur l'œil sain une iridectomie préventive.

A côté de l'iridectomie, la *sclérotomie* est venue récemment prendre une place importante dans le traitement chirurgical du glaucome. Sclérotomie dans le glaucome.

Conseillée et exécutée pour la première fois par Quaglino, ensuite par Stellwag et Mauthner, cette opération est née de l'idée que c'est la section scléro-cornéenne qui, dans l'iridectomie pratiquée contre le glaucome, est la partie efficace de l'opération, l'excision de l'iris ne jouant qu'un rôle secondaire et n'étant pratiquée que pour empêcher l'enclavement de cette membrane.

Les premiers essais de cette opération furent assez réservés, et la plupart des auteurs ne l'employèrent d'abord que dans le cas de glaucome absolu, alors qu'aucun espoir ne subsistait de pouvoir rendre quelque vision au malade et qu'il s'agissait seulement de la débarrasser de douleurs périorbitaires revenant périodiquement. Moins dangereuse à exécuter que l'iridectomie, surtout dans les cas où l'iris est réduit à une mince bandelette difficile à saisir, elle se montra tout autant efficace à calmer les douleurs, et son emploi fut ainsi complètement justifié.

Il en fut bientôt de même dans le glaucome chronique

simple, lorsque le rétrécissement du champ visuel a atteint ou dépassé le point de fixation. Si dans ces sortes de cas on pratique une brèche à l'iris, il en résulte des cercles de diffusion qui gênent les malades et font encore diminuer le peu de vision qui leur reste, inconvénient que n'a pas la sclérotomie qui pour cette raison est préférable.

Le glaucome hémorrhagique rentra aussi bientôt dans les indications de la nouvelle opération. Les résultats de l'iridectomie sont ici si souvent nuisibles, en amenant une détente trop brusque de la pression intra-oculaire, en favorisant ainsi les hémorrhagies du fond de l'œil et en provoquant de nouvelles douleurs, qu'on s'empressa bien vite de lui substituer la sclérotomie. Celle-ci se montre toujours moins dangereuse que l'iridectomie, souvent plus efficace et c'est à elle que l'on doit avoir recours.

Voilà quelles furent les premières conquêtes de la sclérotomie. Elle en fit bientôt de nouvelles, de sorte que nous pouvons aujourd'hui dresser le tableau suivant de ses principales indications :

1° Le glaucome absolu dont nous venons de parler;

2° Le glaucome simple;

3° Le glaucome hémorrhagique ;

4° Les accidents glaucomateux qui surviennent parfois dans l'ophthalmie sympathique, cas dans lesquels l'iris se montre intolérant pour tout traumatisme;

5° L'hydrophthalmie congénitale, qui n'est autre chose qu'un glaucome déguisé, dans lequel on doit toujours craindre une brusque sortie de l'humeur vitrée, si on pratique l'iridectomie ;

6° Le glaucome qui récidive après l'iridectomie;

7 Les glaucomes secondaires, dus aux luxations du cristallin, à une iritis séreuse, etc. ;

8° Les prodromes du glaucome.

Remarquons que, dans cette énumération déjà longue, nous n'avons parlé, ni du glaucome aigu, ni du glaucome chronique, c'est-à-dire, en résumé, des glaucomes les plus fréquents. C'est qu'ici l'iridectomie donne des résultats si favorables qu'on a toujours craint d'abandonner le certain pour l'incertain, et qu'on n'a pas encore tous les éléments nécessaires pour établir un parallèle exact entre les deux opérations rivales.

Quoi qu'il en soit, on peut voir que la sclérotomie a déjà gagné un large terrain. Elle le doit non seulement aux résultats favorables qu'elle donne, mais aux avantages suivants. Elle est facile à exécuter et moins sujette que l'iridectomie aux accidents d'enclavement de l'iris, de subluxation du cristallin et surtout d'hémorrhagie intra oculaire, en permettant une sortie moins brusque de l'humeur aqueuse. Elle évite en même temps à l'iris une mutilation sérieuse, toujours disgracieuse et souvent gênante, par les cercles de diffusion auxquels elle donne lieu.

Quel est maintenant son mode d'action, et comment pouvons-nous expliquer sa valeur curative ? Elle dégage, dit-on, la grande voie lymphatique de l'œil, et permet l'établissement d'une cicatrice propre à la filtration, jouant le rôle de soupape de sûreté et rétablissant l'équilibre entre la sécrétion des liquides oculaires et leur élimination. Mais comment attribuer une pareille propriété à la cicatrice qui résulte de la sclérotomie? Évidemment ce n'est pas le tissu cicatriciel lui-même qui est propre à la filtration, car nous connaissons trop bien sa composition, sa densité, ses propriétés rétractiles, pour lui attribuer une semblable propriété.

Faut-il admettre que l'amincissement des lèvres de la plaie joue ici un certain rôle, que les vaisseaux artériels et veineux de la partie sectionnée se rétablissent et communiquent entre eux par de plus larges anastomoses? Faut-il au contraire revenir aux idées de Donders, et attribuer à la section d'un certain nombre de nerfs ciliaires une influence sur l'hypersécrétion intra-oculaire, ce qui nous ramène à la théorie du glaucome par névrose sécrétoire? Toutes ces explications laissent encore place à bien des doutes, et nous inclinons à penser que la sclérotomie agit en débridant le tissu malade, dont elle fait cesser l'étranglement.

Procédé opératoire dans la sclérotomie.

Il nous reste maintenant à donner quelques explications sur le mode opératoire à suivre et sur les divers procédés à employer.

Après avoir instillé préalablement de l'ésérine, appliqué le blépharostat et saisi l'œil avec une pince, beaucoup d'auteurs conseillent de pénétrer dans la chambre antérieure avec le couteau de de Græfe, en faisant la ponction à un millimètre en dehors du bord apparent de la cornée, et la contre-ponction dans un point diamétralement opposé, comme si on voulait pratiquer une large iridectomie. On sectionne alors le lambeau par des mouvements très lents de scie; mais on n'en termine pas l'incision et on laisse un pont sclérotical le plus étroit possible sur le milieu de la plaie qu'il partage ainsi en deux moitiés. On retire ensuite l'instrument, et, après avoir eu soin d'instiller quelques gouttes d'ésérine ou de pilocarpine, on applique sur l'œil un bandage antiseptique et légèrement compressif.

Pendant l'opération on voit quelquefois l'iris s'appliquer sur la lame du couteau et en suivre les légers mouvements, lorsque l'humeur aqueuse s'est écoulée d'une façon trop rapide; c'est un fait dont il n'y a pas lieu de se préoccuper. Le sang répandu dans la chambre antérieure, l'épanchement de l'humeur aqueuse sous la conjonctive, au niveau des points de ponction et de contre-ponction, sont également sans gravité. Ce qui exige une plus sérieuse attention après l'opération, c'est la forme de la pupille. Si elle n'est pas exactement arrondie, c'est l'indice d'un léger enclavement de la partie périphérique de l'iris, enclavement qu'il importe de faire cesser par de doux frottements opérés sur la cornée ou en dégageant l'iris au moyen d'un fin stylet en argent.

Sclérotomie cruciale de Galezowski.

Le procédé dont nous avons fait choix est différent de celui que nous venons de décrire et mérite le nom de sclérotomie cruciale. Pensant qu'il y a intérêt à multiplier les points de débridement sur tout le pourtour de la grande voie de filtration antérieure de l'œil, plutôt que de leur donner une grande étendue, l'un de nous a imaginé de sectionner les espaces de Fontana, à chaque extrémité du diamètre vertical et du diamètre horizontal de la cornée. On se sert pour cela d'un sclérotome spécial, recourbé et à double tranchant, avec lequel on pénètre obliquement d'arrière en avant dans la grande voie lymphatique de l'œil, pour arriver dans la chambre antérieure. Ce sclérotome a une largeur d'environ trois millimètres, de sorte que les quatre incisions que l'on pratique, séance tenante, donnent un débridement total d'environ douze millimètres. L'opération doit être précédée et suivie de l'instillation de quelques gouttes d'ésérine et de l'application d'un bandage antiseptique et compressif.

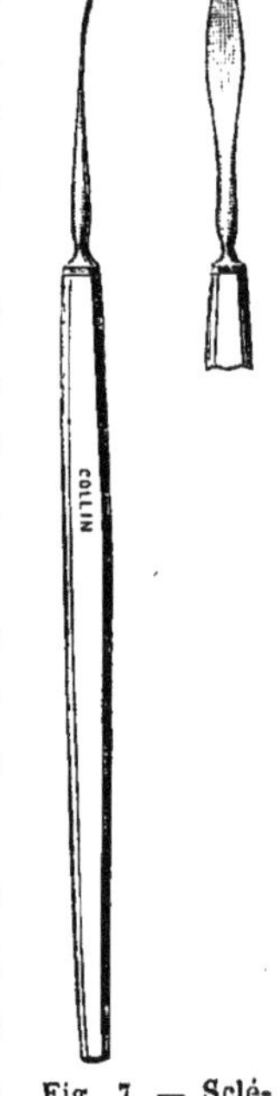

Fig. 7. — Sclérotome.

Martin (de Cognac) préconise un autre procédé opératoire. Avec une aiguille à paracentèse, il fait une ponction à l'extrémité supérieure du diamètre vertical de la cornée et agrandit ensuite la plaie à l'aide d'un ou deux coups de ciseaux courbes, de façon à lui donner une étendue de 6 à 7 millimètres.

Ce ne sont pas là les seules opérations que l'on a proposées contre le glaucome. Hancock pratiquait la section du muscle ciliaire, ce qui n'est autre chose qu'un débridement partiel de l'espace de Fontana. Certains auteurs ont conseillé la ponction de la sclérotique (Lefort). Récemment Badal de Bordeaux a fait voir que l'élongation et surtout l'arrachement du nerf nasal abaissent la tension intra-oculaire en excès et calment les douleurs glaucomateuses. Il a publié des succès confirmés par ceux d'Abadie et qui se trouvent consignés dans la thèse de Trousseau. Cette opération, sur laquelle on ne peut encore porter un jugement définitif, vient augmenter le nombre de nos ressources. En agissant sur le nerf nasal, comme le dit Badal, on agit sur les filets de la cinquième paire qui se rendent à l'œil et c'est ainsi que s'explique l'action anti-glaucomateuse de cette opération.

Énucléation. Malgré l'action curative souvent toute-puissante de l'iridectomie et de la sclérotomie dans le glaucome, il n'en est pas moins des cas qui se montrent rebelles et où l'on doit se résoudre à l'énuclation du globe, comme la suprême ressource destinée à débarrasser le malade des douleurs intolérables et incessantes qu'il endure. Il en est surtout ainsi dans le glaucome hémorrhagique et dans certains glaucomes secondaires, alors que la sclérotomie n'a pu enrayer la maladie et a même été l'occasion de nouvelles hémorrhagies, qui sont elles-mêmes la source de nouvelles douleurs par l'irritation qu'elles déterminent.

II. — CHOROIDITE EXSUDATIVE, PLASTIQUE, DISSÉMINÉE.

La choroïdite exsudative est caractérisée par des exsudats qui se déposent soit à la surface, soit dans l'épaisseur même de la choroïde. On reconnaît cette affection aux caractères suivants :

Symptômes ophthalmoscopiques.

1° *Aspect.* — Examinés à l'ophthalmoscope, les exsudats de la choroïde se présentent au début sous la forme de petites taches circonscrites, arrondies ou irrégulières, sans limites bien nettes, d'un aspect terne, d'une coloration légèrement jaunâtre, tranchant moins vivement que les exsudats de la rétine sur le fond rouge de l'œil. A mesure qu'ils progressent, ils s'entourent de pigment, ce qui leur imprime un caractère distinctif qui les rend faciles à reconnaître.

2° *Siège.* — Leur siège de prédilection est la région équatoriale de l'œil : c'est là qu'ils débutent, mais après un certain temps ils envahissent le segment postérieur, et dans quelques cas se montrent d'emblée sur la région de la macula.

3° *Nombre et volume.* — Rien de fixe relativement à leur nombre et à leur volume : parfois on ne trouve qu'un seul exsudat, surtout si la maladie siège au pôle postérieur de l'œil ; mais le plus souvent on en rencontre un grand nombre répandus çà et là, ce qui a valu à la maladie son nom de choroïdite disséminée. Quant à leur volume, il est souvent très petit ; parfois cependant les foyers exsudatifs forment de véritables boutons assez prononcés pour dévier les vaisseaux rétiniens qui passent au devant d'eux.

4° *Phases régressives.* — Tel est l'aspect des exsudats dans leur période d'évolution : plus tard ils subissent une phase cicatricielle et régressive, usent la choroïde et se transforment en plaques atrophiques, laissant voir sur leur surface des débris de vaisseaux choroïdiens ou des îlots de pigment.

5° *Altérations de voisinage.* — Les altérations de voisinage sont : tantôt des hémorrhagies de la choroïde, tantôt des flocons du corps vitré, parfois des altérations de la rétine elle-même. Les recherches d'Ivanoff ont en effet démontré que si cette membrane passe souvent indemne au-devant des boutons choroïdiens, lorsqu'ils siègent dans la région de l'ora serrata, il n'en est pas de même lorsqu'ils sont groupés autour de la macula. La rétine se soude alors avec les boutons; ses fibres radiées sont entraînées dans la cicatrice, ce qui se traduit par une légère infiltration circonvoisine, s'étendant souvent jusque sur la papille ; les bâtonnets et les cônes sont déformés et déplacés.

Symptômes fonctionnels. Les symptômes fonctionnels sont très variables.

L'acuité visuelle est plus ou moins compromise, selon la situation de l'exsudat par rapport à la macula, et selon le degré de compression subi par les éléments nerveux de la rétine. La vision périphérique présente parfois des scotomes, correspondants aux points occupés par les exsudations, scotomes qu'on ne découvre qu'en mesurant avec soin le champ visuel au périmètre. Enfin des mouches volantes apparaissent devant les yeux du malade, quand le corps vitré est rempli de flocons. Tous ces troubles fonctionnels se retrouvent plus ou moins prononcés, dans un grand nombre de maladies du fond de l'œil, et n'ont pas par conséquent un grand intérêt pour le diagnostic, qui s'établit uniquement par les symptômes ophthalmoscopiques.

Variétés. Selon le nombre plus ou moins grand des foyers exsudatifs et selon leur siège, la choroïdite exsudative reconnaît plusieurs variétés. Elle est dite :

1° *Disséminée,* lorsque les boutons choroïdiens siègent

çà et là, ordinairement sur les parties équatoriales, pour de là s'avancer progressivement sur le pôle postérieur;

2° *Généralisée,* lorsque la presque totalité de la choroïde est envahie;

3° *Centrale*, lorsque l'affection est limitée à la région de la macula;

4° *Aréolaire*, lorsqu'elle présente la forme particulière que nous allons décrire.

Choroïdite aréolaire.

La choroïdite aréolaire décrite par Fœrster se distingue par les caractères suivants :

1° Au lieu de débuter, comme les exsudats choroïdiens, par des boutons d'apparence jaunâtre, elle se montre sous forme de taches recouvertes d'un pigment abondant qui disparaît peu à peu, et laisse à sa place une plaque atrophique blanchâtre et arrondie, qui ne s'encadre à sa périphérie que d'un mince liseré pigmentaire;

2° Ces taches ne se rencontrent pas, comme celles de la choroïdite disséminée, dans la région de l'ora serrata pour de là envahir le pôle postérieur de l'œil, mais se groupent au contraire autour de la macula. Toutefois elles respectent d'habitude la fovea centralis elle-même, de sorte que l'acuité visuelle reste en quelque sorte normale, et contraste par son intégrité avec les nombreuses altérations que l'on remarque dans le fond de l'œil;

3° Au point de vue histologique, ces taches se composent d'un tissu conjonctif plus abondant que dans les autres exsudats, ce qui les prédispose à une rétraction cicatricielle plus accusée. Au point de vue étiologique, elles sont presque toujours syphilitiques, quelquefois traumatiques.

Causes

En tête des causes capables de produire la choroïdite exsudative, il faut placer la syphilis, qui est en jeu dans les trois quarts des cas environ.

D'autres fois la maladie se développe d'une façon en quelque sorte insidieuse et semble être la manifestation de la diathèse rhumatismale et goutteuse ou de troubles utérins. Enfin, dans bien des cas, on ne peut lui découvrir aucune cause bien évidente, ce qui rend la thérapeutique hésitante et réduite à combattre les symptômes.

Diagnostic. Les taches exsudatives du fond de l'œil sont-elles réellement des exsudats de la choroïde ? quelle en est la cause ? quelles en sont les complications ? Telles sont les trois principales questions que l'on doit résoudre pour faire un diagnostic complet.

1° Ce serait une erreur grossière que de confondre les exsudats de la choroïde avec les exsudats de la rétine. En effet, ceux-ci contrastent avec les précédents par leur teinte franche, nette et brillante et ne s'encadrent jamais de dépôts pigmentaires. En outre ils siègent presque toujours dans le voisinage du nerf optique et s'accompagnent d'un certain degré d'infiltration de la papille et fréquemment d'hémorrhagies rétiniennes qui les font facilement reconnaître.

Les plaques atrophiques se distinguent à leur tour des taches exsudatives de la choroïde, par leur teinte chatoyante et nacrée, par leur forme plus régulière, forme qui est toujours arrondie ou composée de ronds fondus ensemble et enfin par leurs bords nettement dessinés. Sur leur surface on remarque parfois des îlots pigmentaires, parfois souvent quelques débris de vasa-vorticosa encore incomplètement atrophiés, ce qui révèle leur origine et lève tous les doutes que l'on peut avoir.

2° S'il est ordinairement facile de reconnaître les exsudats choroïdiens, il est souvent plus difficile d'en découvrir la cause. On ne peut souvent y arriver qu'en prenant en considération les conditions générales que présente le malade.

Toutefois, lorsque la syphilis est en jeu, et c'est le cas le plus fréquent, bien des conditions viennent éclairer le diagnostic. En effet, la choroïdite syphilitique atteint de préférence la région de la macula et se présente le plus souvent sous la forme de foyers exsudatifs nombreux, de peu d'étendue, groupés à la façon de certaines éruptions cutanées et sans tendance à se réunir et à se fusionner entre eux.

La rétine participe presque toujours à la maladie, qui pour cette raison est généralement désignée sous le nom de chorio-rétinite centrale.

Enfin le corps vitré présente souvent un trouble plus ou moins prononcé qui apparaît et disparaît d'une façon périodique.

Au siège spécial de la maladie, correspondent des symptômes fonctionnels spéciaux, c'est pourquoi le malade accuse ici un scotome central et des phénomènes de métamorphopsie et de micropie, que nous verrons plus loin être caractéristiques des affections de la macula.

Tels sont les caractères qui permettent de reconnaître l'origine syphilitique de la maladie ou tout au moins de la soupçonner. Si on les voit succéder à une iritis ou coïncider avec d'autres manifestations syphilitiques générales ou oculaires, on ne saurait avoir aucun doute sur la nature de l'affection.

3° Lorsque l'existence et la cause de la choroïdite disséminée ont été reconnues, on doit compléter le diagnostic en recherchant les complications qui peuvent se présenter et en se demandant surtout si la rétine est saine ou malade. La réponse est facile, car on juge de l'état de la rétine par l'état de ses vaisseaux, par son infiltration et quelquefois par l'atrophie plus ou moins complète de la papille. Les troubles fonctionnels servent aussi de réactifs très sensibles, car la présence de scotomes centraux ou périphériques, l'affaiblissement de l'acuité visuelle, sa diminution considérable le soir (Foerster) et la dyschromatopsie sont autant de signes qui annoncent la participation de la rétine à la maladie.

Traitement. Les allures plus ou moins vives de l'affection et les causes qui lui ont donné naissance doivent servir de base à la thérapeutique.

1° Dans la période floride de la maladie, lorsque les foyers exsudatifs semblent augmenter et se multiplier, lorsque l'hypérémie de la papille est évidente, il est indiqué de recourir aux antiphlogistiques. Quelques sangsues placées sur la tempe ou l'application de la ventouse Heurteloup produisent d'heureux résultats.

Dans les cas chroniques, il convient d'insister sur les dérivatifs intestinaux et sur les révulsifs locaux, tels que les vésicatoires promenés autour de l'orbite et les ventouses sèches appliquées sur la nuque. En même temps on a généralement recours aux propriétés résolutives du mercure et de l'iodure de potassium. Le malade se pratique, pendant dix-huit mois à deux ans, des frictions mercurielles à la dose de deux à trois grammes par jour et prend simultanément un ou deux grammes d'iodure de potassium.

Les transpirations abondantes sont un adjuvant utile du traitement; chez les personnes jeunes et adultes nous ne saurions assez recommander les injections de pilocarpine.

Tous les auteurs insistent sur l'importance d'un repos complet de la vue et sur la nécessité de ne soumettre la rétine à aucune excitation vive. Quelques-uns conseillent de maintenir le malade dans une obscurité presque complète; mais c'est là un moyen qu'on peut difficilement obtenir et qui du reste n'est pas sans inconvénient sur la santé générale. Mieux vaut se départir d'une telle sévérité et permettre au malade des promenades au grand air, à la condition d'avoir les yeux protégés par des conserves teinte fumée.

2° Mais c'est surtout contre les causes présumées de la maladie que l'on doit agir. Dans les formes de choroïdite spécifique qui se développent au voisinage de la macula, il y a un intérêt considérable à arrêter le plus promptement les progrès du mal, afin de sauvegarder autant que possible l'acuité visuelle menacée ou déjà compromise. Pour cela on doit soumettre le malade à un traitement mercuriel énergique dont on trouvera les principales règles, dans le traitement d'une des formes de choroïdite syphilitique que nous étudierons plus loin.

L'iodure de potassium est en même temps employé à la dose de deux à trois grammes par jour. Un tel traitement doit être de longue durée, car la maladie est rebelle, tenace et sujette à de fréquentes récidives.

Dans les cas où l'affection relève de la diathèse goutteuse, on doit insister sur les préparations de colchique, sur l'emploi du salicylate de soude et des alcalins, ainsi que sur le régime antigoutteux. Une cure thermale à Vichy ou à la Bourboule compte au nombre des moyens efficaces dont on peut disposer.

Enfin lorsque la maladie paraît être sous la dépendance de troubles utérins, c'est contre ceux-ci qu'il faut agir, en cherchant à régulariser la menstruation. Les préparations de fer, les exercices au grand air, l'application de sinapismes, de ventouses sèches ou de sangsues sur la partie supérieure des cuisses, au moment présumé de l'époque menstruelle, sont les principaux moyens sur lesquels on doit insister.

Un dernier point qu'il ne faut pas oublier dans le traitement de cette affection, c'est que, lorsqu'elle est arrivée dans ses périodes ultimes, lorsque les taches exsudatives ont fait place aux plaques atrophiques, les indications thérapeutiques ne sont plus les mêmes. On n'est plus alors qu'en face des reliquats laissés par la maladie et contre lesquels on n'a plus de prise, et on ne peut essayer que de stimuler la rétine par des exercices méthodiques avec des verres grossissants, et au besoin par quelques injections de strychnine.

III. — CHOROIDITE SUPPURATIVE. PHLEGMON DU GLOBE. PANOPHTHALMIE.

La choroïdite suppurative est caractérisée par une inflammation tellement violente et tellement rapide de la choroïde, que cette membrane donne lieu à une sécrétion purulente qui remplit bientôt tout le corps vitré. Cette maladie est quelquefois désignée sous le nom de phlegmon du globe ou de panophthalmie, car elle s'étend rapidement à l'œil tout entier.

Symptômes objectifs.

La violence de l'inflammation, ou plutôt la stase circulatoire qui en résulte, se traduit à l'extérieur, par une injection de la conjonctive des plus intenses et par un chémosis souvent énorme, formant quelquefois une sorte de bourrelet que l'on voit faire hernie à travers la fente palpébrale. Les paupières participent aussi au gonflement, deviennent rouges, œdématiées, de sorte que l'aspect extérieur de l'œil rappelle celui de l'ophthalmie purulente, sauf la sécrétion conjonctivale qui est nulle ou peu accusée.

En même temps la cornée paraît trouble; la chambre antérieure est diminuée et souvent remplie de pus; l'iris est projeté en avant; la pupille est tantôt obstruée, tantôt libre et laisse voir alors le reflet jaunâtre du pus accumulé dans le fond de l'œil. Enfin le globe tout entier est dur au toucher, augmenté de volume et fait en avant une véritable saillie (exophthalmie), par suite du gonflement qui se propage à la capsule de Ténon.

Après une durée variable, l'œil se perfore soit au niveau de la cornée, soit du côté de la sclérotique, et laisse écouler le pus en abondance. Les symptômes inflammatoires disparaissent alors peu à peu et l'œil finit par s'atrophier.

Les symptômes fonctionnels sont également remarquables par leur intensité. La vision se perd rapidement et des douleurs extrêmement violentes se manifestent non seulement dans l'œil, mais dans toutes les branches de la cinquième paire, en s'accompagnant de phénomènes généraux souvent fort intenses (fièvre, vomissements).

A côté de ces cas aigus et violents qui sont les plus fréquents, il y a des cas rares où l'inflammation se circonscrit et où il se forme un abcès du corps vitré, sans réaction bien accusée. Il existe un reflet jaunâtre au fond de l'œil simulant le gliome de la rétine; l'œil n'est pas douloureux et s'atrophie progressivement.

Causes.

Les causes de la choroïdite suppurative sont le plus souvent les traumatismes du globe et principalement les plaies de la région ciliaire, surtout lorsqu'elles sont étendues, irrégulières, accompagnées d'une perte considérable de corps vitré et compliquées par la présence d'un corps étranger.

Les grandes opérations pratiquées sur les yeux sont aussi une cause assez fréquente de choroïdite purulente, et notamment l'extraction de la cataracte. Il arrive en effet que le lambeau venant à suppurer, l'inflammation atteint le cercle ciliaire et donne lieu à un phlegmon de l'œil.

Enfin, les maladies générales peuvent aussi déterminer d'emblée la suppuration de la choroïde; dans ce nombre nous pouvons surtout citer : la fièvre typhoïde, la variole, l'infection purulente, la fièvre puerpérale, la méningite cérébro-spinale, mais il s'agit alors d'une choroïdite purulente toute particulière, à allures insidieuses, que nous décrirons plus loin sous le nom de choroïdite métastatique.

Traitement. La première indication thérapeutique à remplir, indication qui découle des causes mêmes de la maladie, consiste à s'opposer à toutes les conditions qui favorisent son développement.

Nous avons vu, par exemple, que l'issue d'une portion considérable de corps vitré prédispose à la suppuration de la choroïde : on devra donc s'opposer autant que possible à cet accident et faire dans certains cas la suture des plaies du globe. La présence de corps étrangers étant également un danger, on cherchera à les extraire sans le moindre retard, s'il n'est pas nécessaire pour cela d'exécuter une manœuvre opératoire trop laborieuse.

Enfin, lorsqu'on pratique de grandes opérations sur les yeux et notamment l'extraction de la cataracte, il convient de faire usage des antiseptiques, et de s'opposer à toutes les causes possibles de contamination de la plaie; car nous devons nous rappeler que la suppuration du lambeau, déjà fort dangereuse en elle-même, n'est souvent que la première étape d'un phlegmon de l'œil et de ses redoutables conséquences.

Lorsque la maladie est déclarée, on peut essayer d'entraver sa marche ou tout au moins d'en modérer la violence, par l'application de sangsues, par quelques frictions d'onguent mercuriel belladoné pratiquées sur le front et la tempe, et surtout par l'application de larges cataplasmes de fécule de pomme de terre, mis en permanence sur l'œil malade.

Ces divers agents antiphlogistiques ont également l'avantage de calmer la douleur, symptôme qui attire au plus haut point les plaintes du malade et contre lequel on doit souvent diriger un traitement spécial, tel que les compresses chaudes trempées dans une infusion narcotique et surtout les injections sous-cutanées de morphine.

En même temps que ces divers agents thérapeutiques, on doit mettre en usage les lavages désinfectants, toutes les fois que la maladie peut être attribuée à une plaie de nature infectieuse. Une solution phéniquée à 1 p. 100 étendue d'une égale quantité d'eau chaude, convient pour laver l'œil et assainir la plaie. A cette dose elle est bien tolérée, ne cause pas d'irritation et peut être employée toutes les heures ou toutes les deux heures. Le sprée phéniqué agit aussi favorablement dans ces cas.

Lorsque la maladie a aboli toute trace de perception lumineuse, lorsque les atroces douleurs qu'elle cause n'ont cédé à aucun des moyens employés et que le corps vitré est rempli de pus, une nouvelle indication se présente : c'est de traiter le mal comme s'il s'agissait d'un abcès, et d'opérer dans l'œil un large débridement : on calme ainsi les souffrances du malade, on hâte sa guérison et on évite la rupture spontanée du globe. Le point que l'on choisit d'habitude pour enfoncer le bistouri est la partie inférieure et externe de l'œil, en arrière de la région ciliaire.

Faut-il énucléer l'œil dans le but d'obtenir une guérison plus rapide et de mettre sûrement le malade à l'abri de l'ophthalmie sympathique? Nous sommes partisans d'une réserve, si la suppuration est sous la dépendance d'une maladie constitutionnelle. Si elle est due à une lésion traumatique ou à la présence d'un corps étranger, on peut être plus hardi, mais il est bon de se rappeler qu'on a publié des observations où l'opération a été suivie de méningite mortelle. Ajoutons encore, en faveur de l'abstention, que si l'œil contient un corps étranger, l'énucléation est indispensable. Il en est de même avec les yeux atrophiés, car ils exposent tôt ou tard aux accidents sympathiques. Nous avons fait plus d'une fois l'énucléation dans la période du phlegmon aigu et avec un succès complet.

IV. — CHOROIDITE ATROPHIQUE.

La choroïdite atrophique est caractérisée par une atrophie plus ou moins étendue de la choroïde, se présentant sous forme de taches ou de plaques, au niveau desquelles le tissu de la choroïde a disparu, comme s'il avait été taillé à l'emporte-pièce et permet de voir la coloration blanc nacré de la sclérotique.

Symptômes ophthalmoscopiques.

Les symptômes ophthalmoscopiques de cette affection sont très caractéristiques et permettent de suivre pas à pas la maladie, dans les trois phases principales qu'elle parcourt.

Au début, on aperçoit généralement dans la région de l'ora serrata, mais parfois au pourtour du nerf optique, de petites taches arrondies, rosées, d'un diamètre trois ou quatre fois plus petit que celui de la papille, taches qui sont dues à la résorption de l'épithélium, dont la disparition met à nu la couche chorio-capillaire et permet d'en voir la coloration.

Parmi ces taches, toutes n'ont pas une teinte uniforme : les plus jeunes ont une couleur rose foncée ; les plus anciennes sont d'un rose plus pâle, et c'est ainsi qu'elles trahissent chacune leur âge différent, sur le fond de l'œil où elles sont répandues.

Telle est la première période de la maladie, période qui dure des mois entiers et qui passe souvent inaperçue, car le malade n'éprouvant ni gêne, ni trouble de la vue, échappe le plus souvent à notre observation.

Dans la deuxième période, c'est la couche choriocapillaire qui s'atrophie à son tour et laisse apparaître les vasa vorticosa sous-jacents. En même temps les taches s'agrandissent, les cellules pigmentaires éclatent et leur pigment noirâtre s'accumule en traînées ou en îlots sur la surface de la tache et en encadre les bords.

Enfin, dans la troisième période, les gros vaisseaux disparaissent, les taches deviennent blanches et les plaques atrophiques sont définitivement constituées. Elles présentent alors les caractères suivants :

1° Elles sont d'un blanc nacré caractéristique, coloration que rehausse l'éclat des vaisseaux rétiniens qui passent au devant d'elles. On aperçoit souvent sur leur surface des dépôts pigmentaires et quelques tronçons de vasa vorticosa encore incomplètement atrophiés.

2° Leur forme de prédilection est la forme circulaire; aussi sont-elles toujours arrondies ou formées de ronds fondus ensemble.

3° Leurs bords sont ordinairement nets, bien arrêtés et souvent entourés d'amas pigmentaires.

4° Leur nombre et leur étendue n'ont rien de fixe. Tantôt le fond de l'œil est parsemé de petites taches blanches voisines les unes des autres; tantôt ces taches se réunissent de façon à former de véritables plaques d'une grande étendue.

5° Enfin elles sont souvent accompagnées de quelques

altérations de voisinage, telles que la dépigmentation de la choroïde qui les entoure et quelques rares flocons dans le corps vitré.

Symptômes fonctionnels. Les symptômes fonctionnels présentent un contraste très frappant avec les signes ophthalmoscopiques. A voir le fond de l'œil, on serait tenté de croire la vision fort compromise, tant sont nombreuses et étendues les taches atrophiques, et cependant le malade ne se plaint que d'une légère photophobie ou de quelques éblouissements dus à l'absence du pigment choroïdien, destiné à absorber l'excès de lumière qui pénètre dans l'œil.

Le trouble de la vision est donc très peu prononcé tant que la macula est respectée; mais, si elle est atteinte, un scotome central se manifeste et affaiblit considérablement l'acuité visuelle. Quant à la vision périphérique, elle est conservée, de sorte que le malade peut toujours se conduire seul et n'a pas à redouter la cécité.

Variétés. Tel est l'ensemble des caractères de la choroïdite atrophique. Cette affection présente du reste de nombreuses variétés ; c'est ainsi qu'elle est dite *disséminée,* lorsque les taches atrophiques existent çà et là en grand nombre; *généralisée,* lorsque ces taches se fusionnent, de façon à occuper la plus grande partie de la choroïde; *péri-papillaire*, lorsque l'atrophie choroïdienne forme autour de la papille un petit anneau blanchâtre, ce qui s'observe surtout chez les vieillards et dans certaines variétés de glaucome chronique.

C'est aussi dans la classe des choroïdites atrophiques que l'on doit ranger la scléro-choroïdite postérieure ; mais celle-ci s'accompagne d'une ectasie de la sclérotique qui lui donne un cachet tout particulier et mérite à ce titre une description spéciale.

Si nous recherchons quelle est l'étiologie de la choroïdite atrophique, nous trouvons qu'elle est due tantôt à des causes locales, tantôt à des causes générales. Parmi les causes locales, nous pouvons citer la pression exercée sur certains points de la choroïde, à la suite des efforts de convergence, ce qui nous explique non seulement la genèse du staphylome postérieur, mais aussi les atrophies choroïdiennes de la macula, qu'on rencontre si fréquemment dans la myopie. Nous pouvons signaler aussi l'usure de la choroïde, à la suite d'anciennes exsudations ou hémorrhagies de cette membrane. Causes.

Parmi les causes générales, notons principalement les thromboses et les dégénérescences athéromateuses des vaisseaux choroïdiens, qui se manifestent surtout dans la vieillesse et dans certaines diathèses, telles que le rhumatisme, la goutte et surtout la syphilis. Il y a aussi une étroite relation entre les troubles de nutrition de la choroïde et les affections de l'utérus, relation qu'il ne faut pas oublier quand on doit instituer le traitement de la maladie.

La coloration chatoyante et blanc nacré des plaques atrophiques, leur forme arrondie, les amas pigmentaires qui les recouvrent par places ou les encadrent, les tronçons de vasa vorticosa qui les sillonnent, permettent de les reconnaître au premier coup d'œil; aussi, de tous les diagnostics faits à l'aide de l'ophthalmoscope, celui-ci est-il un des plus faciles. Nous avons vu du reste plus haut les caractères qui les séparent des exsudations de la choroïde et des exsudations rétiniennes (voir *Choroïdite exsudative*). Diagnostic.

Une erreur qu'il faut surtout avoir soin d'éviter consiste à ne pas confondre les dépôts pigmentaires de la choroïdite atrophique avec l'infiltration pigmentaire de la rétine.

En effet, dans ces deux affections, l'aspect de la pigmentation est fort différent : s'il s'agit de choroïdite, on voit le pigment s'étaler en amas irréguliers et recouvrir de vastes plaques atrophiques; s'il s'agit au contraire d'une rétinite pigmentaire, il se présente sous la forme de petits points noirs, reliés souvent entre eux par des stries noirâtres, et siège le long des vaisseaux rétiniens, principalement dans la région de l'ora serrata. Et du reste, on ne retrouve dans la choroïdite atrophique aucun des signes caractéristiques de la rétinite pigmentaire, à savoir : l'héméralopie, le rétrécissement concentrique du champ visuel, la diminution de calibre des gros vaisseaux rétiniens et enfin l'atrophie de la papille, lorsque la maladie est arrivée à ses dernières périodes.

Traitement. On ne saurait avoir de prise sur la plaque atrophique elle-même, dont il est impossible d'obtenir la réparation, mais on peut lutter avec avantage contre le travail inflammatoire ou congestif qui l'accompagne et contre les causes de la maladie.

Si les symptômes fonctionnels éprouvés par le malade, tels que éblouissements, fatigue des yeux, gêne inusitée pour la lumière, témoignent d'un état congestif de l'œil ; si en même temps l'examen ophthalmoscopique révèle une dénudation de la choroïde au voisinage des plaques atrophiques ou une légère injection de la papille, il est nettement indiqué de recourir à une médication antiphlogistique modérée. Ainsi quelques sangsues derrière les oreilles peuvent être d'un salutaire effet.

Si l'on craint de recourir à un pareil moyen, ou si les signes d'irritation sont peu accentués, on peut mettre en usage les dérivatifs intestinaux (purgatifs, aloès) ; les révulsifs locaux, tels que des ventouses sèches à la nuque ou des vésicatoires volants promenés sur les tempes ou autour de l'orbite, et enfin les frictions stimulantes sur les régions orbitires avec du baume de Fioravanti ainsi formulé :

Alcoolat de lavande.................	100 grammes.
Baume de Fioravanti................	5 —

De faibles doses d'iodure de potassium (0gr,50 à 1 gramme par jour) peuvent également être administrées comme moyen résolutif, même dans les cas qui n'ont rien de spécifique.

Quant aux collyres, les plus efficaces sont ceux d'atropine et d'ésérine instillés alternativement, afin de soumettre les vaisseaux du fond de l'œil à des mouvements successifs de dilatation et de contraction. Ajoutons enfin que, dans ces sortes de cas, nous avons souvent obtenu de bons effets de douches de vapeur administrées à l'aide de l'appareil de Lourenco, pendant une demi-heure tous les jours ou tous les deux jours.

Ce n'est là qu'une partie du traitement : restent à combattre les causes de la maladie, quand on peut les découvrir ; mais l'ignorance de ces causes rend souvent la thérapeutique indécise. Quoi qu'il en soit, on cherchera à régulariser la fonction menstruelle, s'il y a quelque désordre utérin à remédier. La suppression du flux hémorrhoïdal réclame l'emploi de l'aloès à l'intérieur ou les suppositoires au tartre stibié de Trousseau. Si le malade est syphilitique, le traitement mixte est de rigueur : aux rhumatisants et aux goutteux convient un traitement général approprié.

Lorsque les taches atrophiques sont anciennes et stationnaires, le traitement se borne à de simples précautions hygiéniques. Éviter la fatigue des yeux, porter des conserves teinte fumée pour se précautionner contre un excès de lumière et faire usage d'un régime tonique et fortifiant, tels sont les conseils les plus sages et les plus pratiques à donner au malade.

V. — SCLÉRO-CHOROIDITE POSTÉRIEURE — STAPHYLOME POSTÉRIEUR.

La scléro-choroïdite postérieure est une variété de choroïdite atropique, propre à l'œil myope, ayant pour siège spécial le côté externe de la papille et s'accompagnant d'une certaine procidence de la sclérotique en arrière, ce qui fait souvent désigner la maladie sous le nom de staphylome postérieur.

1° Symptômes ophthalmoscopiques.

Les symptômes ophthalmoscopiques sont très caractéristiques.

1° *Aspect.* Le staphylome postérieur revêt l'aspect d'une tache d'un blanc nacré, au devant de laquelle passent les vaisseaux rétiniens. Quelques îlots de pigment ou quelques tronçons de vasa vorticosa parsèment souvent sa surface; ses bords affectent ordinairement la forme d'une courbe régulière çà et là pigmentée, de sorte qu'il présente tous les caractères des plaques atrophiques de la choroïde dont il n'est du reste qu'une variété.

2° *Siège.* Un autre trait distinctif qui le caractérise, c'est le siège constant qu'il occupe. On le voit en effet toujours siéger du même côté que la macula, c'est-à-dire sur le côté externe de la papille à l'image droite et sur son côté interne à l'image renversée ; ce n'est que très exceptionnellement qu'il en occupe la partie supérieure ou inférieure.

3° *Forme.* Sa forme est également caractéristique, elle varie, d'après Desmarres, selon le degré de la maladie : au premier degré, le staphylome postérieur représente un croissant dont la concavité embrasse la papille et dont la convexité est tournée du côté de la macula. Au deuxième et au troisième degré, il entoure les deux tiers ou la totalité du disque optique, mais en s'avançant toujours du côté de la macula, beaucoup plus que du côté opposé.

Tels sont les caractères de la scléro-choroïdite en tant que tache atrophique : voyons maintenant comment on reconnaît qu'elle est en même temps staphylomateuse.

4° *Changement de direction des vaisseaux rétiniens.* Le premier indice de l'enfoncement qu'elle subit, est l'état rectiligne des vaisseaux rétiniens qui passent au devant d'elle. En effet, comme la rétine participe à l'ectasie, ses vaisseaux sont tendus et ne présentent plus les légères flexuosités qui leur sont habituelles.

5° *Aspect ovalaire de la papille.* La papille, ayant son côté externe attiré dans l'ectasie, n'est plus vue de face mais de profil, de trois quarts par exemple, de sorte qu'elle paraît rétrécie dans le sens de sa largeur et prend une forme ovalaire à grand axe vertical.

6° *Changement de l'état dioptrique de l'œil.* Enfin l'état dioptrique de l'œil est changé, par suite de son allongement antéro-postérieur. Les rayons lumineux en sortent à l'état de convergence, de sorte qu'avec le simple réflecteur on voit l'image réelle et renversée de la papille et des vaisseaux rétiniens, c'est-à-dire une image qui semble exécuter des mouvements dans le même sens que ceux du globe et en sens inverse de ceux de l'observateur. Quand on examine en même temps le jeu d'ombre et de lumière qui se dessine sur la pupille éclairée avec le miroir, on aperçoit l'ombre suivre les mouvements du réflecteur, ce qui est également un signe caractéristique de myopie (Kératoscopie de Cuignet).

Le staphylome postérieur se reconnaît également à des symptômes objectifs qui sont les suivants: 2° Symptômes objectifs.

1° *Allongement de l'œil.* L'œil s'allonge et prend une forme ovoïde, ce dont on peut s'assurer facilement en le faisant fortement converger et en le comparant avec un œil sain.

2° *Mobilité diminuée.* Ses mouvements sont moins étendus que ceux d'un œil normal. Dans celui-ci, la plus forte rotation du globe en dedans permet à la moitié interne de la pupille de se cacher dans la commissure interne, et la plus forte rotation en dehors fait arriver le bord externe de la cornée jusqu'à la commissure externe. Ces mouvements ne sont plus possibles dans l'œil atteint de staphylome postérieur, car le pôle postérieur arc-boute contre les parois latérales de l'orbite (Mayer).

3° *Insuffisance des muscles droits internes et strabisme divergent.* La diminution de mobilité de l'œil gêne les mouvements de convergence, qui sont cependant d'autant plus indispensables au myope, qu'il ne pent voir que les objets très rapprochés. Aussi les muscles droits internes se fatiguent-ils assez vite : celui qui est le plus faible se relâche, ce qui produit une diplopie qui fait voir les lettres doubles, les lignes superposées, et gêne considérablement la vision. Le malade lutte contre un pareil état, fait des efforts de convergence qui le fatiguent (asthénopie musculaire); à la longue, il prend le parti de renoncer à la vision binoculaire et exclut son œil de la vision en le déviant en dehors.

3° Symptômes fonctionnels.

Les symptômes fonctionnels ne sont pas moins caractéristiques que les précédents, mais comme ils ne sont autres que ceux de la myopie, nous les exposerons lorsque nous étudierons cette anomalie de la réfraction.

Complications.

Les complications du staphylome postérieur sont fort nombreuses et constituent, au point de vue de la thérapeutique, une des parties les plus intéressantes de cette étude, car ce sont ces complications qui, plus souvent que l'affection elle-même, décident le malade à se faire traiter.

1° Une des plus fréquentes est la fatigue des yeux pendant le travail (asthénopie musculaire). Nous avons déjà eu l'occasion de voir que cette fatigue est due à l'insuffisance des muscles droits internes et aux efforts instinctifs que fait le malade pour lutter contre la diplopie qui en est la conséquence. Nous aurons du reste occasion, dans un autre chapitre, d'étudier tout au long cette complication de la myopie, les caractères qui permettent d'en faire le diagnostic et les moyens d'y remédier.

2° Une autre complication non moins fréquente est l'apparition de mouches volantes. Les unes très fines ne sont qu'une exagération de l'état physiologique et ne sont pas visibles à l'ophthalmoscope ; les autres, beaucoup plus grosses, apparaissent soudainement, se présentent sous l'apparence de corpuscules noirâtres et sont dues à des épanchements de sang provenant de la rupture des vaisseaux choroïdiens, rupture qui se fait habituellement dans la région de l'ora serrata et échappe ainsi à nos investigations.

3° Les altérations atrophiques de la macula accompagnent également très souvent le staphylome postérieur. On doit toujours les rechercher avec soin et s'assurer s'il existe dans cette région quelque dénudation de la choroïde, qui en soit le signe avant-coureur. Ces taches atrophiques rejoignent quelquefois le staphylome et s'accompagnent toujours d'un scotome central et d'un affaiblissement considérable de l'acuité visuelle.

4° Mais la complication la plus à redouter, surtout lorsque des troubles nutritifs ont éclaté dans le corps vitré, c'est le décollement de la rétine. Cette affection, fréquente dans la myopie, arrive d'une façon soudaine et entraîne en général la perte de l'œil sur lequel elle se développe.

5° On voit aussi quelquefois le staphylome ne pas rester stationnaire, mais prendre des allures rapidement progressives. C'est là une forme grave de la maladie, qu'on observe surtout chez les personnes jeunes et laborieuses et qui exige les soins les plus attentifs.

6° Citons enfin, parmi les complications possibles de staphylome postérieur, l'opacité de la lentille. Cette opacité, qui se manifeste surtout lorsque les altérations de la choroïde ont pris une grande extension, débute généralement dans les couches corticales postérieures et affecte une marche fort lente.

Causes et pathogénie.

A quelles causes faut-il rattacher le staphylome postérieur? Pourquoi occupe-t-il un siège constant? Ce ne sont pas là des questions de simple curiosité, mais qui ont sur la thérapeutique une influence considérable.

S'il est un fait généralement admis et démontré par de nombreuses observations, c'est que le staphylome postérieur est dû le plus souvent à une prédisposition héréditaire ou congénitale; mais par hérédité il faut entendre la transmission non de la maladie elle-même, mais des conditions qui en favorisent le développement. Ainsi, il est exceptionnel de rencontrer le staphylome postérieur dans l'enfance, c'est-à-dire vers l'âge de sept ou huit ans, ainsi qu'une myopie supérieure à 1 dioptrie, mais l'œil hérite d'une conformation ellipsoïdale, d'une sclérotique mince, extensible, toute prête à céder et à se distendre, si le jeune malade se livre à un travail minutieux et prolongé.

Analysons, en effet, ce qui se passe dans ces conditions.

Dans la fixation des objets rapprochés, deux actes physiologiques interviennent : l'accommodation et la convergence. Or, on a accusé tour à tour chacun de ces facteurs.

Les efforts d'accommodation produisent, selon certains auteurs, des tiraillements et une sorte de déplacement de la choroïde, grâce aux fibres longitudinales du muscle ciliaire ; mais ces tiraillements sont très limités, ne peuvent guère se manifester jusque sur la papille et si on veut bien remarquer que le myope accommode très peu, tandis que l'hypermétrope, chez qui on ne rencontre jamais de staphylome postérieur, accommode beaucoup, on dégagera l'accommodation de toute influence dans le développement de cette affection.

Les efforts de convergence paraissent, au contraire, avoir un effet certain sur la production de staphylome. Les auteurs sont généralement d'accord sur ce point, mais l'expliquent d'une façon différente.

Giraud-Teulon fait jouer aux muscles obliques un rôle prépondérant. Il admet que ces muscles, pendant la convergence, brident l'œil comme le ferait une sangle et exercent sur le globe une pression telle que la portion de la sclérotique voisine du bord externe de la papille finit par se distendre.

Emmert pense que lorsque le globe converge fortement, le muscle droit externe arrive à exercer sur le nerf optique une certaine compression, par l'intermédiaire du tissu cellulo-graisseux qui l'en sépare. Cette compression, variable selon la conformation de l'orbite, tend à refouler le nerf optique en dedans et à le disjoindre de ses attaches à la sclérotique et à la choroïde : de là un tiraillement, un affaiblissement des enveloppes de l'œil à ce niveau, qui prépare leur atrophie et leur permet de céder à la pression intraoculaire.

Selon nous, lorsque l'œil est en convergence, il est

comprimé latéralement entre le muscle droit interne et le droit externe, qui s'enroule sur sa surface. Cette compression a son effet maximum pour le droit interne au niveau de ses attaches, et pour le droit externe sur la partie la plus saillante de la région équatoriale, c'est-à-dire sur un point situé plus en arrière que le précédent, et sa résultante tombe non pas exactement sur le pôle postérieur de l'œil, mais plus en dedans et précisément sur la partie de la sclérotique qui avoisine le bord externe de la papille et dont elle prépare ainsi le refoulement.

Diagnostic. Le staphylome postérieur est toujours facile à reconnaître grâce aux signes ophthalmoscopiques que nous avons décrits et qui sont très caractéristiques. Si nous ajoutons que l'état dioptrique de l'œil et l'examen de la vision avec les verres concaves viennent encore apporter de précieux renseignements au diagnostic dans les cas où il peut être embarrassant, on verra qu'aucune méprise n'est en quelque sorte possible.

1° Le staphylome est-il assez peu étendu pour pouvoir être confondu soit avec une papille physiologique à double contour, soit avec une atrophie choroïdienne péripapillaire comme on en rencontre chez certains vieillards et quelquefois dans le glaucome, on sera toujours tiré d'embarras par l'examen de la vision avec les verres concaves, ou par la recherche de l'état dioptrique de l'œil avec l'ophthalmoscope.

2° Les plaques fibreuses de la rétine n'ont avec le staphylome qu'une ressemblance bien éloignée. En effet, si elles avoisinent aussi la papille, elles siègent de préférence sur son côté externe à l'image renversée, tandis que la tache staphylomateuse siège à son côté interne. En outre, elles ont une forme fort irrégulière, ne s'encadrent jamais de pigment et masquent les vaisseaux rétiniens, tandis que ceux-ci passent, au contraire, d'une façon fort nette au-devant de la tache atrophique dont ils rehaussent l'éclat.

Lorsque l'existence du staphylome a été réconnue, on peut facilement, au moyen des verres concaves, se faire une idée exacte de la profondeur de l'ectasie ou de la distension staphylomateuse; il suffit pour cela de se rappeler la loi suivante de Donders: toute dioptrie de réfraction en plus correspond à un allongement de l'axe de l'œil équivalent à $0^{mm},3$. Une myopie de 10 dioptries présente donc un allongement d'axe de 3 millimètres.

Mais ce qui doit surtout préoccuper au point de vue du diagnostic, c'est de rechercher les complications que nous avons signalées et de savoir en premier lieu si le staphylome est stationnaire ou progressif.

On en est souvent averti par les plaintes du malade qui accuse de nombreuses mouches volantes, une fatigue des yeux exagérée et voit sa myopie sans cesse s'accroître. Mais auparavant les symptômes ophthalmoscopiques peuvent déjà nous renseigner dans une certaine mesure sur le développement prochain de cette complication, et méritent à ce titre toute notre attention.

Quand on voit, par exemple, les bords du staphylome se mal limiter, ne pas avoir un contour bien net, quand on aperçoit la choroïde ambiante se dénuder, pâlir, surtout du côté de la région de la macula, on peut prévoir à courte échéance l'accroissement du staphylome et l'arrivée prochaine de tous les troubles fonctionnels qui en sont la conséquence.

Traitement.

Lorsque le staphylome postérieur n'est ni progressif ni compliqué, le traitement doit se borner à de simples mesures hygiéniques. Conseiller au malade de ne pas prolonger le travail pendant plusieurs heures de suite; de se reposer, par exemple, toutes les heures environ; de cesser toute occupation le soir à la lumière artificielle; de ne lire ou écrire qu'à la distance de 25 à 30 centimètres, distance qui correspond à une convergence normale; tels sont les plus sages avis que l'on puisse donner. Nous aurons du reste à y revenir en étudiant la myopie avec tous les développements que comporte un sujet aussi important et d'une pratique aussi journalière.

Se manifeste-t-il des symptômes congestifs dans le fond de l'œil; voit-on des taches d'atrophie choroïdienne se former du côté du pôle postérieur et menacer la macula, il faut intervenir activement et recourir aux dérivatifs intestinaux, tels que l'eau de Hunyadi-Janos, de Montmirail, de Birmenstorf à la dose de un à deux verres tous les deux ou trois jours, ou prescrire l'emploi journalier de pilules d'aloès.

C'est dans ces sortes de cas qu'on emploie, surtout en Allemagne, la ventouse Heurteloup appliquée sur la tempe, et suivie de la séquestration du malade, pendant vingt-quatre heures, dans une chambre obscure. Ce moyen est moins usité en France et on arrive au même résultat par des ventouses sèches appliquées sur la nuque, par les divers révulsifs dont nous avons parlé à propos de la choroïdite atrophique, par un repos complet de la vue et par l'usage de conserves teinte fumée mettant l'œil à l'abri de l'action excitante de la lumière. L'iodure de potassium est également souvent employé à la dose de un à deux grammes par jour, pour utiliser son action résolutive, mais sans grand avantage selon nous.

Un point sur lequel il faut toujours avoir l'attention éveillée dans le traitement du staphylome, c'est l'insuffisance des muscles droits internes. Dès qu'elle se révèle par la fatigue de la vue, par la diplopie qu'elle occasionne quand le malade veut fixer attentivement un petit objet, par le strabisme dynamique auquel elle donne lieu, il est important de venir au secours du muscle affaibli, au moyen de verres concaves décentrés ou auxquels on ajoute des prismes de 2° à 3°, à base interne.

Certains auteurs recommandent la ténotomie du muscle droit externe, mais il n'est guère possible de la doser aussi exactement que le prétendait de Graefe, et elle laisse souvent à la suite une diplopie plus ou moins persistante avec laquelle on doit toujours compter. Abadie préconise dans ces cas la ténotomie partielle de ce muscle, c'est-à-dire une ténotomie dans laquelle on ne sectionne que les fibres tendineuses latérales, respectant les fibres médianes, de façon à affaiblir simplement l'action musculaire.

Enfin, une forme grave de staphylome postérieur, contre laquelle on a souvent à lutter, est le staphylome progressif. Il est incontestable que l'application soutenue et prolongée des yeux, surtout pendant la jeunesse, et que l'emploi de verres mal choisis peuvent en être l'origine, de sorte qu'on doit prescrire immédiatement l'hygiène de la vue la plus sévère ; mais bien souvent la cause de cette complication nous échappe. De Graefe regardait l'insuffisance des muscles droits internes comme la première étape qui y conduit et prétendait avoir toujours arrêté les progrès du mal par la ténotomie des muscles droits externes. Quelques auteurs conseillent les instillations d'atropine, ce qui ne nous a jamais rendu grand service. D'autres enfin considèrent cette complication comme l'expression de la tension intra-oculaire exagérée et préconisent dans les cas rebelles l'iridectomie ou la sclérotomie.

VI. — CHOROIDITE SYPHILITIQUE.

La choroïdite syphilitique peut se montrer sous la forme vulgaire d'une choroïdite exsudative ou d'une choroïdite athrophique. Nous avons appris à en faire le diagnostic par la façon dont les altérations sont groupées autour de la macula, par le trouble du corps vitré et surtout par la connaissance des antécédents et par la présence d'autres manifestations diathésiques concomitantes. Mais il est une autre variété fréquente de choroïdite syphilitique, qui emprunte à son origine un cachet de spécificité tout particulier et qui nécessite une description à part. Voici les symptômes ophthalmoscopiques de cette affection, qui sont de beaucoup les plus importants.

1° Symptômes ophthalmoscopiques.

1° *Trouble du corps vitré et aspect voilé de la papille.* — Si on examine le fond de l'œil à l'ophthalmoscope, le premier et souvent le seul signe qui frappe est un trouble tout particulier du corps vitré qui est constant et caractéristique. Il est dû à des flocons extrêmement fins, qui échappent le plus souvent à l'examen le plus attentif et qu'on ne peut voir qu'en se rapprochant très près de l'œil examiné et en se servant d'un éclairage peu intense et d'un miroir plan.

Ce trouble se reconnaît surtout par l'aspect de l'image ophthalmoscopique qu'il voile d'une façon uniforme et dont il ternit l'éclat. C'est ainsi que la papille paraît nuageuse et d'une teinte rougeâtre, par suite de la diffraction des rayons lumineux, phénomène analogue à celui qui se passe lorsqu'on regarde le soleil à travers une atmosphère brumeuse. Ce trouble persiste pendant toute la durée de la maladie, mais à une période avancée il s'accompagne de flocons assez gros pour être facilement visibles à l'ophthalmoscope.

2° *Altérations de la choroïde.* — Au début de l'affection la choroïde ne laisse voir aucune altération appréciable, mais à la longue elle présente soit du côté de la macula, soit vers l'ora serrata, des taches exsudatives ou atrophiques disposées par groupes et n'ayant pas de tendance à se réunir entre elles.

3° *Altérations de la rétine.* — La rétine reste longtemps indemne et ce n'est qu'exceptionnellement qu'elle présente soit des exsudations, soit des hémorrhagies localisées principalement au voisinage de la macula. Mais, dans les périodes avancées de la maladie, elle finit par se ramollir et s'infiltrer de pigment. On voit en même temps ses vaisseaux s'amincir et devenir filiformes et enfin la papille s'atrophier. La maladie s'est alors transformée en une véritable rétino-choroïdite pigmentaire syphilitique, qui est le terme de son évolution.

Les symptômes fonctionnels sont nombreux, et si aucun d'eux pris isolément n'est caractéristique, leur ensemble donne cependant à la maladie une physionomie qui a quelque chose de spécial. 2° Troubles fonctionnels.

1° *Début.* — Le début de l'affection est lent et s'annonce par une sorte de nuage qui voile les objets et que le malade compare souvent à une toile d'araignée mobile et flottant au devant de ses yeux.

2° *Vision centrale.* — L'acuité visuelle reste longtemps sinon intacte, du moins assez peu émoussée pour que le malade puisse encore lire les caractères n°s 2 et 3 de l'échelle typographique; mais il a besoin pour cela d'une vive lumière, à cause d'un certain degré d'anesthésie rétinienne qui ne fait jamais défaut.

A mesure que l'affection progresse, la vision s'affaiblit, non d'une façon régulière comme on pourrait le croire, mais par accès, par crises amenant durant huit ou quinze jours une cécité presque complète, et suivies d'une période de rémission, pendant laquelle la vue s'éclaircit. Ces crises, qui dépendent tantôt d'un trouble plus prononcé du corps vitré, tantôt de la compression plus énergique des éléments nerveux rétiniens, se répètent à intervalles plus ou moins rapprochés et laissent à leur suite un affaiblissement visuel qui va en s'accentuant jusqu'à ce qu'arrive la cécité. Une autre cause qui est également susceptible d'influencer considérablement l'acuité visuelle, c'est la présence de taches exsudatives dans la région de la macula. Ces taches se révèlent par un scotome central et quelquefois par des phénomènes de micropie et de métamorphopsie fort caractéristiques.

3° *Vision périphérique.* — La vision périphérique, longtemps respectée, finit par subir un rétrécissement concentrique, symptôme du plus fâcheux augure, car il annonce la transformation de la maladie en rétino-choroïdite pigmentaire.

4° *Photopsies.* — Le malade voit souvent des éclairs, des cercles lumineux devant les yeux, phénomènes qui sont dus à la compression subie par les éléments nerveux de la rétine.

5° *Photophobie.* — Sans être très accentué, un certain degré de photophobie existe chez tous les malades. Le passage d'un endroit sombre dans un milieu très éclairé leur est très pénible ; ils restent pendant quelques minutes complètement éblouis, jusqu'à ce que la rétine se soit de nouveau habituée à l'éclat de la lumière.

6° *Héméralopie.* — La choroïdite spécifique est enfin remarquable par ce fait que la moindre diminution d'éclairage entraîne un affaiblissement considérable de la sensibilité rétinienne. Les malades voient donc mal le soir : toutefois ils ne deviennent complètement héméralopes que lorsque la maladie a pris les caractères de la rétino-choroïdite pigmentaire.

Le diagnostic de la choroïdite spécifique que nous venons de décrire est en général facile et repose principalement sur le trouble particulier que présente le corps vitré. Diagnostic.

C'est en effet un trouble d'un aspect tout spécial, que l'on reconnaît facilement dès qu'on l'a observé une première fois et qui diffère du trouble que produisent les autres variétés de choroïdites par les caractères suivants :

1° Ce trouble existe dès le début de la maladie, conserve les mêmes caractères pendant toute son évolution et se montre jusque dans ses dernières périodes.

2° Il n'est jamais assez prononcé pour masquer complètement la papille ; il est toujours suffisant pour la rendre nuageuse et lui communiquer une teinte rougeâtre.

3° Il voile le fond de l'œil d'une façon uniforme, sans être plus prononcé vers les parties déclives qu'au niveau des parties supérieures du corps vitré, à l'inverse de ce qui a lieu dans beaucoup d'autres choroïdites.

4° Les flocons qui le composent sont tellement fins, qu'ils sont difficilement visibles à l'ophthalmoscope. Lorsqu'on parvient à les voir en s'entourant des précautions que nous avons indiquées, ils donnent l'idée d'un nuage de poussière; ce n'est qu'après une longue durée de la maladie que les opacités floconneuses deviennent assez épaisses pour être facilement visibles avec le miroir.

5° Enfin ce trouble existe, au début du moins, sans lésions appréciables du côté de la choroïde ou de la rétine, de sorte que cette absence d'altération est de nature à frapper l'observateur et contraste avec ce que l'on rencontre d'ordinaire dans les autres variétés de choroïdites.

Sans avoir autant de valeur pour le diagnostic que les symptômes précédents, les troubles fonctionnels sont également d'une importance assez grande, et les accès de cécité qui viennent troubler par moment la marche de la maladie sont assez particuliers pour permettre à eux seuls de soupçonner l'affection.

Enfin, ce qui achève de confirmer le diagnostic, ce sont les diverses manifestations spécifiques qui peuvent se rencontrer sur les autres membranes de l'œil, ainsi que les antécédents syphilitiques du malade, de quelque nature qu'ils soient.

Il est cependant une variété de choroïdite qui pourrait induire momentanément en erreur, si on ne tenait compte que du trouble du corps vitré : nous voulons parler de la choroïdite sympathique, forme par laquelle débute quelquefois l'ophthalmie sympathique avant de s'étendre à toute l'étendue du tractus uvéal. Ici le trouble du corps vitré rappelle complètement, dans certains cas, celui de la choroïdite spécifique; mais ces deux affections sont tellement différentes de cause, de marche et de complications, qu'on ne saurait commettre aucune erreur de diagnostic.

Traitement. La choroïdite syphilitique doit être envisagée comme une affection intermédiaire entre les accidents secondaires et les accidents tertiaires. Ceci nous amène à nous demander quel médicament nous devons employer et quel choix nous devons faire entre le mercure et l'iodure de potassium. Sous ce rapport l'expérience nous a appris que le premier de ces médicaments est le seul efficace et doit par conséquent faire la base de la médication.

Mais à quelles préparations hydrargyriques faut-il avoir recours? Remarquons que nous avons affaire ici à une affection très rebelle, exigeant un traitement qui peut se prolonger pendant deux ou trois ans. Remarquons en outre que la choroïdite syphilitique, en raison de son opiniâtreté, exige de fortes doses de mercure. Si donc on faisait absorber ce médicament par l'estomac, on risquerait fort de compromettre les fonctions gastriques; c'est pourquoi il est préférable de l'administrer par la peau et de l'employer soit en friction, soit en injection sous-cutanée.

La méthode par les frictions est mise en usage de la façon suivante :

Onguent double napolitain...... 40 à 60 grammes.
Diviser en 10 paquets.

Le malade se frictionne tous les soirs, avec la quantité de pommade contenue dans un de ces paquets. Cette friction doit être faite lentement, doucement, de façon à favoriser autant que possible la pénétration et l'absorption de l'agent médicamenteux.

Si on renouvelait trop fréquemment de pareilles frictions sur la même partie du corps, on ne tarderait pas à voir se développer un eczéma mercuriel. Aussi, pour éviter cet inconvénient, est-il de règle de les pratiquer tantôt sur une région, tantôt sur une autre. Nous conseillons donc de les faire le premier jour sur l'aisselle droite, le deuxième jour sur le pli du coude et le bras droit; le troisième jour sur l'aine droite; le quatrième jour sur le creux poplité et la jambe droite. Pendant les quatre jours suivants, on les pratique sur les parties correspondantes du côté gauche; de cette façon chacune des régions que nous indiquons n'est soumise qu'une fois tous les huit jours au contact direct de la préparation hydrargyrique, ce qui suffit en pratique pour ne l'exposer à aucune irritation locale.

On commence par faire ces frictions avec quatre grammes par jour d'onguent mercuriel, mais on peut progressivement élever cette dose à six et à huit grammes, selon la gravité du cas et selon la tolérance et l'état général du malade. Si on est étonné de pareilles doses, il est bon de se rappeler que le professeur Fournier ordonne dans certains cas graves, sans inconvénient, jusqu'à quinze et vingt grammes par jour de cette pommade.

L'accident qu'on a le plus à craindre avec les frictions est la stomatite mercurielle, et il faut bien avouer que ce mode d'administration du mercure semble y prédisposer plus particulièrement que les autres méthodes. Pour l'éviter autant que possible, nous conseillons la poudre suivante, employée comme dentifrice, deux ou trois fois par jour, dans un but prophylactique :

Chlorate de potasse..................	4 grammes.
Craie camphrée......................	4 —
Poudre de quinquina.................	2 —
Essence de menthe poivrée..........	10 gouttes.

En même temps on doit chercher à activer les fonctions de la peau au moyen de bains tièdes, et surtout de bains sulfureux pris deux fois par semaine. Il est remarquable de voir combien ces bains augmentent la tolérance de l'organisme pour le mercure, surtout lorsqu'ils sont pris à une source minérale. Nous avons eu occasion de voir avec le professeur Fournier des malades qui ne pouvaient supporter ce médicament qu'en minime proportion et qui, envoyés aux eaux de Barèges, y toléraient impunément des doses relativement très considérables.

Lorsque, malgré toutes les précautions prises, la stomatite mercurielle se déclare, ce qui du reste est un indice de l'action efficace du mercure, on doit suspendre momentanément le traitement et conseiller le chlorate de potasse *intus et extra*. On le prescrit en gargarisme à la dose de 5 p. 100 qui est la limite de sa solubilité et on l'administre à l'intérieur à la dose de trois ou quatre grammes par jour, soit en solution, soit en pastilles. Le professeur Panas fait en même temps badigeonner les gencives avec la teinture d'iode.

L'administration du mercure peut aussi se faire par injection sous-cutanée. Cette méthode est surtout réservée aux cas particulièrement rebelles, à ceux qui s'accompagnent d'altérations localisées dans la région de la macula. Nous avons tracé les principales règles à suivre à propos du traitement de l'iritis syphilitique et nous y renvoyons le lecteur. C'est le cas de rappeler ici que M. Martineau obtient d'excellents résultats dans les cas graves de syphilis par les injections hypodermiques de peptonate de mercure. Quant à nous, nous donnons la préférence au cyanure de mercure.

En résumé, le traitement mercuriel constitue le traitement fondamental de la choroïdite syphilitique. Il donne surtout des résultats favorables chez les jeunes gens, lorsqu'il n'y a pas de désordres trop graves du côté de la rétine ou du nerf optique.

A côté de ce traitement général, prend place un traitement accessoire ou auxiliaire qui a aussi son importance. Comme l'influence d'une vive lumière est toujours nuisible, il est indispensable de conseiller l'usage de verres teinte fumée. Quelques médecins ne craignent pas de tenir le malade dans une obscurité constante et de le séquestrer en quelque sorte dans une chambre noire. Selon nous, une telle pratique pèche par excès, car elle amène dans la nutrition générale des troubles qui sont fort préjudiciables à la guérison.

Nous regardons aussi comme ayant leur utilité les révulsifs cutanés, tels que les vésicatoires volants promenés autour de l'orbite; quant aux cautères et aux sétons, ils sont rarement employés.

A côté du traitement spécifique, la médication tonique trouve également ici une indication formelle. On a souvent affaire, en effet, à des malades débilités, anémiques, entachés de scrofule et de lymphatisme, et ce serait une faute thérapeutique que de négliger chez eux les préparations de fer, de quinquina et les toniques de toutes sortes.

Enfin, lorsque la maladie n'a pu être arrêtée et a accompli son évolution, en amenant des désordres graves dans le fond de l'œil et notamment l'atrophie plus ou moins complète de la papille, il est encore nécessaire de ne pas abandonner le malade à lui-même, et de faire de nouveaux efforts, pour remédier autant que possible aux graves accidents qui se sont produits. L'exercice méthodique de la vision avec des verres grossissants; les frictions stimulantes autour de l'orbite; l'électricité employée sous forme de courants continus; quelques préparations internes ayant pour base la teinture de noix vomique ou la strychnine et un régime fortifiant, forment l'ensemble des dernières ressources qu'on peut mettre à profit, pour sauvegarder le peu de vision qui reste et arracher le malade à la cécité qui le menace.

VII. — CHOROIDITE GOUTTEUSE.

Parmi les choroïdites empruntant à leur origine certaines particularités intéressantes, nous pouvons citer aussi la choroïdite goutteuse. Cette choroïdite est une des formes rares de la goutte irrégulière. Ainsi, tandis que les iritis et les irido-choroïdites goutteuses succèdent à des accès de goutte francs et réguliers ou alternent avec eux, il n'en est pas de même de la choroïdite goutteuse, qui est plutôt une manifestation larvée de la diathèse. En voici les principaux caractères :

1° Son début est rapide et s'annonce par un trouble plus ou moins prononcé du corps vitré, rendant la pupille nuageuse. Ce trouble est fort différent de celui que produit la choroïdite syphilitique. En effet, ce ne sont plus des opacités extrêmement ténues et à peine visibles à l'ophthalmoscope qui le constituent, mais au contraire de gros flocons hémorrhagiques, fibrineux, que l'on voit avec la plus grande facilité et qui parcourent en tous sens le cops vitré, laissant entre eux des interstices libres qui permettent d'éclairer la papille. Leur pesanteur spécifique leur permet de se réunir pendant le sommeil dans les parties déclives ; c'est pourquoi la papille est souvent vue nettement au réveil, lorsque le malade est encore au lit, en même temps que l'acuité visuelle est notablement accrue. Symptômes.

2° Avec les progrès de l'affection, c'est-à-dire cinq ou six mois après son début, on voit des plaques d'atrophie choroïdienne naître et se développer peu à peu dans la région de l'ora serrata. Ces plaques sont nombreuses, bien circonscrites, dépourvues de pigment sur leur surface et sur leurs bords, ce qui les différencie des autres taches de choroïdite atrophique à bords ordinairement très pigmentés. Elles n'ont aucune tendance à envahir la partie postérieure du globe, de sorte que le malade conserve toujours un certain degré de vision.

3° Ce qui caractérise encore cette choroïdite, c'est qu'elle se développe sur un terrain insidieusement goutteux (migraine, dyspepsie) et que, dans le cours de son évolution, elle s'accompagne souvent des accidents oculaires propres à la goutte et qui sont : tantôt une sclérite, tantôt une iritis avec hyphéma, tantôt enfin une iritis séreuse compliquée d'accidents glaucomateux.

4° Ajoutons que la maladie se localise le plus souvent dans un seul œil et ne devient guère binoculaire qu'après trois ou quatre années de durée. Les femmes y sont plus sujettes que les hommes, car si chez elles les manifestations articulaires de la goutte franche sont très rares, elles sont par contre plus exposées aux accidents de la goutte larvée ou irrégulière. L'âge a aussi sa grande part dans la production de la maladie et l'expérience apprend qu'on ne la constate guère que chez les vieillards.

Traitement. Le traitement de ces sortes de choroïdites est fort long, ce qui s'explique par le peu de prise que nous avons sur les altérations vasculaires goutteuses, entraînant la thrombose des vaisseaux choroïdiens et leur rupture. Nous mettons généralement en usage les alcalins, le salicylate de soude, le régime anti-goutteux et les cures d'eaux à la Bourboule ou à Bourbon-l'Archambault; localement, nous nous bornons aux instillations alternatives d'atropine et d'ésérine et à l'application de vésicatoires volants sur la tempe.

VIII. — CHOROIDITE DYSMÉNORRHÉIQUE.

La choroïdite dysménorrhéique a également, sinon une physionomie spéciale, du moins quelques traits particuliers qui empêchent de la confondre avec d'autres choroïdites et notamment avec la choroïdite syphilitique.

1° Cette choroïdite survient chez les jeunes personnes atteintes de dysménorrhée, mais plus souvent chez les femmes âgées arrivées à l'époque de la ménopause. Symptômes.

2° Elle s'accompagne souvent d'iritis séreuse avec kératite ponctuée et se caractérise par de nombreux flocons et de larges plaques d'atrophie choroïdienne, siégeant principalement dans la région de l'ora serrata.

3° Le corps vitré présente parfois cette teinte jaunâtre particulière que Desmarres appelait état jumenteux. Son trouble peut être assez considérable pour abolir presque complètement l'acuité visuelle.

4° La maladie marche par crises, présente des périodes de rémission et d'aggravation et a des allures essentiellement chroniques. Un des accidents les plus graves dont elle menace l'œil est le décollement de la rétine.

Pour combattre cette affection qui se montre en général fort rebelle, nous disposons des mêmes agents thérapeutiques que ceux que nous avons exposés, dans le traitement de la choroïdite exsudative et de la choroïdite atrophique. C'est ainsi que, dans les moments de crise, nous conseillons l'application de quelques sangsues sur la tempe ou l'emploi de la ventouse Heurteloup. Nous faisons ensuite usage des dérivatifs intestinaux et des vésicatoires volants promenés autour de l'orbite. L'iodure de potassium à la dose de un ou de deux grammes par jour, les instillations alterna- Traitement.

tives d'atropine et d'ésérine et surtout les injections hypodermiques de pilocarpine forment aussi une base essentielle de la médication.

Un traitement tout spécial sera aussi dirigé contre les troubles utérins qui sont la cause de la maladie. A l'arrivée de l'époque menstruelle, chez les femmes dysménorrhéiques, on appliquera, sur la partie supérieure des cuisses, quelques sinapismes ou même une ou deux sangsues, de façon à rétablir et à régulariser autant que possible les fonctions utérines. De plus, on fera faire des injections vaginales d'eau chaude sept ou huit jours avant l'apparition de la menstruation.

IX. — CHOROIDITE MÉTASTATIQUE.

La choroïdite métastatique est une variété de choroïdite purulente qui survient à la suite des maladies graves, telles que la variole, la scarlatine, la fièvre puerpérale, l'infection purulente, la méningite cérébro-spinale, etc.

Selon certains auteurs, elle paraît succéder à des embolies ou à des thromboses multiples des vaisseaux choroïdiens. Selon d'autres, elle est plutôt due à des éléments parasitaires; enfin, dans certains cas, elle semble reconnaître pour cause la présence du liquide cérébro-spinal, fusant le long des gaînes du nerf optique et s'infiltrant jusque dans l'espace sous-choroïdien, ce qui a surtout lieu dans la méningite cérébro-spinale.

Quoi qu'il en soit, cette maladie est remarquable par ses allures insidieuses, par le peu de réaction qu'elle provoque et par le reflet blanchâtre du fond de l'œil dû au pus qui le remplit. L'iris est souvent entrepris et présente même quelquefois de nombreuses synéchies postérieures, en même temps qu'il est refoulé en avant. Ajoutons, comme particularité intéressante, que la maladie éclate le plus souvent dans un seul œil et qu'on a pu observer quelques cas de guérison, ce qui malheureusement est exceptionnellement rare.

SARCÔMES DE LA CHOROIDE.

Les tumeurs malignes de la choroïde comprennent les sarcômes et surtout les mélano-sarcômes. Les histologistes les ont divisées en de très nombreuses variétés, selon certains détails de leur structure et ont décrit : le mélano-sarcôme, le fibro-sarcôme, le sarcôme ossifiant, le myo-sarcôme, etc. ; mais ce qu'il nous importe surtout de savoir, c'est que ces tumeurs sont d'autant plus malignes qu'elles sont plus mollasses et plus riches en pigment.

Au point de vue clinique, nous les diviserons en deux variétés distinctes, selon le siège qu'elles occupent, à savoir : 1° le sarcôme du cercle ciliaire; 2° le sarcôme du segment postérieur de la choroïde.

I. — SARCÔME DU CERCLE CILIAIRE

Symptômes objectifs. — Les symptômes objectifs sont les suivants : Symptômes.

1° La tumeur s'annonce souvent par une injection périkératique, localisée au voisinage du point qu'elle occupe.

2° En se développant, elle repousse l'iris en avant et diminue à ce niveau la chambre antérieure. L'iris est quelquefois tellement tiraillé que ses attaches ciliaires sont rompues, ce qui est un excellent signe de diagnostic.

3° La tension du globe est augmentée et on voit rapidement

survenir un état glaucomateux, qui donne le change au médecin et l'entraîne facilement à des erreurs de diagnostic.

Symptômes ophthalmoscopiques.

Les symptômes ophthalmoscopiques sont encore plus caractéristiques :

Avec le miroir, on voit une tumeur noirâtre, arrondie, s'élever par derrière l'iris, apparaître dans le champ pupillaire et provoquer le décollement de la rétine. Dans le cours de son évolution, elle suit la même marche progressive que les autres sarcômes de la choroïde et tend comme ceux-ci à perforer l'œil et à se généraliser.

II. — SARCÔME DU SEGMENT POSTÉRIEUR DE LA CHOROÏDE.

Cette tumeur a une évolution assez régulière pour qu'on puisse lui considérer quatre périodes distinctes, en rapport avec les symptômes prédominants.

1° *Période de début.* — Le début est lent, insidieux, sans douleur. C'est à peine si le malade accuse quelques photopsies, annonçant la compression des éléments nerveux de la rétine; c'est à peine également s'il se plaint de trouble visuel, car ce n'est souvent qu'en fermant par hasard l'œil sain qu'il remarque, soit un scotome plus ou moins appréciable, soit un rétrécissement de son champ visuel en rapport avec le siège occupé par le néoplasme.

Si on examine alors le fond de l'œil à l'ophthalmoscope, on n'y trouve aucune lésion apparente, si ce n'est une légère suffusion de la rétine et, dans la grande majorité des cas, le premier signe éclatant par lequel la tumeur se révèle est le décollement de la rétine.

2° *Période de décollement.* — Le décollement est provoqué par la transsudation séreuse, qui résulte de la compression des veines choroïdiennes par le tissu néoplasique. Il se manifeste subitement, comme tous les décollements de la rétine, et masque les parties sous-jacentes, de sorte que son diagnostic avec un décollement simple est souvent fort difficile.

Ce diagnostic resterait souvent indécis, s'il n'arrivait un moment où la tumeur, continuant son évolution, laisse apercevoir par derrière la rétine décollée un réseau vasculaire de nouvelle formation, sur lequel Brière a insisté et qui est caractéristique de l'affection. Ce réseau est formé de fins capillaires qui ont une direction tout à fait irrégulière, tapissent la surface du néoplasme et sont quelquefois entremêlés de taches blanches et noires, qui ne laissent aucun doute sur la nature du processus, dont on surprend ainsi l'évolution.

Un autre aspect du fond de l'œil, d'une très grande importance pour le diagnostic, est celui qui est désigné sous le nom d'*œil de chat amaurotique*.

C'est un reflet miroitant et chatoyant des parties profondes de l'œil, que l'on rencontre également dans le gliome de la rétine et dans certains cas de choroïdite suppurative. Il n'est donc pas absolument caractéristique, mais il circonscrit le diagnostic entre trois affections qu'il est facile de séparer les unes des autres.

3° *Période glaucomateuse.* — Jusqu'ici l'œil était resté indolent, mais la tumeur, en progressant sans cesse, remplit le globe, augmente la tension intra-oculaire et donne lieu à un véritable glaucome aigu. Les douleurs névralgiques sont alors très violentes et la confusion de la maladie avec le glaucome est inévitable, si on n'a pas connaissance des antécédents, si l'examen ophthalmoscopique est rendu impraticable par le trouble des milieux de l'œil et si celui-ci n'a pas l'aspect de l'œil de chat amaurotique que nous venons de signaler.

4° *Période de perforation de l'œil et de généralisation.* — La tumeur, continuant son évolution, remplit bientôt le globe tout entier, se propage quelquefois en arrière le long du nerf optique en donnant lieu à une exophthalmie, mais finit le plus souvent par rompre, soit la cornée, soit la sclérotique, pour se répandre au dehors et envahir les parties voisines. Elle forme alors une masse fougueuse, bourgeonnante, d'un aspect tout à fait caractéristique. A ce moment la période glaucomateuse est terminée, et on remarque une rémission notable dans les douleurs ; on voit même quelquefois l'œil s'atrophier, mais la tumeur n'en continue pas moins sa marche progressive et atteint même l'os maxillaire, ainsi que nous avons eu occasion de l'observer plusieurs fois avec le professeur Richet.

Si la tumeur n'est pas extirpée, elle se généralise souvent par métastase. Le foie est presque toujours le premier organe atteint, et la mort ne tarde pas à survenir après une durée moyenne de deux à trois ans.

Diagnostic. Le diagnostic du sarcome de la choroïde est facile toutes les fois qu'il n'est pas masqué par un décollement de la rétine. Comme cette complication fait souvent défaut dans les tumeurs sarcomateuses qui avoisinent la macula, ce sont celles-ci qui sont les plus faciles à reconnaître. Voyons du reste les différents cas qui peuvent se présenter.

a. Le néoplasme siège-t-il dans la région ciliaire, on le voit repousser l'iris en avant, le détacher quelquefois de ses attaches et apparaître dans le champ pupillaire sous la forme d'une tumeur noirâtre, à bord régulièrement arrondi. Quand une semblable tumeur se développe dans un œil qui n'a été atteint d'aucun traumatisme ayant pu décoller la choroïde, le diagnostic ne peut laisser aucun doute. Il est vrai que le néoplasme succède lui-même souvent à un traumatisme du globe, mais son évolution rapidement progressive ne peut permettre longtemps d'en méconnaître la nature.

Lorsque la tumeur se développe dans le voisinage de la macula, elle prend d'abord l'apparence d'une tache blanchâtre qui ne saurait être confondue avec une exsudation rétinienne, à cause de son accroissement rapide, de la vascularisation apparente de son tissu et de la pigmentation qui l'accompagne.

b. Ce sont là les cas les plus simples, mais les difficultés deviennent considérables quand la tumeur est masquée par un décollement de la rétine. En effet celui-ci prend presque toutes les apparences d'un décollement simple, et pour l'en distinguer on doit prendre en considération les données suivantes :

1 Le premier caractère qui doit éveiller l'attention est le siège insolite qu'il occupe. On sait que le lieu d'élection du décollement simple est la partie inférieure et externe de la rétine; s'il se déclare dans toute autre partie, le liquide séreux qui le constitue abandonne son premier siège pour fuser et gagner les parties déclives. On doit donc regarder comme suspect tout décollement qui ne remplit pas ces conditions, c'est-à-dire qui a un siège insolite et qui s'y fixe.

2° L'aspect du décollement peut aussi éclairer le diagnostic. Si on remarque que ce n'est pas seulement une collection liquide qui remplit la poche rétinienne soulevée, mais la tumeur elle-même, c'est-à-dire une masse solide et dépourvue de mobilité, on comprendra que les mouvements de plissement et d'ondulation de la rétine doivent ici faire défaut, à l'inverse de ce que l'on observe dans le décollement simple, où ils sont souvent très prononcés.

3° L'absence des causes ordinaires du décollement (contusion du globe, produits exsudatifs du corps vitré, myopie) doit aussi être un sujet de préoccupation de la part du médecin et lui conseiller d'en surveiller attentivement la marche.

4° La tension du globe est également un bon élément de diagnostic : diminuée dans le décollement simple, augmentée dans le décollement symptomatique d'une tumeur, elle constitue un signe différentiel de grande valeur.

5° Enfin la présence de vaisseaux capillaires de nouvelle formation par derrière la rétine décollée, entremêlés parfois de taches blanches et noires, ne permet aucun doute sur l'existence de la tumeur. C'est là le signe pathognomonique pas excellence, mais il réclame un examen ophthalmoscopique minutieux et l'emploi de l'image droite, pour obtenir un plus fort grossissement.

c. Lorsque l'existence d'une tumeur du fond de l'œil a ainsi été reconnue, il importe d'en préciser la nature. Deux affections peuvent ici prêter lieu à la confusion, à savoir : le sarcôme de la choroïde et le gliôme de la rétine. Or l'âge du malade suffit à distinguer l'une de l'autre ces deux variétés de néoplasmes, puisque le gliôme n'a jamais été observé qu'avant quinze ans, tandis que le sarcôme ne se développe qu'après cet âge et surtout entre quarante et cinquante ans.

d. Dans la période glaucomateuse les difficultés de diagnostic sont considérables, si le trouble des milieux empêche l'éclairage du fond de l'œil. Savoir que l'attaque glaucomateuse a été précédée d'un décollement de la rétine, est un point important à éclaircir. En effet, ce signe prend une grande importance si la pupille est libre, car s'il est vrai que le décollement simple peut être suivi de glaucome, ce n'est qu'après avoir préalablement amené une iritis et la formation d'une synéchie postérieure totale, ce qui n'a pas lieu quand il s'agit d'un néoplasme. Ajoutons enfin que la marche insolite de l'attaque glaucomateuse, sa durée inusitée et la violence des douleurs sont autant de caractères propres à lui assigner une origine suspecte.

e. Plus tard, lorsque la période de perforation est arrivée, le diagnostic ne peut plus laisser aucun doute, mais il perd de son importance pour être trop tardif, de sorte que tout l'intérêt se concentre sur celui que l'on doit établir pendant les premières périodes de l'affection.

Le traitement consiste dans l'énucléation de l'œil que l'on doit faire sans retarder, afin d'éviter les dangers de propagation et d'infection. Avant l'opération, il est nécessaire d'explorer les ganglions sous-mastoïdiens, sous-maxillaires et parotidiens, afin de pouvoir se renseigner sur le danger plus ou moins grand d'une reproduction de la tumeur ; il est également indispensable de faire l'analyse du sang, car dès que le néoplasme a tendance à se propager et à se généraliser, on trouve souvent du pigment mélanique dans ce liquide ainsi que dans les crachats. On s'assure enfin s'il y a de l'exophthalmie ou une saillie du périoste orbitaire, s'il existe un défaut de mobilité du globe ou une résistance anormale lorsqu'on le refoule en arrière, car ces signes indiquent que la tumeur a envahi l'orbite et que l'énucléation est alors insuffisante. Traitement.

Dans l'exécution de cette opération, on reséquera le nerf optique le plus loin possible, car il sert souvent de voie de propagation à la maladie. Le professeur Richet conseille même d'enlever les parties molles qui sont en arrière du globe. On doit pour cela employer le bistouri de préférence au thermo-cautère, car celui-ci dégage trop de chaleur, fait fondre la graisse de l'orbite et peut amener des accidents inflammatoires qui se propagent jusqu'au cerveau.

Malgré toutes les précautions prises, la tumeur récidive souvent sur place, surtout si elle est mélanique (M. Perrin) et on est obligé de recourir à une opération beaucoup plus grave qui consiste dans l'évidement de la cavité orbitaire. Un de nos malades adressé au professeur Richet obtint la guérison par le procédé suivant :

L'opérateur détacha avec soin tous les tissus de l'orbite, plaça une boulette imbibée de perchlorure de fer dans le fond de la cavité orbitaire, et en tapissa toutes les parois d'une couche de pâte de Canquoin. Le tissu néoplasique fut aussi complètement détruit et plusieurs années se sont déjà écoulées sans amener de récidive, ce qui nous permet de compter sur une guérison définitive.

TUBERCULES DE LA CHOROÏDE.

Les tubercules de la choroïde sont analogues aux tubercules que l'on rencontre dans les autres organes. C'est Noël Guéneau de Mussy qui le premier les observa chez une jeune fille qui avait succombé à une phthisie généralisée. Vinrent ensuite les travaux de Manz, de Conheim, de de Graefe, de Leber, de Poncet et de Galezowski, qui en complétèrent l'étude.

Ces tubercules se présentent sous la forme de petits nodules arrondis, d'une teinte blanc jaunâtre ou rose pâle, qui reste à peu près la même pendant toute la durée de leur évolution. Leurs bords sont indécis, légèrement diffus, ne s'encadrent pas de pigment comme les exsudats choroïdiens et sont entourés d'une choroïde ayant une apparence tout à fait normale.

Ils atteignent ordinairement les deux yeux et siègent de préférence autour de la macula et de la papille, mais s'étendent parfois sur tout le fond de l'œil. Dans des cas rares, on n'en rencontre qu'un seul, mais le plus souvent on en compte un assez grand nombre, jusqu'à trente ou quarante. Quant à leur volume, il varie depuis un point à peine visible, jusqu'à celui d'une petite lentille; les plus gros font un relief assez prononcé, pour dévier d'une façon sensible les vaisseaux rétiniens qui passent audevant d'eux.

A côté de cette forme de la maladie, il en est une autre dans laquelle la choroïde tout entière s'infiltre de granulations tuberculeuses. C'est cette variété, dont l'existence a été démontrée par les travaux de Poncet, qui est quelquefois désignée sous le nom de choroïdite tuberculeuse.

Diagnostic.

On ne saurait guère confondre les tubercules de la choroïde qu'avec les exsudats choroïdiens, mais la différence de siège est déjà un premier élément de diagnostic. En effet, les exsudats se montrent de préférence à la périphérie avant d'envahir le pôle postérieur de l'œil, tandis que les tubercules sont toujours situés dans le voisinage de la macula ou du nerf optique. En outre, les tubercules ne s'encadrent pas de pigment comme les foyers exsudatifs, conservent toujours la même teinte et les mêmes caractères, et ne se transforment pas comme les précédents en plaques atrophiques.

Le diagnostic présente des difficultés plus sérieuses, lorsque la tuberculisation de la choroïde se manifeste, non plus sous forme de tubercules isolés, mais sous l'aspect d'une infiltration généralisée. L'épaississement de la membrane postérieure de l'œil ne peut guère s'apprécier que par places, là où la masse infiltrée est plus abondante et fait une légère saillie, ce qui exige un minutieux examen.

Les tubercules de la choroïde se rencontrent quelquefois dans la phthisie chronique, mais surtout dans la forme aiguë de la maladie. Lorsque les méninges sont atteintes, la choroïde y participe presque toujours, et l'exploration de l'œil peut dans certains cas venir éclairer un diagnostic resté douteux.

Quelques observations semblent également prouver que ces tubercules peuvent être parfois la première expression de la diathèse et apparaître avant ceux du poumon; mais c'est là une exception fort rare, car ils sont pour ainsi dire toujours consécutifs et s'observent en général à la dernière période de la tuberculisation.

RUPTURE DE LA CHOROÏDE.

Une contusion directe de l'œil ou même une violente commotion du globe par contre-coup peut produire la rupture de la choroïde. Au moment de l'accident, il y a souvent une hémorrhagie assez considérable du corps vitré, pour empêcher toute exploration du fond de l'œil, mais après la résorption du sang épanché, on peut se rendre compte de la lésion et la reconnaître aux caractères suivants :

Symptômes. On aperçoit dans le segment postérieur de l'œil, à un ou deux diamètres de la papille, une traînée blanchâtre linéaire, une sorte de fissure allongée qui n'est autre chose que la sclérotique mise à nu par suite de la déchirure de la choroïde, et au-devant de laquelle passent nettement les vaisseaux rétiniens. Cette fissure est effilée à ses deux extrémités et présente presque toujours une direction curviligne, embrassant dans sa concavité la papille, dont elle occupe généralement le côté externe et supérieur et qu'elle sépare de la macula. Ses bords sont souvent entourés de taches hémorrhagiques, dues à la déchirure des vaisseaux choroïdiens; plus tard, ils sont simplement bordés d'un liséré pigmentaire plus ou moins abondant.

C'est là la forme la plus ordinaire de l'affection, mais celle-ci peut présenter de nombreuses variétés. Ainsi la déchirure peut être transversale; d'autres fois partir de la papille ou en occuper le côté interne; elle peut aussi, dans certains cas, traverser la macula ou enfin être multiple et représenter ainsi deux, trois et même quatre lignes concentriques qui indiquent autant de points de rupture.

Le trouble visuel dépend du siège de la lésion par rapport à la papille et à la macula et des diverses complications qui peuvent se présenter (subluxation du cristallin, décollement de la rétine, rupture de la rétine). Il est en général plus prononcé qu'on ne pourrait s'y attendre, ce qui s'explique par l'ébranlement profond subi par les éléments rétiniens.

Un des points les plus intéressants dans l'étude des ruptures de la choroïde est leur mode de production. Nous avons vu en effet qu'elles affectent presque toujours une forme curviligne et qu'elles ont un siège à peu près constant, ce qui semble indiquer que des causes mécaniques ou anatomiques toutes spéciales président à leur formation.

A ce sujet les opinions les plus diverses ont été émises.

Von Ammon attribue la lésion à la dépression que

subit le globe au point même où a lieu la rupture. Sœmisch pense que la déchirure de la choroïde a lieu par arrachement, cette membrane ne pouvant se prêter au déplacement que lui communique le traumatisme, dans les points où elle est solidement fixée à la sclérotique par l'intermédiaire des vaisseaux ciliaires, c'est-à-dire au voisinage du nerf optique. Becker l'explique par la résistance du nerf optique qui s'enfonce en quelque sorte dans l'œil, lorsque celui-ci est aplati d'avant en arrière par un choc violent, ce qui rend compte à la fois de la forme curviligne de la lésion et de son siège au voisinage de la papille, il nous paraît plus conforme à la réalité des faits, d'attribuer les ruptures choroïdiennes à un contre-coup et à l'ébranlement exagéré de certains points de la choroïde pendant le choc.

Diagnostic

Le diagnostic de la rupture de la choroïde repose sur les caractères que nous venons d'énumérer et principalement sur la forme linéaire et curviligne qu'elle affecte. Aucune atrophie choroïdienne ne présente le même aspect et ne peut prêter à la confusion. La possibilité de rattacher cette lésion à un traumatisme, et les complications qui l'accompagnent, achèvent d'en révéler la nature et d'éclaircir tous les doutes.

La thérapeutique est désarmée contre la rupture elle-même et ne peut que porter remède aux complications qui lui font cortège et aux accidents inflammatoires qu'elle entraîne.

DÉCOLLEMENT DE LA CHOROÏDE.

Le décollement de la choroïde se rencontre assez fréquemment dans les yeux désorganisés à la suite de vieilles irido-choroïdites, mais il est très rare comme affection locale et ce n'est guère qu'un traumatisme violent qui peut lui donner naissance.

Le diagnostic repose sur la présence dans le fond de l'œil d'une tumeur sphérique, de couleur rouge sombre, immobile dans les mouvements du globe, sans plis et sans oscillations. Sur sa surface on aperçoit quelquefois le réseau des vaisseaux choroïdiens, circonstance qui la fait aisément reconnaître. Diagnostic.

Deux affections peuvent ici prêter lieu à la confusion, à savoir : le décollement de la rétine et un néoplasme du fond de l'œil.

On distingue le décollement de la choroïde de celui de la rétine à sa teinte rouge sombre et à sa fixité complète. Si la rétine est elle-même décollée au-devant de la tumeur formée par la choroïde, le diagnostic est plus embarrassant, mais on apercevra encore, derrière la membrane nerveuse décollée, une masse globuleuse, de coloration foncée, qui n'est autre chose que la choroïde.

Les difficultés du diagnostic sont quelquefois non moins considérables, quand il s'agit de différencier un décollement de la choroïde d'un néoplasme, car celui-ci peut également succéder à un traumatisme de l'œil. C'est l'examen de la tension intra-oculaire qui est le principal élément de diagnostic. Dans le cas de décollement choroïdien, cette tension va en diminuant progressivement et conduit à la phthisie du globe; dans le cas de néoplasme, elle va au contraire en augmentant pour aboutir à un véritable glaucome.

HÉMORRHAGIES DE LA CHOROÏDE.

Les hémorrhagies de la choroïde, plus rares que celles de la rétine, se présentent sous la forme de taches arrondies, tranchant par leur couleur rouge-sombre, sur la coloration rosée du fond de l'œil.

Elles ne peuvent être confondues qu'avec les hémorrhagies rétiniennes, mais s'en distinguent par plusieurs caractères.

Diagnostic. 1° Les altérations ambiantes sont un des premiers éléments de diagnostic. Existe-t-il des exsudations choroïdiennes ou des plaques atrophiques, il y a tout lieu de penser que s'il y a une tache hémorrhagique dans le fond de l'œil, elle appartient à la choroïde. Semblablement, si on constate de petits épanchements de sang, situés le long des vaisseaux rétiniens, accompagnés d'infiltration ou d'exsudations de la rétine, il s'agit évidemment d'une hémorrhagie rétinienne.

2° En second lieu, l'aspect de la tache hémorrhagique est souvent caractéristique. Si elle est striée, allongée, à pointe effilée, elle ne peut siéger que dans les couches superficielles de la rétine, car c'est en suivant la direction des fibres nerveuses qu'elle prend une telle forme; si elle est arrondie ou elliptique, elle appartient soit à la choroïde, soit aux couches profondes de la rétine.

3° Le siège de l'épanchement sanguin a aussi son importance : c'est le pôle postérieur de l'œil qui est le lieu d'élection des hémorrhagies rétiniennes; c'est la région de l'ora serrata qui est le siège de prédilection des hémorrhagies choroïdiennes.

4° Il y a toutefois des cas où le diagnostic est fort difficile. Lorsqu'il s'agit par exemple d'un épanchement sanguin isolé, sans altération apparente des membranes profondes et assez abondant pour s'étaler en nappe sur le fond de l'œil, on peut être singulièrement embarrassé pour en préciser le siège. Ce serait s'abuser que d'espérer pouvoir tirer profit pour le diagnostic du cas où un vaisseau de la rétine vient à croiser l'épanchement, car, d'une part, ce vaisseau peut recouvrir une extravasation sanguine située dans les couches postérieures de la rétine aussi bien que celle qui siège dans la choroïde, et d'autre part la coloration du vaisseau se confond tellement avec celle d'une large tache hémorrhagique, que le plus souvent on ne peut se rendre compte s'il passe au-devant d'elle ou s'il est lui-même recouvert par le sang épanché.

Si on s'adresse aux symptômes fonctionnels pour éclairer le diagnostic, on trouve qu'ils ne sont caractéristiques que dans le cas où il n'existe ni scotome, ni lacune du champ visuel, ce qui localise la maladie dans la choroïde ; si ces troubles visuels existent, la question reste indécise, car ils peuvent dépendre d'une hémorrhagie située dans la rétine, ou d'un épanchement sanguin de la choroïde assez abondant pour comprimer les cônes et les bâtonnets.

Les hémorrhagies de la choroïde, moins souvent diathésiques que celles de la rétine, reconnaissent ordinairement pour causes : 1° les traumatismes du globe ; 2° les affections caractérisées par une gêne dans la circulation locale de l'œil (choroïdite atrophique, glaucome).

Elles se résorbent en laissant à leur place une tache blanche atrophique bordée de pigment et réclament le même traitement que les hémorrhagies rétiniennes en général.

OSSIFICATION DE LA CHOROÏDE.

On rencontre très souvent, dans les yeux atrophiés ou phthisiques, de véritables productions osseuses qui se sont formées dans le tissu choroïdien.

Ces productions sont tantôt disséminées, tantôt réunies,

de façon à constituer une véritable coque entourant le nerf optique et s'étalant sur le fond de l'œil jusqu'au voisinage de l'ora serrata. Quoi qu'il en soit, elles sont surtout abondantes et épaisses au voisinage de la papille, et comme c'est à ce niveau que les nerfs ciliaires pénètrent dans l'œil, elles les compriment et les irritent au point d'entraîner quelquefois l'ophthalmie sympathique.

Le diagnostic de cette altération s'établit : 1° par la dureté du globe; 2° par une réaction inflammatoire plus ou moins vive, qui se traduit elle-même par l'injection de l'œil, par des douleurs ciliaires spontanées ou à la moindre pression, par des sensations lumineuses et du larmoiement.

Le seul traitement à suivre est l'énucléation de l'œil atrophié, dans le but de calmer les douleurs et surtout d'éviter l'ophthalmie sympathique qui est toujours menaçante.

MALADIES DE LA RÉTINE

RÉTINE. — ASPECT PHYSIOLOGIQUE DE LA RÉTINE. — MACULA. — RÉTINITES, LEURS DIVISIONS. — RÉTINITE ALBUMINURIQUE; — GLYCOSURIQUE; — SYPHILITIQUE; — LEUCOCYTHÉMIQUE; — HÉMORRHAGIQUE; — PIGMENTAIRE. — EMBOLIE DE L'ARTÈRE CENTRALE. — DÉCOLLEMENT DE LA RÉTINE. — AFFECTIONS DE LA MACULA. — GLIOME DE LA RÉTINE.

La rétine est une membrane nerveuse destinée à transformer les vibrations lumineuses qu'elle reçoit et à les rendre perceptibles. Sa structure histologique est trop complexe pour trouver place dans un traité réservé au diagnostic et au traitement des affections oculaires: nous ne ferons donc qu'exposer sommairement les principaux points relatifs à son anatomie et à sa physiologie.

D'une façon générale, cette membrane peut être considérée comme l'épanouissement du nerf optique et comme une dépendance de la substance grise cérébrale dont elle provient. Elle est formée de deux sortes d'éléments : 1° d'éléments nerveux spéciaux ; 2° d'éléments cellulaires qui en forment la trame et la charpente. Tous ces éléments sont répartis en plusieurs couches, que nous ne ferons qu'énumérer, en allant de dehors en dedans et en mettant en parallèle la nouvelle dénomination de Ranvier et l'ancienne synonymie.

1° Couche épithéliale pigmentaire.	Couche épithéliale pigmentaire.
2° Couche des cônes et des bâtonnets........................	Couche des cônes et des bâtonnets.
3° Membrane limitante externe....	Membrane limitante externe.

4° Couche des cellules visuelles...	Couche des grains externes.
5° Plexus basal....................	Couche granuleuse externe.
6° Couche des cellules { bipolaires.... / unipolaires.... }	Couche des grains internes.
7° Plexus cérébral..............	Couche granuleuse interne.
8° Couche des cellules multipolaires.....................	Couche des cellules ganglionnaires.
9° Couche des fibres nerveuses....	Couche des fibres nerveuses.
10° Couche limitante interne........	Membrane limitante interne.

(RANVIER) (1).

Toutes ces couches sont reliées entre elles par les fibres de soutènement ou fibres de Müller.

Un point qui doit nous arrêter un instant, c'est l'étude du pourpre rétinien, que Frantz Boll a découvert et qui jouit de la singulière propriété de se détruire à la lumière pour se reproduire dans l'obscurité.

Si on examine en effet la face externe de la rétine d'un animal, d'une grenouille, par exemple, que l'on sacrifie après l'avoir laissée quelques heures dans l'obscurité, on voit qu'elle présente une belle coloration rouge, répandue sur le segment externe des bâtonnets, coloration qui se détruit rapidement sous l'influence de la lumière, en passant par une série de teintes qui vont toujours en décroissant. Kühne a isolé et dissous dans la bile cette matière colorante et lui a donné le nom d'erythropsine ; il attribue son élaboration aux cellules pigmentaires de la couche épithéliale.

Les modifications du rouge rétinien sous l'influence de la lumière, les expériences très probantes d'après lesquelles l'action de la lumière sur la rétine s'accompagne toujours d'un dégagement d'électricité, semblent démontrer que le phénomène de la vision est un acte photo-chimique se passant dans les bâtonnets et dans les cônes, acte qui serait

(1) Ranvier, Cours du Collège de France.

le point de départ d'une excitation des cellules visuelles ou des fibres nerveuses qui s'y terminent. Toutefois, comme le dit Ranvier, la présence du rouge rétinien n'est pas une condition essentielle pour que la vision s'effectue, puisque certains animaux en sont complètement dépourvus, et qu'il n'en existe pas chez l'homme, au niveau de la tache jaune qui est la partie la plus sensible de la rétine.

Au point de vue du rôle visuel qu'elle remplit, la rétine possède trois fonctions principales : 1° la perception lumineuse ; 2° la perception des formes (acuité visuelle) ; 3° la perception des couleurs.

1° La perception lumineuse est sensiblement la même sur toute l'étendue de la rétine. (Landolt et A. Charpentier.)

2° La perception des formes (acuité visuelle) est à son maximum sur la fovea centralis et diminue rapidement à mesure qu'on s'en éloigne. Elle marche ainsi de pair avec la répartition des éléments nerveux de la rétine qui sont surtout abondants dans le voisinage de la macula, et diminuent insensiblement de nombre en allant vers les parties excentriques. Au delà de 50° du point de fixation, selon Landolt, la perception des formes est en quelque sorte abolie.

3° La perception de couleurs suit à peu près les mêmes variations que la perception des formes, c'est-à-dire s'affaiblit considérablement au delà de la macula. On sait du reste que le champ physiologique de chaque couleur n'a pas la même étendue ; le plus étroit est celui du violet ; le plus grand est celui du bleu, et on a ainsi toute une gamme chromatique constituée par le violet, le vert, le rouge, l'orangé, le jaune et le bleu.

ASPECT PHYSIOLOGIQUE DE LA RÉTINE.

La rétine est invisible, dans la plus grande partie de son étendue, tant sa transparence est parfaite; nous ne voyons que ses vaisseaux et sa partie centrale, c'est-à-dire la macula. Toutefois, dans certains yeux très pigmentés, elle se révèle par l'aspect voilé et grisâtre qu'elle communique au fond de l'œil dans le voisinage de la papille, aspect qui est physiologique et qu'il faut avoir soin de ne pas confondre avec un état pathologique.

Nous savons, depuis la découverte de Boll, que dans l'obscurité la rétine est le siège d'une belle coloration purpurine (pourpre rétinien); mais nous ne pouvons avoir conscience de cette teinte, en examinant le malade à l'ophthalmoscope, car elle se confond avec la coloration rouge uniforme du fond de l'œil.

1. — MACULA.

La région de la macula est la partie centrale de la rétine, celle dont les altérations ont le plus d'influence sur l'acuité visuelle et qui doit toujours être explorée avec soin dans tout examen ophthalmoscopique.

Cette région a la forme d'un ovale, dont le grand axe horizontal mesure environ deux millimètres. Elle est située environ à quatre millimètres en dehors du centre de la papille et à un millimètre au-dessous. Il en résulte que pour la trouver à l'image renversée, il faut prendre la papille comme point de repère et la chercher sur une ligne tangente au bord supérieur du disque optique, en dedans de celui-ci et à une distance à peu près égale à deux de ses diamètres.

L'aspect de la macula est variable ; le plus souvent cette région ne se distingue en rien du reste de la rétine ; quelquefois elle se présente avec un aspect plus rouge que les parties avoisinantes; enfin, chez certains sujets, elle paraît entourée d'un anneau blanchâtre, ayant la forme d'un ovale à grand axe horizontal et qui n'est autre chose qu'un reflet lumineux dû au léger relief de ses bords.

C'est là ce qu'on appelle vulgairement le spectre ou le fantôme de la macula. Selon beaucoup d'auteurs, il ne serait visible qu'à l'image renversée, mais le Dr Parent a réfuté cette assertion et fait voir qu'on peut l'observer à l'image droite, toutes les fois qu'il est visible à l'image renversée et que c'est même à l'image droite qu'on l'obtient le plus souvent.

Toutefois certaines conditions sont nécessaires pour arriver à ce résultat. Il faut, dit Parent, 1° que le champ d'observation soit étendu ; 2° qu'il soit illuminé d'une façon uniforme et peu intense. Ces conditions sont avantageusement réalisées, en employant un miroir fortement concave, n'ayant qu'un foyer de 6 centimètres. La dilatation de la pupille favorise aussi la productiou du phénomène.

En procédant de cette façon, on peut obtenir souvent le spectre de la macula, non seulement chez les enfants, mais chez les adultes et particulièrement chez ceux dont la choroïde est fortement pigmentée, car celle-ci absorbe les rayons lumineux qui reviennent de cette membrane et de la sclérotique, de sorte que le reflet maculaire n'est pas noyé dans un excès de lumière.

L'examen de la macula à l'image droite nous fournit encore d'autres renseignements. Il nous permet de distinguer un point central blanchâtre qui n'est autre chose que la fovea centralis elle-même ou plutôt le reflet dû à sa surface concave. Il nous permet également de voir de nombreuses artérioles et veinules converger vers cette région riche en vaisseaux (Leber et Delorme). Ceux-ci ne font défaut que dans le fond même de la fovea, là où il n'existe plus que des cônes et la couche granuleuse externe.

II. — PLAQUES FIBREUSES CONGÉNITALES.

Pour compléter cette étude sur l'aspect de la rétine, nous devons signaler une anomalie de structure très singulière, qui donne parfois lieu à une opacité particulière de cette membrane et dont voici l'origine.

On sait que dans le nerf optique les fibres nerveuses sont entourées d'une gaine de myéline, dont elles se dépouillent en traversant la lame criblée. Chez certains animaux tels que le lapin et quelquefois chez l'homme, dans certains cas qui ne sont pas très rares, elles conservent cette enveloppe qui est opaque, ou la reprennent après s'en être un instant séparées, ce qui constitue des opacités blanchâtres, désignées sous le nom de plaques fibreuses congénitales de la rétine.

Le diagnostic de ces opacités repose sur les caractères suivants :

1° Elles sont d'un blanc éclatant et se présentent sous la forme d'une ou de plusieurs taches, tantôt moindres qu'un diamètre papillaire, tantôt beaucoup plus étendues.

2° Elles ont une apparence striée caractéristique, surtout manifeste au voisinage de leurs bords qui sont très irréguliers.

3° Leur siège de prédilection est la partie supérieure et inférieure de la papille, puis sa partie interne ; le côté externe du disque optique, c'est-à-dire celui qui avoisine la macula, en est toujours exempt, de sorte qu'elles n'occupent jamais le même côté que le staphylome postérieur.

4° Ces plaques empiètent assez souvent sur la papille et s'étendent quelquefois assez loin le long du trajet des gros vaisseaux, dont elles masquent en partie le trajet.

5° Elles sont entourées d'une rétine complètement saine et, sauf l'agrandissement du punctum cæcum, elles n'occasionnent aucun trouble fonctionnel.

Ces derniers caractères permettent toujours de ne pas les confondre avec les exsudations rétiniennes, dont elles n'ont du reste ni l'aspect ni l'évolution.

RÉTINITES.

Les rétinites sont les inflammations de la rétine.

Les principales altérations qui les constituent sont : des infiltrations séreuses, des exsudats, des hémorrhagies et quelquefois des dépôts de pigment dans le tissu rétinien lui-même.

Mais toutes ces formes n'ont pas une individualité propre ; les trois premières surtout se combinent le plus souvent entre elles, de façon à reproduire les dessins ophthalmoscopiques les plus variés, selon la cause qui leur donne naissance.

C'est donc l'étiologie qui nous servira de principal guide pour établir la division des rétinites, et nous étudierons successivement : 1° la rétinite albuminurique, 2° la rétinite glycosurique, 3° la rétinite syphilitique, 4° la rétinite leucocythémique.

Nous envisagerons ensuite les rétinites au point de vue des altérations spéciales que l'on constate à l'ophthalmoscope et nous décrirons aussi : 5° la rétinite hémorrhagique ; 6° la rétinite pigmentaire.

I. — RÉTINITE ALBUMINURIQUE.

De toutes les rétinites, c'est la rétinite albuminurique qui présente les altérations les plus nombreuses, les plus variées et les plus caractéristiques, de sorte qu'elle a un type classique facile à reconnaître et qu'elle sert même souvent à diagnostiquer une albuminurie jusque-là ignorée. Cette rétinite se déclare non seulement dans la maladie de Bright (10 fois sur 100 environ), mais dans l'albuminurie consécutive à la grossesse, à la scarlatine, à un traumatisme de la région rénale.

Les symptômes ophthalmoscopiques de cette affection sont les suivants :

1° Symptômes ophthalmoscopiques.

1° *Infiltration de la papille et de la rétine.* — La papille est toujours infiltrée, ainsi que la rétine avoisinante, à un degré souvent tel que son aspect rappelle l'image ophthalmoscopique de certaines névro-rétinites, de sorte que la confusion serait facile, si d'autres altérations ne permettaient de l'éviter.

2° *Taches blanchâtres de la rétine.* — En dehors de la zone occupée par l'infiltration, la rétine est parsemée de taches blanches, brillantes, tantôt assez petites et assez nombreuses pour que le fond de l'œil paraisse en être criblé, tantôt plus grandes que la papille elle-même, lorsqu'elles se sont fusionnées et réunies. Ces taches sont dues, selon les micrographes, tantôt à des foyers de dégénérescence graisseuse qui ont envahi les éléments conjonctifs de la rétine et qui sont analogues à ceux que l'on rencontre dans les reins ou dans le cœur, tantôt à une altération sclérosante des fibres nerveuses elles-mêmes.

3° *Apoplexies linéaires.* — En même temps, des hémorrhagies nombreuses, linéaires, en flammèches, se font remarquer le long des veines. Elles ont lieu par diapédèse, de sorte que le sang s'épanche autour du vaisseau et lui forme une sorte de gaine, qui semble augmenter son volume par places. Ces hémorrhagies subissent facilement la dégénérescence graisseuse, et se transforment en plaques brillantes, réfléchissant fortement la lumière.

4° *Altérations de la macula.* — Toutes ces altérations ainsi groupées forment déjà un ensemble bien propre à assurer le diagnostic, mais l'aspect de la macula vient encore ajouter un nouveau trait distinctif à la maladie. Tantôt, en effet, on voit des amas de petits points blancs, gros comme des têtes d'épingle, se réunir en groupes autour de cette région, comme des constellations d'étoiles ; tantôt ce sont des stries blanchâtres, disposées en éventail, qui rayonnent autour d'elle, lui forment une sorte d'auréole et mettent de suite sur la voie du diagnostic.

5° *Affection binoculaire.* — Un dernier caractère de la maladie que nous ne devons pas oublier, c'est que ces altérations rétiniennes sont presque invariablement binoculaires ; il n'existe, en effet, que très peu d'exceptions à cette loi générale (1).

Les symptômes fonctionnels sont loin d'avoir la même valeur que les précédents.

2° Symptômes fonctionnels.

1° *Vision centrale.* — A voir les altérations aussi nombreuses et aussi disséminées que celles que présente la rétinite albuminurique, on serait tenté de croire la vision, sinon

(1) Le Dr Yvert a rapporté un cas intéressant de rétinite albuminurique monoculaire, symptomatique d'une néphrite parenchymateuse survenue chez un malade, où on ne constata, à l'autopsie, qu'un seul rein, situé du côté correspondant à l'œil malade (Voy. *Recueil d'ophthalmologie*, mars 1883).

Le Dr Despagnet a relaté aussi un cas de rétinite albuminurique monoculaire chez un saturnin.

perdue, du moins toujours notablement compromise. Il n'en est rien, et, dans l'immense majorité des cas, elle est si peu troublée qu'il existe un contraste évident entre les altérations de la rétine et les troubles fonctionnels observés. Toutefois l'acuité visuelle est considérablement affaiblie, dès que la macula est atteinte et dans les cas extrêmement rares où une amblyopie centrale, de nature urémique, vient compliquer la maladie.

2° *Vision périphérique.* — La vision périphérique est conservée; la dyschromatopsie n'existe que dans les périodes avancées de la maladie, de sorte que le plus souvent aucun trouble visuel saillant ne vient révéler la nature de l'affection ni même permettre de la soupçonner.

Voyons maintenant quelles sont les causes de la maladie.

Causes. Il est aujourd'hui démontré que la rétinite albuminurique n'est spéciale ni à la néphrite interstitielle, ni à la néphrite parenchymateuse, mais peut se rencontrer dans tous les états inflammatoires ou congestifs des reins, donnant lieu au passage de l'albumine dans le sang. C'est ainsi qu'on la voit se développer dans l'albuminurie consécutive à la scarlatine, à la grossesse, à l'intoxication saturnine et quelquefois même à une contusion de la région lombaire; toutefois elle apparaît de préférence dans la néphrite chronique.

Mais quel est le lien qui relie cette rétinite à l'affection rénale? Est-ce l'hypertrophie du cœur qui accompagne fréquemment la néphrite et l'excès de tension dans le système aortique qui servent ici de trait d'union, et donnent lieu aux hémorrhagies et aux altérations rétiniennes (Traube)? Est-ce l'altération du sang qui en est cause? Faut-il admettre que les altérations des parois vasculaires de l'œil sont de même nature que celles qui atteignent les vaisseaux des reins? L'anatomie pathologique semble démontrer cette dernière assertion, de sorte que l'albuminurie ne serait pas une maladie locale des reins, mais une affection générale, dans laquelle plusieurs organes sont frappés en même temps (cœur, vaisseaux, reins).

Le diagnostic de la rétinite albuminurique repose sur l'infiltration considérable de la papille et de la rétine, sur les taches blanches qui parsèment le fond de l'œil, sur les hémorrhagies linéaires des vaisseaux rétiniens, sur les altérations de la macula et enfin sur l'existence à peu près constante de la maladie dans les deux yeux. Tous ces signes réunis sont caractéristiques ; il est bon cependant de ne jamais négliger l'analyse de l'urine, afin d'éviter certaines méprises que l'on est parfois exposé à commettre. Diagnostic.

Ces méprises sont les suivantes :

1° En premier lieu, lorsque l'œdème de la papille est très prononcé, lorsque son gonflement acquiert des proportions notables, on peut confondre la rétinite albuminurique avec une névro-rétinite de cause cérébrale. Sans doute les caractères distinctifs de ces deux affections sont souvent fort nets, et la tuméfaction considérable de la papille, les extravasations sanguines larges et non linéaires du fond de l'œil, les symptômes cérébraux qui lui font habituellement cortège, permettent en général de reconnaître facilement une névro-rétinite d'une rétinite albuminurique, mais il n'en est pas moins vrai que la ressemblance est quelquefois tellement frappante que des observateurs expérimentés s'y sont trompés et qu'il est toujours nécessaire, dans les cas douteux, de recourir à l'analyse de l'urine.

Selon nous, ce qui contribue dans ces sortes de cas à faire porter un diagnostic erroné, c'est qu'on est tenté d'attribuer une valeur diagnostique trop considérable aux taches blanchâtres disposées en éventail autour de la macula. Elles sont, il est vrai, un signe excellent de rétinite albuminurique, mais elles peuvent se produire toutes les fois que la dégénérescence scléreuse atteint les fibres rétiniennes de cette région, et c'est ce qui a lieu parfois dans les névro rétinites.

Pour notre part, nous avons aussi vu ces altérations périmaculaires être remarquablement nettes et évidentes, dans un cas de rétinite sympathique dont nous avons publié l'observation. L'affection avait été prise par quelques confrères pour une rétinite albuminurique, quoique l'analyse de l'urine fût restée muette, mais l'énucléation de l'œil sympathisant fit cesser la maladie qui avait résisté à tous les autres moyens employés et vint ainsi confirmer l'exactitude de notre diagnostic.

2° On peut aussi, dans certains cas rares et exceptionnels, confondre la rétinite albuminurique avec la rétinite diabétique. Le type de cette dernière rétinite est en général fort différent de celui de la rétinite albuminurique, puisque la maladie se borne ordinairement à produire des taches hémorrhagiques ou quelques taches blanchâtres dans le fond de l'œil, sans grande infiltration de la papille et sans altérations caractéristiques de la macula, mais il existe des cas où la rétinite glycosurique prend tout à fait les allures de la rétinite albuminurique, au point que l'analyse de l'urine est seule capable de trancher la difficulté. C'est là un point sur lequel il est bon d'être fixé.

3° Dans cette étude de diagnostic différentiel, nous devons aussi rappeler que la rétinite albuminurique ne se présente pas toujours avec le type complet et classique que nous avons décrit. Elle a des formes frustes, dans lesquelles elle ne se traduit que par une légère infiltration papillaire ou par quelques hémorrhagies rétiniennes. Ces hémorrhagies ont bien encore quelque chose de caractéristique, lorsque, s'étant produites par diapédèse, elles s'épanchent dans la gaine lymphatique du vaisseau et lui donnent par places une apparence fusiforme; mais il n'en est pas toujours ainsi et le diagnostic ne peut être assuré qu'en faisant systématiquement l'analyse de l'urine dans toutes les rétinites qui sont binoculaires et accompagnées de taches hémorrhagiques et d'infiltration de la papille.

4° Un dernier point sur lequel on doit avoir l'attention fixée, c'est que la rétinite albuminurique laisse quelquefois sur le fond de l'œil des traces ineffaçables de son passage, et qu'on doit savoir faire un diagnostic rétrospectif, pour remonter à la cause du mal. C'est ainsi qu'elle détermine un certain nombre d'atrophies de la papille, par suite de la compression subie par les fibres nerveuses. Les atrophies papillaires des femmes en couches ont presque toutes cette origine.

Rappelons aussi que longtemps après la disparition de la maladie, on trouve quelquefois, dans la région de la macula, des taches blanchâtres linéaires, qu'on pourrait prendre pour des altérations récentes et qui ne sont autre chose que des vestiges de la dégénérescence scléreuse des fibres rétiniennes, due à une ancienne rétinite albuminurique. Il est important d'être prévenu de ce fait, afin de rechercher dans les antécédents du malade et dans son passé pathologique, les éléments du diagnostic.

Dans le cours de cette étude, nous avons vu qu'il est souvent nécessaire de recourir à l'examen de l'urine pour établir le diagnostic. A ce propos, nous devons faire remarquer qu'il y a des cas où la rétinite albuminurique existe, sans que l'urine présente d'albumine. C'est ce qui a lieu par exemple dans la néphrite interstitielle, où l'on peut à certains moments rencontrer des flots d'albumine et, dans d'autres, une absence en quelque sorte complète de ce produit. Le diagnostic est alors tenu en suspens, mais on peut encore assez souvent remonter à la cause du mal, en constatant la faible densité du liquide urinaire, une céphalalgie persistante et des troubles particuliers dans le rythme du cœur (hypertrophie cardiaque avec bruit de galop).

Traitement. Le traitement de la rétinite albuminurique doit s'adresser en premier lieu à la maladie générale qui en est le point de départ. Suppléer autant que possible à la sécrétion rénale par des purgatifs salins; s'opposer à tout refroidissement, en recommandant au malade de porter de la flanelle; stimuler les fonctions de la peau par des diaphorétiques, des bains de vapeur et des injections de pilocarpine; combattre l'état congestif des reins par des ventouses sèches ou scarifiées, appliquées à diverses reprises sur la région lombaire; établir enfin la diète lactée, qui, selon Lancereaux, Jaccoud, Dujardin-Baumetz, constitue une des principales médications de l'albuminurie, tels sont les moyens qui donnent les meilleurs résultats. En agissant ainsi contre l'état général, on favorise la guérison des altérations rétiniennes, bien qu'il n'y ait pas toujours concordance exacte entre les désordres oculaires et les symptômes morbides généraux, ceux-ci pouvant s'améliorer ou s'aggraver, sans que l'état de l'œil subisse toujours des modifications analogues.

Les préparations pharmaceutiques ont une importance beaucoup moindre. On a vanté l'acide nitrique (Forget); le tannin; l'iodure de potassium; les inhalations d'oxygène et, comme médication empirique, la fuchsine et la nitro-glycérine; mais nous devons rappeler qu'il ne faut administrer les substances médicamenteuses qu'avec la plus grande réserve, chez les personnes atteintes de maladie des reins. Les moins toxiques sont les plus avantageuses et nous recommandons surtout l'iodure de potassium à la dose de un ou deux grammes par jour.

Quel traitement diriger contre les altérations rétiniennes elles-mêmes ? Les vésicatoires à base de cantharide, offrant un certain danger, au moins dans les cas de néphrite aiguë, en déterminant une congestion plus active des reins, on peut les remplacer par les vésicatoires à l'ammoniaque ou par des frictions révulsives avec la pommade de Gondret ; mais les révulsifs ne paraissent avoir ici qu'une action thérapeutique très incertaine, ne sont que très peu employés et sont avantageusement remplacés par des ventouses sèches, appliquées à plusieurs reprises sur la nuque.

Une médication beaucoup plus importante consiste dans l'emploi des injections de pilocarpine. Ces injections ont l'avantage de s'adresser directement aux altérations de la rétine, tout en provoquant une sudation favorable à l'état des reins. Quand le malade est encore jeune, vigoureux, n'a pas de troubles cardiaques prononcés, on peut les mettre en usage à la dose de un centigramme environ, mais en ne les pratiquant qu'avec une extrême prudence et en n'injectant au début que quatre ou cinq gouttes d'une solution au 10°. Un œdème papillaire très prononcé, ou un degré considérable d'infiltration séreuse de la rétine en indique l'emploi, car on a à craindre dans ces cas un décollement de la rétine, ainsi que nous l'avons observé plusieurs fois.

Lorsque le gonflement inflammatoire de la papille est très accusé et se rapproche de celui qu'on remarque dans la névrite optique, il est bon d'appliquer quelques sangsues à la tempe, si les premiers moyens employés (injections de pilocarpine, purgatifs, diurétiques) n'ont amené aucun résultat. Nous ne devons pas oublier, en effet, qu'une compression trop énergique et trop longtemps prolongée des fibres nerveuses peut déterminer l'atrophie de la papille, et c'est contre ce danger très grave que nous avons à lutter de toutes nos forces.

Ajoutons que, dans tous les cas que l'on a à traiter, il convient de mettre la rétine au repos le plus complet, en prescrivant l'usage des conserves teinte fumée.

Les bénéfices qu'on retire du traitement sont loin d'être toujours les mêmes. Ils sont en général complets, lorsque l'albuminurie dépend d'un état congestif transitoire des reins, ou est née sous l'influence de la grossesse, de la scarlatine, d'une contusion violente de la région lombaire. Mais il ne faut pas oublier que, dans certains cas graves de névrite ou de rétinite gravidique, on est obligé de pratiquer l'accouchement prématuré, même au sixième ou au septième mois, pour arrêter l'albuminurie et prévenir la cécité. C'est de cette façon que nous avons dû agir, chez une malade que nous avons vue en consultation avec les professeurs Noel Guéneau de Mussy et Panas. L'albuminurie cessa immédiatement et la vue revint quoique imparfaitement.

II. — RÉTINITE DIABÉTIQUE.

Bien plus rare que la rétinite albuminurique, la rétinite diabétique est aussi moins bien caractérisée. Ainsi, tandis que la première permet souvent de reconnaître l'albuminurie, à la seule inspection du fond de l'œil, la seconde ne peut au contraire être sûrement diagnostiquée que par l'analyse de l'urine et les symptômes concomitants du diabète.

Symptômes ophthalmoscopiques.

1° *Taches hémorrhagiques.* — Toutes les altérations de la rétinite diabétique peuvent se borner à des hémorrhagies rétiniennes, sans situation préférée, c'est-à-dire susceptibles de se produire aussi bien à la périphérie que dans le voisinage du nerf optique ou de la macula. Ces hémorrhagies tantôt artérielles, tantôt veineuses, ont lieu soit par rupture vasculaire, soit par diapédèse, car on voit quelquefois le sang entourer le vaisseau comme une gaine et sembler augmenter son calibre.

2° *Taches blanchâtres.* — En même temps que ces hémorrhagies, on voit souvent, disséminées sur la rétine, de petites taches blanches plus ou moins nombreuses dues à des foyers de dégénérescence graisseuse. A l'inverse de ce que l'on observe dans la rétinite albuminurique, elles s'accompagnent rarement d'une infiltration de la papille et de la rétine avoisinante.

3° *Affections monoculaires ou binoculaires.* — Ces diverses altérations sont souvent réparties dans les deux yeux; dans d'autres cas, la maladie est monoculaire.

Tel est l'aspect que présente habituellement la rétinite diabétique; ce n'est que dans des cas exceptionnels qu'elle revêt d'autres allures et qu'elle affecte une ressemblance assez grande avec la rétinite albuminurique, ainsi que Noyes en a rapporté un exemple remarquable.

Symptômes fonctionnels.

Les symptômes fonctionnels sont en rapport moins avec le nombre et la nature des altérations qu'avec le siège qu'elles occupent. Ainsi la vision n'est que peu compromise tant que la macula n'est pas atteinte, et se trouve au contraire considérablement affaiblie, dès que cette région est envahie par les altérations. Notons toutefois une particularité digne d'intérêt, c'est qu'une amblyopie glycosurique peut compliquer les altérations rétiniennes et déterminer un trouble visuel considérable, sans que l'examen du fond de l'œil puisse en fournir l'explication.

Causes et pathogénie.

C'est le diabète et surtout le diabète arrivé à une période avancée qui est la cause de la maladie. Quant à sa pathogénie, nous pouvons la rapporter à la viciation du sang et à l'altération des parois vasculaires qui se laissent facilement rompre ou traverser par diapédèse. Ce qui se passe du côté des vaisseaux rétiniens n'est du reste pas un fait isolé dans l'histoire du diabète, et nous savons combien cette affection prédispose à toutes les hémorrhagies en général (apoplexie du corps vitré, hémorrhagie cérébrale, hématurie, etc.).

Diagnostic. Comme les altérations de la rétinite diabétique sont peu caractéristiques par leur nature, leur groupement ou leur siège, le moyen d'éviter toute erreur de diagnostic est de faire l'analyse de l'urine, chez tout malade présentant dans un œil ou dans les deux yeux des hémorrhagies ou des exsudations rétiniennes dont la cause échappe. Le malade peut du reste donner lui-même d'utiles renseignements, si des symptômes tels que la polyurie, la polydipsie ont déjà attiré son attention et permettent de soupçonner la maladie diathésique dont il est atteint.

Certaines affections oculaires concomitantes sont aussi de nature à faciliter le diagnostic. Nous savons, en effet, que les altérations oculaires diabétiques sont loin de se borner à la rétinite, dont nous venons de retracer les traits. Elles sont au contraire très variées, car la glycosurie peut donner lieu à des iritis, à des cataractes, à des amblyopies centrales sans lésion, à des hémiopies, à des atrophies papillaires, à des paralysies des muscles de l'œil. Lorsque ces diverses affections viennent compliquer une rétinite, il y a lieu de lui soupçonner une origine diabétique, surtout s'il s'agit d'une atrophie papillaire, d'une amblyopie sans lésion ou d'une opacité commençante du cristallin. Dans les autres cas, la syphilis peut être aussi en jeu : c'est à l'analyse de l'urine et aux symptômes généraux qu'il appartient alors de trancher la question.

Traitement.

La principale indication du traitement est de s'adresser à l'état général et de combattre le diabète par un régime approprié et par les eaux alcalines de Vichy, de Carlsbad et de Pougues. Le régime antidiabétique, si bien exposé par le professeur Bouchardat et les soins hygiéniques tiennent la première place dans ce traitement et priment de beaucoup les préparations pharmaceutiques. On a toutefois dans ces derniers temps beaucoup vanté le bromure de potassium (Felizet), et l'emploi de ce médicament paraît en effet fort rationnel pour combattre l'excitation cérébrale, qui est souvent le point de départ de la maladie, ainsi que nous en trouvons la preuve, dans le diabète expérimental obtenu par la piqûre du plancher du quatrième ventricule.

Il est utile en même temps de favoriser autant que possible la résorption du sang épanché dans la rétine ; mais nos moyens d'action sont ici fort limités. Nous ne pouvons songer à l'application de sangsues aux tempes, car tout traitement débilitant est formellement interdit dans le diabète, interdiction qui est d'autant plus absolue que la rétinite diabétique se montre de préférence dans les périodes avancées de la maladie et constitue ainsi un signe de fâcheux augure. Nous ne pouvons également avoir recours aux vésicatoires volants promenés autour de l'orbite ou sur la nuque, car l'expérience a appris à respecter la peau du diabétique, afin de ne pas en déterminer la gangrène. Il ne nous reste donc guère à mettre en usage que des frictions stimulantes pratiquées avec de l'eau de Cologne ou du baume de Fioravanti : quelques ventouses sèches placées sur la nuque peuvent également être utiles. On achève enfin de remplir les dernières indications du traitement local, en recommandant aux malades le repos complet des yeux et l'usage des conserves teinte fumée.

Un tel traitement reste souvent infructueux, lorsque le diabète a atteint ses dernières périodes, mais il est souvent suivi de succès chez un certain nombre de malades qui ne ne sont pas encore profondément débilités. Sans doute les récidives des hémorrhagies sont toujours à craindre dans une maladie telle que le diabète ; mais il n'en est pas moins vrai que nous avons vu des malades obtenir une guérison complète et durable de la rétinite glycosurique dont ils étaient atteints.

III. — RÉTINITE SYPHILITIQUE.

La rétinite syphilitique, en tant qu'affection isolée, n'est pas très commune : la rétino-choroïdite syphilitique est au contraire très fréquente et, dans ce cas, c'est presque toujours par la choroïde que débute l'inflammation.

Symptômes ophthalmoscopiques.

Les signes ophthalmoscopiques de cette affection sont variables, souvent peu accentués et peu caractéristiques.

1° *Infiltration de la papille et de la rétine.* — Un des premiers phénomènes qui attire l'attention est l'infiltration de la papille et de la rétine avoisinante, principalement du côté de la macula. Cette infiltration, qui se retrouve dans beaucoup d'autres rétinites, offre quelquefois une particularité assez intéressante, qui consiste à communiquer au fond de l'œil un aspect grisâtre ou gris jaunâtre ; d'autres fois elle n'occupe qu'un segment de la papille et s'étend de préférence dans la direction des principaux vaisseaux.

2° *Taches hémorrhagiques et exsudatives.* — Les taches apoplectiques sont loin d'être constantes. Quand elles existent, elles sont presque toujours veineuses, mais n'ont ni forme préférée, ni siège fixe, rien enfin qui les distingue des taches hémorrhagiques les plus vulgaires.

Nous en dirons autant des taches exsudatives : tantôt elles font complètement défaut ; tantôt elles se montrent en même temps que les hémorrhagies ; tantôt enfin elles sont la seule lésion existante. Cependant ces taches exsudatives existent plus souvent sur la macula que sur toute autre région. Elles ne sont ni groupées en éventail, ni brillantes comme celles de la rétinite néphrétique, mais constituent de petites opacités grisâtres, ponctuées et très irrégulièrement disséminées.

Dans une forme de la maladie qui est extrêmement rare, et que de Græfe a décrite sous le nom de rétinite centrale à récidive, ces petites taches n'ont qu'une existence éphémère de quelques jours, et disparaissent pour se reproduire bientôt, en s'accompagnant d'un trouble visuel très prononcé.

3° *Altérations de voisinage.* — La choroïde participe souvent à l'affection et en témoigne par des taches exsudatives ou atrophiques et par un trouble caractéristique du corps vitré. Ce n'est plus alors à une forme pure de rétinite que nous avons affaire, mais à une véritable rétino-choroïdite, ce qui aggrave le pronostic et rend le traitement beaucoup plus long.

4° *Altérations ultimes.* — Lorsque l'affection n'a pas été soignée ou appartient à une forme de syphilis grave et rebelle, on voit la maladie amener peu à peu la dégénérescence atrophique de la papille et l'infiltration pigmentaire de la rétine, ainsi que nous l'avons souvent observé avec le professeur Fournier.

Les symptômes fonctionnels sont nombreux, mais n'ont également rien de caractéristique. Symptômes fonctionnels.

1° *Vision centrale.* — La vision centrale est souvent plus compromise que ne semble l'indiquer l'image ophthalmoscopique, à l'inverse de ce qui se produit dans d'autres espèces de rétinites. Toutefois son affaiblissement est surtout en rapport avec la présence des altérations dans la macula. Comme cette région est assez souvent atteinte, on a occasion d'observer ici des scotomes centraux, et les symptômes de métamorphosie et de micropie qui sont particuliers aux altérations de la tache jaune.

Notons aussi que la maladie marchant par crises, l'acuité visuelle présente de grandes variations, pendant lesquelles elle est tantôt améliorée, tantôt considérablement affaiblie.

2° *Vision périphérique.* — La vision périphérique est conservée ou présente parfois quelques lacunes, correspondant aux altérations de la rétine, lorsqu'elles sont très étendues.

3° *Photopsies.* — Les photopsies sont fréquentes, par suite de la compression éprouvée par les fibres nerveuses, et assez prononcées pour que le malade soit souvent tourmenté par des sensations de lueurs, d'étincelles, qui forment au-devant de ses yeux un véritable feu d'artifice.

4° *Photophobie.* — La photophobie fait rarement défaut et le malade est souvent complètement ébloui en passant d'un milieu sombre à une vive lumière. C'est pour remédier à ce symptôme que l'on doit toujours lui conseiller l'usage des conserves teinte fumée.

5° *Dyschromatopsie.* — Dans les périodes avancées de l'affection, la dyschromatopsie est fréquente ; le malade confond surtout les couleurs composées et ne reconnaît pas le jaune, le vert et le violet.

6° *Affection monoculaire.* — La maladie ne frappe généralement qu'un seul œil; ce n'est qu'après une longue durée ou quand elle n'a pas été convenablement traitée, qu'elle devient binoculaire.

Diagnostic. Autant la choroïdite syphilitique est nettement caractérisée par ses allures et sa marche, autant la rétinite syphilitique est une affection mal dessinée, n'ayant rien de spécial, au moins tant que les lésions restent bornées à la rétine. On éprouverait donc les plus grandes difficultés à établir le diagnostic, si on ne trouvait dans les antécédents du malade, et quelquefois dans une autre affection oculaire, les éléments nécessaires pour faire reconnaître la maladie.

Du côté de l'œil, on sait toute l'importance que nous accordons pour mettre en évidence la syphilis oculaire, aux altérations qui frappent simultanément ou à court intervalle plusieurs membranes à la fois, surtout si ces membranes sont de structure différente. Ainsi, si en même temps qu'une rétinite nous trouvons une choroïdite, ou une iritis, mais surtout une périnévrite ou une paralysie des muscles de l'œil, la nature de l'affection nous est dévoilée. Il n'y a guère que le diabète qui puisse être une cause d'erreur, car il partage avec la syphilis le pouvoir de déterminer dans l'œil des localisations morbides multiples, mais dans les cas douteux, l'analyse de l'urine tranche facilement toute incertitude.

Les manifestations cutanées syphilitiques font du reste souvent cortège à la rétinite syphilitique car il est de règle que celle-ci se développe à la fin des accidents secondaires ou dans la période intermédiaire entre ces accidents et les accidents tertiaires.

Traitement.

La rétinite syphilitique est plus rapidement curable que la choroïdite syphilitique et un traitement mercuriel énergique peut en triompher. Les règles de ce traitement ont déjà été exposées à propos de cette dernière affection. Ajoutons que les injections hypodermiques de cyanure de mercure sont, selon nous, un des meilleurs moyens à employer pour favoriser la guérison.

IV. — RÉTINITE LEUCOCYTHÉMIQUE.

Décrite pour la première fois par Liebreich, la rétinite leucocythémique emprunte son nom à l'altération du sang qui lui donne naissance.

Cette rétinite, qu'on n'observe guère qu'une fois sur trois ou quatre cas de leucocythémie splénique, se caractérise par les symptômes ophthalmoscopiques suivants :

Symptômes ophthalmoscopiques.

1° *Aspect caractéristique du fond de l'œil.* — Le fond de l'œil a perdu sa coloration normale, pour revêtir une teinte jaune-orange toute spéciale, due à l'énorme quantité de globules blancs accumulés dans le sang, teinte qui est surtout appréciable à un éclairage peu intense.

2° *Infiltration de la papille.* — La papille infiltrée, voilée, n'a plus ses contours d'instincts. La rétine participe à cette infiltration, surtout au voisinage des principaux vaisseaux.

3° *Aspect des vaisseaux.* — Les vaisseaux, d'une coloration moins foncée que d'habitude, tranchent faiblement sur la teinte générale du fond de l'œil; les artères sont étroites; les veines variqueuses. Ces divers vaisseaux présentent souvent un liseré blanchâtre, dû à l'extravasation des leucocythes, comme cela se voyait très bien dans un cas rapporté par le professeur Tillaux (*Recueil d'ophthalmologie*).

4° *Aspect de la macula.* — Dans la région de la macula et autour du disque optique, on observe fréquemment de petites taches d'un blanc grisâtre, entourées d'une zone diffuse légèrement rouge. Ces taches ne sont autre chose que des hémorrhagies constituées surtout par amas de globules blancs extravasés par diapédèse (Becker). Elles sont quelquefois assez proéminentes pour faire saillie dans le corps vitré (M. Perrin).

Les symptômes fonctionnels sont en général peu prononcés et ce n'est que lorsque la macula est atteinte qu'un trouble visuel appréciable se manifeste.

Le diagnostic de cette affection repose sur les caractères ophthalmoscopiques que nous avons mentionnés, sur l'altération remarquable du sang qui contient quelquefois jusqu'à un globule blanc sur trois ou quatre globules rouges, au lieu de 1 sur 300 qui est la proportion normale, et enfin sur l'engorgement considérable de la rate et des principaux ganglions.

Le traitement de cette rétinite se confond avec celui de la maladie générale qui lui donne naissance.

V. — RÉTINITE HÉMORRHAGIQUE.

Les hémorrhagies de la rétine ne sont souvent qu'un symptôme commun à diverses variétés de rétinites ; dans d'autres cas, elles sont la seule lésion qui existe sur la rétine et constituent à elles seules toute la maladie, qui est alors désignée sous le nom de rétinite hémorrhagique.

Les symptômes ophthalmoscopiques de cette affection sont très caractéristiques.

Symptômes ophthalmoscopiques.

1° *Aspect et forme.*— Les hémorrhagies de la rétine se présentent sous l'apparence de taches d'un rouge sombre, tranchant manifestement sur la coloration rouge orangé du fond de l'œil.

Leur forme varie selon la situation qu'elles occupent et selon leur mode de production. Siègent-elles dans la couche des fibres nerveuses, elles sont petites, à pointes effilées, en flammèches, parce qu'elles suivent la direction de ces fibres. Occupent-elles au contraire les couches plus profondes, elles sont irrégulièrement arrondies, en forme de plaques ou de foyers d'étendue variable. Se font-elles par diapédèse et non par rupture des parois vasculaires, elles forment une sorte de gaine sanguine au vaisseau, qui semble augmenter de volume dans une certaine portion de son étendue et prend un aspect fusiforme tout à fait caractéristique.

2° *Siège*. — Les hémorrhagies rétiniennes siègent de préférence dans la région de la macula et au voisinage de la papille. Quelques-unes cependant occupent la surface même du disque optique; d'autres très rares semblent se faire jour par le bord de la papille et paraissent provenir d'une hémorrhagie qui s'est faite entre les gaines du nerf optique. En résumé, c'est le pôle postérieur de l'œil qui est leur véritable lieu d'élection et on les rencontre, en effet, très rarement dans la région périphérique, là précisément où les hémorrhagies choroïdiennes sont le plus fréquentes.

3° *Nombre, étendue*. — On ne saurait rien dire de précis sur le nombre et l'étendue de ces taches. Elles sont quelquefois très petites et très nombreuses et constituent ce qu'on est convenu d'appeler le sablé hémorrhagique de la rétine; d'autres fois il n'y a qu'une seule tache, pouvant avoir plusieurs fois le diamètre de la papille.

4° *Origine*. — Les hémorrhagies de la rétine sont tantôt artérielles, ce qui est rare et ce qui se voit de préférence dans les maladies de cœur, tantôt veineuses et le plus souvent capillaires. C'est par les rapports immédiats qu'elles affectent avec les artères et les veines qu'on juge de leur origine.

5° *Altérations de voisinage*. — La papille est légèrement infiltrée, ainsi que la portion de la rétine voisine de la tache hémorrhagique, mais cette infiltration ne tarde pas à disparaître.

6° *Période de régression*. — Lorsqu'une tache hémorrhagique s'est formée, elle tend à se résorber. Cette résorption est assez prompte pour les hémorrhagies en flammèches, car la quantité de sang répandue est minime. Elle est plus longue pour les foyers hémorhagiques, mais ceux-ci sont également susceptibles de disparaître sans laisser la moindre trace. Quelquefois, il est vrai, et c'est ce qui arrive surtout pour les hémorrhagies de la macula, le foyer sanguin comprime la choroïde, en altère l'épithélium et laisse à sa suite une plaque atrophique ou tout au moins une tache pigmentaire.

Ce sont là les modes de terminaison habituels des hémorrhagies rétiniennes vulgaires; quant à celles qui surviennent dans l'albuminurie ou la glycosurie, elles suivent des phases toutes différentes. On les voit souvent subir la dégénérescence graisseuse et donner lieu à une tache blanchâtre, brillante, susceptible de durer un temps plus ou moins long et même de se transformer en plaque scléreuse indélébile.

Un dernier mode de terminaison des extravasations sanguines de la rétine doit encore être signalé.

Lorsque le sang s'infiltre tout à la fois et en abondance dans cette membrane et dans l'intérieur du corps vitré, il peut, sous l'influence de causes encore inconnues, subir des transformations remarquables, s'organiser en tissu conjonctif et donner lieu à des néo-membranes de formes extrêmement bizarres. Le docteur Parent a publié, dans le *Recueil d'ophthalmologie* de 1880, la plupart des cas connus et en a reproduit toutes les figures, ce qui donne une idée exacte des modifications étranges dont nous venons de parler.

Symptômes fonctionnels.

Les hémorrhagies rétiniennes se déclarant d'une manière subite, le trouble visuel qui en résulte a aussi pour caractère d'être brusque et instantané. Toutefois, ce trouble visuel est en rapport avec le siège de l'hémorrhagie, bien plus qu'avec l'étendue qu'elle occupe; il est peu considérable tant que la macula est respectée; il est au contraire très prononcé, lorsque cette région est atteinte et reste quelquefois définitif.

La vision périphérique présente parfois des scotomes en rapport avec des foyers hémorrhagiques étendus. Une assez notable partie du champ visuel est perdue, lorsque l'hémorrhagie provient d'une branche artérielle qui s'est ensuite oblitérée.

Un certain degré de dyschromatopsie est fréquent, et quelques malades voient les objets colorés en rouge, en bleu ou en vert.

Causes. Les causes des hémorrhagies rétiniennes sont nombreuses.

1° Nous pouvons citer en premier lieu les affections du cœur. Cette cause n'est pas rare et comporte une certaine gravité, car ce qui se passe dans l'œil est le tableau de ce qui peut se passer un jour dans l'encéphale, de sorte que l'avenir cérébral du malade est en jeu.

2° Les altérations des parois vasculaires (dégénérescence athéromateuse, anévrysmes miliaires), ainsi que les thromboses, sont une source fréquente d'apoplexies de la rétine, ainsi que nous l'avons observé plusieurs fois avec le professeur Potain. On constate souvent dans ces cas l'oblitération de quelques branches vasculaires devenues blanches et exsangues.

3° Les altérations du sang peuvent aussi donner lieu à des épanchements de sang rétiniens. Ces épanchements sont fréquents dans l'albuminurie et la glycosurie et, dans certains cas rares, constituent les seuls symptômes ophthalmoscopiques de ces affections : de là, l'intérêt qu'il y a, pour le diagnostic, à faire toujours l'examen de l'urine dans les cas douteux. La chloro-anémie, l'impaludisme, le scorbut, l'hémophilie, la syphilis comptent aussi parmi les affections qui favorisent le plus les hémorrhagies rétiniennes.

4° Les troubles circulatoires produits par la suppression du flux menstruel et du flux hémorrhoïdal, ou par un effort violent, occasionnent quelquefois ces hémorrhagies. Ce sont surtout ces causes que l'on rencontre dans la jeunesse et qui comportent en général le pronostic le plus favorable.

5° Nous devons signaler également l'influence du glaucome sur la production des hémorrhagies rétiniennes. Ainsi ces hémorrhagies ne sont pas rares, quand on pratique l'iridectomie contre cette affection, à cause de la diminution brusque de la pression intra-oculaire ; d'autre part, elles constituent quelquefois la première phase de certains glaucomes irréguliers, appelés pour cette raison glaucomes hémorrhagiques.

6° Les violentes contusions du globe et le prolapsus du corps vitré peuvent enfin être cause de rupture des vaisseaux rétiniens et d'hémorrhagies traumatiques, qui sont ordinairement en plaques très étendues.

1° Reconnaître l'existence d'une tache hémorrhagique dans le fond de l'œil; 2° la localiser dans la rétine; 3° rechercher si elle est d'origine artérielle, veineuse ou capillaire; 4° déterminer enfin la cause qui lui a donné naissance, telles sont les principales questions que comporte l'étude du diagnostic.

Nous avons vu qu'une hémorrhagie de la rétine se présente sous l'aspect d'une tache rouge sombre, tranchant par sa coloration foncée, sur la coloration rouge orangé du fond de l'œil. C'est là un de ses principaux caractères, mais Diagnostic.

cet aspect peut être trompeur, car toute tache rouge du fond de l'œil n'est pas nécessairement une tache hémorrhagique.

Une première preuve de ce fait nous est fournie par l'aspect de la macula.

A l'état physiologique, nous savons que cette région se présente quelquefois à l'observateur avec une coloration manifestement plus foncée que celle des parties voisines, mais il est impossible en pratique de confondre un pareil état avec une apoplexie, car l'absence de tout trouble fonctionnel suffit toujours à faire éviter cette méprise, à supposer qu'on puisse la commettre.

A l'état pathologique, les difficultés du diagnostic sont beaucoup plus grandes. En effet, dans certaines affections du fond de l'œil, surtout dans celles qui sont produites par un arrêt brusque de la circulation, comme l'embolie de l'artère centrale nous en offre un exemple, on voit la rétine s'infiltrer, prendre une teinte louche, grisâtre, tandis que la macula acquiert une coloration d'un rouge éclatant, contrastant singulièrement avec l'aspect terne des régions avoisinantes. Est-ce là une hémorrhagie? est-ce au contraire un simple effet de contraste, la macula échappant en quelque sorte à l'infiltration qui envahit la rétine, et conservant sa teinte physiologique, rehaussée par la coloration grisâtre qui l'entoure? La question a été résolue dans ce dernier sens, mais non sans avoir embarrassé les premiers observateurs, tant cet aspect de la macula a de ressemblance avec une véritable apoplexie.

Un autre exemple de tache rouge circonscrite du fond de l'œil, simulant un petit foyer hémorrhagique, se rencontre quelquefois sur la papille. Au début de certaines névro-rétinites, on voit, en effet, les vaisseaux capillaires de la papille se développer par places, en nombre tel qu'ils forment par leur agglomération une sorte de tache rouge, présentant l'aspect d'une véritable extravasation sanguine. Lorsqu'on a des doutes sur la nature d'une pareille tache, il suffit, pour en dévoiler l'origine, de comprimer légèrement l'œil examiné. Si elle est constituée par des capillaires, elle disparaît complètement pour reparaître dès que cesse la compression; si elle est de nature ecchymotique, son aspect reste le même et ne subit aucune modification.

2° Une fois l'existence d'une hémorrhagie reconnue, ce qui a lieu en général sans difficulté, il s'agit d'en localiser le siège dans la rétine et non dans la choroïde, ou autrement dit de distinguer les hémorrhagies rétiniennes des hémorrhagies choroïdiennes. Cette distinction repose sur de nombreux caractères que nous avons déjà eu occasion d'énumérer : il nous suffira de rappeler que les apoplexies choroïdiennes sont rares, n'ont jamais une apparence striée, en flammèches, mais sont toujours en plaques plus ou moins étendues. En outre elles siègent ordinairement à la périphérie et non au voisinage du pôle postérieur de l'œil, ne provoquent l'infiltration ni de la papille ni de la rétine avoisinante, et accompagnent presque toujours d'autres affections choroïdiennes qui les font aisément reconnaître.

3° Lorsqu'on est assuré qu'il s'agit d'une hémorrhagie rétinienne, on doit rechercher si elle est artérielle, veineuse ou capillaire et se guider pour cela sur les rapports qu'elle affecte avec les gros vaisseaux. Le lieu de rupture apparaît quelquefois sous la forme d'un point noir : s'il s'agit d'une artère rompue, le vaisseau peut quelquefois être oblitéré par un caillot et devenir exsangue au delà du point lésé.

4° Enfin le diagnostic n'est complet que lorsqu'on a trouvé la cause de l'hémorrhagie.

Pour résoudre cette question, l'aspect des taches apoplectiques ne manque pas d'une certaine importance.

Lorsqu'on voit, par exemple, des taches hémorrhagiques en plaques, en foyers circonscrits plutôt qu'en flammèches, se localiser autour de la macula, récidiver facilement, n'exister ordinairement que dans un seul œil et ne se manifester qu'après la cinquantaine, il y a lieu de supposer une dégénérescence athéromateuse des vaisseaux ou une maladie du cœur. Lorsque ces taches se circonscrivent dans une certaine portion de la rétine, se groupent dans le voisinage d'une grosse branche veineuse et s'entourent d'une infiltration œdémateuse diffuse, on est autorisé à les attribuer à une thrombose avec infarctus hémorrhagique. Enfin, si les apoplexies rétiniennes sont binoculaires, striées, en flammèches, elles sont en quelque sorte caractéristiques des états dyscrasiques. Parmi ces hémorrhagies dyscrasiques, celles qui dépendent de l'albuminurie sont les plus nombreuses et offrent une particularité qui les fait aisément reconnaître : s'effectuant par diapédèse, elles forment souvent autour des vaisseaux une sorte de gaine hémorrhagique qui leur donne une apparence fusiforme dont nous avons déjà fait connaître toute l'importance.

Toutefois, quelle que soit la valeur diagnostique des indications que nous venons de donner, c'est surtout l'état général des malades qui peut fournir les plus précieux renseignements. On devra donc explorer avec soin le cœur et les principales artères, rechercher les différentes diathèses et souvent faire l'analyse de l'urine, pour arriver à une certitude complète sur la cause de la maladie.

Traitement. Favoriser la résorption du sang épanché et prévenir de nouvelles hémorrhagies, telles sont les deux indications à remplir dans le traitement des hémorrhagies rétiniennes.

Les douches de vapeur sur les yeux; les frictions stimulantes autour de l'orbite; les vésicatoires volants promenés sur le front et les tempes; les ventouses sèches appliquées sur la nuque; enfin, les instillations alternatives d'atropine et d'ésérine ou d'homatropine et de pilocarpine, dans le but de déterminer des phénomènes de contraction ou de dilatation dans les parois vasculaires : tels sont les moyens locaux que l'on met habituellement en usage pour hâter la résorption du sang extravasé. Nous administrons en même temps, à titre de résolutif, une petite quantité d'iodure de potassium, et, dans les cas rebelles, nous mettons en usage les injections de pilocarpine. Ces injections réclament toutefois une grande prudence; quelques gouttes d'une solution au dixième suffisent au début et on n'élève la dose que progressivement, sans dépasser un ou deux centigrammes de substance active.

La seconde indication du traitement consiste à s'opposer autant que possible à de nouvelles hémorrhagies, car ce sont celles-ci qui, en sé reproduisant, éternisent et aggravent la maladie. C'est alors qu'il faut remonter autant que possible aux causes de l'affection et diriger contre chacune d'elles une médication appropriée.

Lorsque l'hémorrhagie est due à la dégénérescence athéromateuse des parois vasculaires, nous ne disposons que de bien peu de ressources pour en prévenir le retour. Que faire en effet contre l'athérome, contre cette rouille de la vie, ainsi que l'appelle le professeur Péter? Nous sommes réduits ici à de simples mesures hygiéniques, dont les principales consistent à éviter avec le plus grand soin tout ce qui est de nature à congestionner le cerveau. A ce titre, les repas trop copieux et les exercices violents seront sévèrement proscrits; on ordonnera en même temps quelques laxatifs légers, et toutes les fois que le malade a la tête lourde, congestionnée, on fera de préférence usage des préparations aloétiques, afin de mettre à profit l'action dérivative puissante qu'elles ont sur le gros intestin et les organes du petit bassin.

Les hémorrhagies rétiniennes reconnaissent-elles pour cause une altération du sang, nous sommes déjà plus puissants pour les combattre et en prévenir le retour. Sans parler du traitement spécial qu'elles réclament, lorsqu'elles sont sous la dépendance de l'albuminurie, du diabète, de la syphilis, de l'intoxication palustre, disons que le traitement tonique et fortifiant trouve ici une de ses indications les plus évidentes. Le fer, le quinquina et quelques pratiques hydrothérapiques sont aussi les meilleurs moyens à opposer aux hémorrhagies de la chlorose, du scorbut, de l'anémie, etc.

Toutefois, c'est lorsque les apoplexies rétiniennes sont en quelque sorte accidentelles, que l'on est le plus en droit de compter sur une guérison complète et exempte de toute récidive. De ce nombre, sont celles qui succèdent à un effort violent, ou qui sont provoquées par la suppression du flux menstruel ou hémorrhoïdal. Il est utile, dans ces derniers cas, de chercher à régulariser les règles, en appliquant chaque mois une ou deux sangsues sur la partie supérieure des cuisses, à l'arrivée présumée de l'époque menstruelle, et de rappeler les hémorrhoïdes disparues, au moyen de préparations aloétiques ou de suppositoires stibiés.

VI. — RÉTINITE PIGMENTAIRE.

La rétinite pigmentaire est caractérisée par l'infiltration de petits amas pigmentaires dans l'épaisseur de la rétine.

C'est là son caractère le plus apparent mais qui n'est que secondaire, car le véritable processus de la maladie est une dégénérescence scléreuse de tous les éléments rétiniens et principalement des éléments vasculaires.

Nous reconnaissons à cette maladie deux variétés distinctes : l'une congénitale, l'autre acquise ou syphilitique, variétés que nous allons décrire successivement.

1° *Rétinite pigmentaire congénitale.*

Cette affection se révèle par un ensemble de symptômes ophthalmoscopiques très nets et très précis.

Symptômes ophthalmoscopiques.

1° *Sclérose des vaisseaux de la rétine.* — La papille conserve pendant de nombreuses années sa coloration normale qu'elle doit aux fins capillaires qui l'alimentent ; mais si ses vaisseaux nourriciers restent longtemps indemnes, il n'en est pas de même de ses gros vaisseaux, c'est-à-dire de ceux qui sont spécialement destinés à la rétine. Ceux-ci diminuent rapidement de calibre, par suite de l'épaississement de leurs parois, deviennent filiformes, ne charrient plus qu'un mince filet de sang et finissent même par s'obstruer complètement et disparaître. Cette atrophie des vaisseaux rétiniens est un des caractères les plus saillants de la maladie, celui dont on doit tenir le compte le plus sérieux pour le diagnostic.

2° *Pigmentation des parties périphériques de la rétine.* — Un autre caractère de la maladie est l'aspect pigmenté ou tigré que présente la rétine dans la région de l'ora serrata.

En explorant cette région, on voit la membrane nerveuse parsemée de nombreuses petites taches noirâtres, irrégulières, envoyant dans diverses directions des prolongements, qui relient ces taches les unes aux autres, forment une sorte de réseau à mailles plus ou moins larges, et rappellent dans leur ensemble la configuration microscopique des corpuscules osseux. La distribution de ces taches n'est pas toujours régulière : certains segments de l'ora serrata en sont criblés, tandis que des parties voisines en sont complètement exemptes. On les rencontre surtout le long des gros vaisseaux, et on les voit diminuer de nombre, à mesure qu'on se rapproche de la papille. Elles sont dues à l'infiltration du pigment de la couche épithéliale de la rétine dans l'épaisseur de cette membrane tout entière, et communiquent au fond de l'œil un aspect tellement particulier et tellement saisissant, qu'elles ont servi à faire donner à la maladie le nom qu'elle porte.

3° *Altérations de la choroïde.* — Les altérations de la choroïde sont nulles ou peu marquées, car on a rattaché à la rétine la couche épithéliale pigmentaire qu'on décrivait autrefois comme lui appartenant. Ces altérations se bornent à la production de quelques excroissances verruqueuses et à la sclérose partielle de quelques vaisseaux choroïdiens, après une longue durée de l'affection.

4° *Cataracte polaire postérieure.* — Il est d'observation que le cristallin s'opacifie souvent dans les dernières périodes de la maladie; mais la cataracte qui se forme est une cataracte toute particulière, qui reste ordinairement stationnaire, qui est limitée au pôle postérieur de la lentille, et qui est désignée pour cela sous le nom de cataracte polaire postérieure.

5° *Atrophie de la papille.* — La sclérose des vaisseaux rétiniens finit, après bien des années, par atteindre les vaisseaux nourriciers de la papille. On voit alors se développer une atrophie papillaire, surtout remarquable par l'aspect filiforme des vaisseaux centraux, caractère qui permet toujours de la différencier de l'atrophie progressive, dans laquelle les gros vaisseaux conservent leur calibre normal.

Les symptômes fonctionnels, non moins caractéristiques que les précédents, sont les suivants : Symptômes fonctionnels.

1° *Vision centrale et vision périphérique.* — La vision centrale reste intacte pendant fort longtemps, tandis que la vision périphérique se rétrécit concentriquement dès le début, et finit par ne plus laisser au champ visuel qu'une étendue de quelques centimètres.

C'est ce contraste qui existe entre ces deux sortes de visions, l'une conservée, l'autre en grande partie perdue, qui est un des caractères distinctifs de la maladie. Ce contraste est quelquefois tellement accentué, qu'on voit des malades pouvoir lire les caractères les plus fins, alors qu'ils sont dans l'impossibilité de se conduire dans la rue, car ils ne voient rien en dehors du point de fixation. Dans les dernières périodes de la maladie, l'acuité visuelle s'affaiblit à son tour et finit par se perdre totalement.

2° *Héméralopie.* — En même temps que la rétine s'atrophie, elle perd son excitabilité et ne peut plus fonctionner que lorsque l'éclairage est très intense : de là une héméralopie qui est un des signes les plus caractéristiques de la maladie. Ce symptôme apparaît dès l'enfance ou la jeunesse, persiste pendant toute la maladie, et se différencie ainsi, par sa ténacité, de l'héméralopie épidémique ou bénigne, qui n'a qu'une existence variant de quelques semaines à quelques mois.

3° *Nystagmus.* — Par suite de la perte de la vision périphérique, le malade ne peut plus voir un objet, en l'embrassant d'un seul coup d'œil ; il est obligé d'en fixer successivement chacune des parties : de là, une très grande mobilité du regard et souvent un véritable nystagmus.

4° *Marche lente de l'affection.* — La marche de l'affection a aussi une certaine importance pour le diagnostic. En général cette marche est extrêmement lente, et la cécité n'arrive quelquefois qu'après trente ou quarante ans. Toutefois, l'évolution de la maladie est variable, et, chez certains sujets, elle est tellement rapide que l'enfant a déjà perdu toute vision dès l'âge de cinq ou dix ans. Leber a même cité des cas de cécité chez les nouveau-nés, à la suite d'une rétinite pigmentaire ayant traversé toutes ses phases pendant la vie intra-utérine.

5° *Affection binoculaire.* — La rétinite pigmentaire est presque toujours binoculaire ; il n'y a que de très rares exceptions à cette règle.

Causes. Les causes de cette affection sont encore très obscures. L'influence de l'hérédité paraît évidente, car on voit souvent la maladie se développer sur les enfants d'une même famille, plus particulièrement sur les garçons que sur les filles. On a aussi mentionné la coïncidence de cette affection avec la consanguinité des parents (Liebreich); avec l'idiotie et la surdi-mutité (de Græfe); avec des doigts ou des orteils surnuméraires (Hözing, Stor); avec la syphilis héréditaire (Galezowski). Une telle diversité d'opinions prouve bien l'incertitude qui plane encore sur cette question.

2° *Rétinite pigmentaire syphilitique.*

Cette forme de rétinite a la plus grande analogie symptomatique avec la précédente, mais en diffère par son point de départ, qui est une choroïdite syphilitique qui a amené peu à peu la dégénérescence de la rétine et son infiltration pigmentaire.

Les symptômes ophthalmoscopiques sont les mêmes que dans la forme congénitale, sauf les différences suivantes :

1° Les taches pigmentaires qui tapissent la périphérie de la rétine sont un peu plus grosses et affectent souvent une forme circulaire, comme certaines syphilides cutanées.

2° La choroïde qui a été primitivement atteinte présente de notables altérations consistant en de vastes plaques atrophiques, entremêlées de taches exsudatives; le trouble du corps vitré est très fréquent.

3° La maladie a une évolution plus rapide et amène l'atrophie de la papille à brève échéance.

Les symptômes fonctionnels sont d'abord ceux de la choroïdite spécifique, puis, à la longue, l'héméralopie se prononce, le champ visuel se rétrécit d'une façon concentrique, et enfin la vision centrale se perd. Pendant l'évolution de la maladie, on rencontre toujours des photopsies qui manquent dans la forme précédente, ainsi qu'une dyschromatopsie précoce.

Il y a peu de maladies du fond de l'œil où les symptômes fonctionnels aient une importance diagnostique aussi grande que dans la rétinite pigmentaire. Ils sont, en effet, tellement caractéristiques, qu'ils peuvent servir à établir le diagnostic. Ainsi, tout malade qui se plaint d'une héméralopie persistante, et qui présente un rétrécissement concentrique du champ visuel, est presque à coup sûr atteint de rétinite pigmentaire. On voit combien sont importants ces deux symptômes réunis. Diagnostic.

Les signes ophthalmoscopiques ne sont pas moins tranchés, et rien de plus aisé à constater que la diminution du calibre des vaisseaux rétiniens et la pigmentation des parties périphériques de la rétine.

On ne confondra donc pas cette pigmentation toute spéciale, en forme de réseau, avec les gros amas de pigment dus à une choroïdite atrophique. Ici, ils sont disséminés çà et là, en îlots, ou en traînées autour de grandes plaques blanches qui tapissent le fond de l'œil; en outre, ils ne sont accompagnés ni d'héméralopie, ni de rétrécissement du champ visuel, ni de diminution de calibre des vaisseaux rétiniens, de sorte que les caractères différentiels de ces deux affections sont nombreux et extrêmement tranchés.

La pigmentation des parties périphériques de la rétine est, comme on le voit, un des traits caractéristiques de la maladie et joue un grand rôle dans le diagnostic; cependant elle n'en constitue pas un caractère absolument essentiel et peut faire défaut dans un certain nombre de cas. On a alors affaire à des rétinites pigmentaires sans pigment. Il est bon d'être prévenu de leur existence, afin d'apprendre à les diagnostiquer par l'atrophie des vaisseaux rétiniens qui ne manque jamais, et par les symptômes fonctionnels que nous avons signalés.

Quant aux caractères différentiels qui existent entre la rétinite pigmentaire congénitale et la rétinite pigmentaire acquise, nous les résumons dans le tableau suivant qui en donne un rapide aperçu :

1° Rétinite pigmentaire congénitale.	2° Rétinite pigmentaire acquise ou syphilitique.
1° Pigmentation des parties périphériques de la rétine, sous forme de petites taches noirâtres, formant un réseau à mailles plus ou moins larges et rappelant la configuration des corpuscules osseux.	1° Pigmentation de la rétine sous forme de taches noires circulaires, un peu plus grosses que celles de la rétinite pigmentaire congénitale.
2° Intégrité apparente de la choroïde.	2° Choroïde parsemée de plaques atrophiques ou exsudatives.
3° Aucun trouble dans le corps vitré.	3° Flocons du corps vitré fréquents.

4° Opacité polaire postérieure du cristallin fréquente.	4° Idem.
5° Conservation de la vision centrale et rétrécissement concentrique du champ visuel.	5° Vision centrale souvent atteinte, par suite d'altérations de la macula. Vision périphérique rétrécie.
6° Héméralopie congénitale.	6° Héméralopie acquise.
7° Perception des couleurs conservée.	7° Dyschromatopsie.
8° Absence de photopsies.	8° Photopsies fréquentes.
9° Marche lente et régulièrement progressive de la maladie.	9° Marche relativement plus rapide de l'affection.

La rétinite pigmentaire congénitale ne laisse que très peu de prise au traitement. Quelques auteurs ont vanté les injections de strychnine et l'emploi des courants continus, mais nous n'en avons jamais obtenu pour notre part de résultats favorables. L'usage méthodique des douches de vapeur administrées sur les yeux, au moyen de l'appareil à vaporisation de Laurenço, nous a paru quelquefois utile, mais c'est dans un régime fortifiant et dans les préparations de fer, de quinquina, d'arsenic, que nous trouvons les meilleurs moyens pour nous opposer autant que possible à la marche sans cesse progressive de la maladie. Traitement.

Dans la rétinite pigmentaire syphilitique, le traitement mixte, aidé du régime tonique, doit faire la base de la médication. Nous lui devons quelques cas d'amélioration sensible, mais il n'en est pas moins certain que la maladie, malgré son origine acquise, est elle-même fort grave et se termine souvent par l'atrophie complète de la papille.

EMBOLIE DE L'ARTÈRE CENTRALE.

Un caillot embolique, emporté par le torrent circulatoire, peut venir obstruer brusquement le tronc de l'artère centrale de la rétine ou une de ses branches ; de là deux variètés distinctes d'embolie : 1° l'embolie totale, observée pour la première fois par de Græfe ; 2° l'embolie partielle.

Embolie totale. — L'arrêt brusque du sang dans une artère aussi importante que l'artère centrale de la rétine donne immédiatement lieu à un ensemble de lésions très caractéristiques qui sont les suivantes :

Symptômes ophthalmoscopiques.

1° *Infiltration de la papille et de la rétine. Aspect de la macula.* — La papille s'infiltre de sérosité, se gonfle et se tuméfie à un point tel qu'on croirait quelquefois avoir affaire à une véritable névro-rétinite. Cette infiltration œdémateuse s'étend sur la rétine avoisinante, principalement autour de la macula, où elle prend un aspect finement pointillé (de Græfe). La macula échappe elle-même à cette infiltration, et, par un phénomène de contraste, apparaît sous la forme d'une tache rouge, qui tranche vivement sur la coloration opaline des parties voisines, et simule une tache hémorrhagique. C'est là un des caractères essentiels de l'affection, qu'il faut toujours rechercher avec le plus grand soin.

2° *Aspect des vaisseaux rétiniens.* — L'aspect des vaisseaux est également très caractéristique. Les artères sont filiformes, quelquefois exsangues, ce qui se lie très bien avec l'idée qu'on se fait de leur oblitération ; mais si on les examine quelque temps après le début de la maladie, on remarque que plusieurs d'entre elles ont repris leur calibre plus ou moins normal. Il est probable que la circulation se rétablit par les vaisseaux du cercle de Haller, c'est-à-dire par les branches capillaires anastomotiques qui relient les artères ciliaires courtes postérieures aux rameaux de l'artère centrale ; mais ce rétablissement de la circulation, qui peut aussi dépendre de la désagrégation du caillot ou de son déplacement, n'est pas constant et se limite à quelques branches isolées, ce qui est insuffisant pour faire récupérer à la rétine les fonctions qu'elle a définitivement perdues.

Quant aux veines, elles sont rétrécies au niveau de la papille et volumineuses à la périphérie. De Graefe y a signalé une anomalie fort curieuse mais très rare, qui consiste en ce que certaines d'entre elles semblent être divisées en tronçons, alternativement exsangues et remplis de sang, comme si la circulation, n'étant plus sollicitée par la *vis a tergo* et n'obéissant plus qu'aux mouvements respiratoires, s'y faisait par saccades. Ce phénomène n'apparaît que dans la période qui suit immédiatement l'oblitération.

Dans ces désordres vasculaires produits par l'embolie, on n'observe que très rarement des hémorrhagies rétiniennes, et cependant quand une artère est terminale, comme l'artère centrale de la rétine, c'est-à-dire ne s'anastomose pas avec les branches voisines, son oblitération, selon Conheim, est pour ainsi dire invariablement suivie d'infarctus hémorrhagiques, dus à la suppression de la *vis à tergo* et au reflux du sang veineux. Pourquoi pareil phénomène qui est commun dans la rate, le rein, le poumon ne se produit-il pas ici? On explique cette anomalie par l'influence de la pression intra-oculaire qui empêche le sang veineux de refluer de l'orbite dans le globe, en quantité assez grande pour provoquer des ruptures vasculaires.

3° *Période atrophique.* — Après une durée variable de deux ou trois mois, l'aspect du fond de l'œil est complètement différent de celui que nous venons de décrire. La rétine a repris son apparence normale, mais la papille est complètement atrophiée. Cette atrophie présente la plus grande ressemblance avec l'atrophie simple, mais en diffère par la diminution de calibre des gros vaisseaux et surtout par sa localisation dans un seul œil et par le début brusque et éclatant des lésions qui lui ont donné naissance et des troubles fonctionnels qui se sont manifestés.

1° Symptômes fonctionnels. Les symptômes fonctionnels de l'embolie sont très caractéristiques : perte complète et soudaine de la vision centrale, précédée quelquefois pendant plusieurs jours par un trouble visuel passager ; abolition de la vision périphérique, ne laissant subsister qu'une petite éclaircie à peine appréciable dans le champ visuel externe ; disparition de tous les phosphènes, voilà les traits les plus saillants de la maladie et qui permettent toujours de la reconnaître. Ajoutons que l'affection est souvent accompagnée d'une maladie du cœur, qui peut être non seulement une lésion valvulaire d'ancienne date, mais une endocardite récente, développée à la suite d'un rhumatisme articulaire aigu, d'une maladie fébrile ou d'une maladie de Bright.

Enfin, un dernier caractère propre à l'embolie, c'est qu'elle est toujours monoculaire ou du moins ne frappe jamais qu'un seul œil à la fois. On a même longtemps admis qu'elle n'atteignait jamais les deux yeux du même malade, mais quelques cas extrêmement rares font exception à cette règle.

Embolie partielle. — L'embolie partielle est celle qui siège dans un des rameaux de l'artère centrale. Le diagnostic en est facile, car la branche obstruée paraît vide de sang, et l'infiltration de la rétine est limitée au territoire desservi par le rameau oblitéré. En outre, contrairement à ce qui a lieu pour l'embolie totale, on constate quelquefois des infarctus hémorrhagiques, dus au reflux du sang veineux ou à l'augmentation de tension qui se produit subitement dans les capillaires voisins, au moment où l'embolie se déclare.

Les troubles fonctionnels sont en rapport avec l'étendue et le siège de l'altération vasculaire. Ainsi la vision centrale est assez bien conservée, tandis que la vision périphérique est subitement abolie dans le champ visuel correspondant à la branche oblitérée ; il y a en même temps perte du phosphène du côté lésé.

En nous en rapportant aux caractères que nous venons de retracer, le diagnostic de l'embolie est en général facile. C'est, en effet, la seule affection monoculaire où il y ait perte immédiate et complète de la vision centrale, de la vision périphérique et de tous les phosphènes ; c'est la seule également où l'aspect de la macula soit aussi caractéristique et où les vaisseaux présentent les phénomènes que nous avons signalés, de sorte qu'on ne peut la confondre ni avec une rétinite ni avec une névro-rétinite. Diagnostic.

Cependant, en analysant avec soin tous les symptômes observés, nous voyons qu'ils n'indiquent en définitive qu'un fait à savoir, un arrêt brusque survenu dans la circulation de l'artère centrale. Or, pareil arrêt peut être produit par des affections de nature différente, qui probablement ont été souvent confondues.

Ce qui nous autorise, en effet, à élever des doutes sur un certain nombre d'embolies, c'est qu'on les observe assez fréquemment chez des personnes qui, auscultées avec le plus grand soin et par les observateurs les plus compétents, ne présentent pas la moindre trace d'affection du cœur. Ce fait très important, rapproché de ce que nous savons sur les lésions vasculaires produites par l'endartérite rhumatismale, syphilitique ou autre et sur les oblitérations artérielles qui peuvent en résulter (Charcot, Lancereaux), nous autorise à penser que, dans certains cas, une thrombose peut très bien se former sur un point quelconque de l'artère centrale, l'oblitérer complètement et donner lieu à un ensemble de caractères qui ont la plus grande analogie avec ceux de l'embolie.

Comment reconnaître ces deux affections ?

La présence ou l'absence d'une affection cardiaque constitue une différence des plus importantes, mais d'autres signes distinctifs peuvent également être invoqués. Ainsi, selon nous, ces phénomènes prodromiques consistant en troubles visuels passagers, qui surviennent un ou deux jours avant l'explosion de la maladie, plaident plutôt en faveur de la thrombose, bien que Mauthner les ait précisément attribués à l'embolie, en admettant que le caillot oblitérant a d'abord une forme irrègulière, qui laisse libre une certaine partie de la lumière du vaisseau, avant de l'obstruer complètement.

En second lieu, si les altérations siègent dans les deux yeux, la nature embolique de l'affection doit nécessairement être écartée, car on n'a pas encore observé d'embolie double simultanée, tandis qu'une thrombose artérielle, arthritique ou syphilitique peut, dans certains cas rares, se manifester sur les deux nerfs optiques à la fois.

D'autre part, des hémorrhagies rétiniennes multiples plaident plutôt en faveur d'une thrombose, puisque nous les avons vues manquer dans les cas d'embolie. Nous pouvons également ajouter que le rétablissement rapide du calibre des vaisseaux rétiniens, qui, après avoir été plus ou moins effacés, reprennent leur volume normal, s'explique plus facilement, en invoquant la guérison d'une endartérite oblitérante que la disparition d'une embolie.

Le diagnostic doit enfin s'appuyer sur l'état général et constitutionnel du malade, sur la présence ou l'absence de manifestations arthritiques ou goutteuses, sur les accidents syphilitiques tardifs et les troubles cérébraux qui peuvent se présenter. C'est en prenant en considération tous ces signes, en les analysant avec soin, qu'on parvient à établir le diagnostic différentiel entre ces deux affections, dont le caractère commun est de produire l'oblitération de l'artère centrale de la rétine et qui ont entre elles la plus grande ressemblance.

Traitement.

L'embolie de l'artère centrale est en quelque sorte rebelle à tout traitement et la perte de la vue reste définitive. Toutefois il existe quelques cas très rares dans lesquels la restitution de la vision a été observée (Knapp, Haase); mais la guérison peut être regardée comme tout à fait exceptionnelle et il n'est guère permis d'en faire honneur au traitement.

Les efforts cependant n'ont pas manqué et on a cherché par la paracentèse de la cornée et par l'iridectomie à diminuer la pression intra-oculaire, afin de favoriser la circulation collatérale et de faciliter l'afflux du sang dans l'artère centrale, de façon à déplacer ou à désagréger le caillot; mais toutes ces tentatives sont restées sans résultat.

Ce qu'on a de mieux à faire en pareil cas, c'est de remonter aux causes du mal et de soigner l'affection cardiaque arthritique ou syphilitique qui en ont été le point de départ.

DÉCOLLEMENT DE LA RÉTINE.

La rétine n'est que faiblement adhérente à la choroïde, si ce n'est au pourtour du nerf optique et dans la région de l'ora serrata; elle peut donc s'en détacher facilement dans une étendue plus ou moins grande et donner lieu à l'affection désignée sous le nom de décollement de la rétine.

Symptômes ophthalmoscopiques.

Les symptômes ophthalmoscopiques de cette affection doivent être recherchés : A, avec le miroir seul (image droite); B, avec le miroir et la loupe (image renversée).

A. *Changement de coloration du fond de l'œil.* — 1° L'éclairage avec le miroir permet de voir l'image droite et agrandie de la rétine décollée, car elle se trouve en avant du foyer représenté par la lentille oculaire, comme dans un œil fortement hypermétrope.

Dans ces conditions, la première impression que reçoit l'observateur est le changement de coloration que présente le fond de l'œil, au niveau de la partie décollée. Ce changement de coloration se traduit par une apparence terne, nuageuse, qui n'est quelquefois pas très sensible, lorsque la rétine a encore conservé sa transparence et que le liquide sous-jacent est parfaitement limpide, mais qui se révèle cependant toujours, par un certain contraste, avec la teinte éclatante des parties voisines.

2° *Siège.* — Dans la grande majorité des cas, le décollement siège à la partie inféro-externe de la rétine, mais on peut le trouver également dans les points les plus différents du fond de l'œil. Toutefois, dans ces cas, le liquide fuse presque toujours entre la rétine et la choroïde, pour gagner les parties déclives; la rétine s'applique de nouveau sur la choroïde et reprend en partie ses fonctions.

3° *Aspect de la rétine décollée. Plis. — Ondulations.* — Lorsque le décollement est ancien et que la rétine a perdu sa diaphanéité, la partie soulevée présente un reflet grisâtre ou gris bleuâtre très apparent, s'étendant toujours jusqu'aux limites de l'ora serrata. Toutefois, comme la poche rétinienne n'est pas complètement remplie de liquide, elle forme de plis, des saillies qui se modifient à chaque instant par les divers mouvements de l'œil et que l'on reconnaît à des raies blanchâtres et brillantes qui se dessinent sur sa surface. En même temps et pour la même raison, elle présente de petites ondulations, un tremblotement masse, sous l'influence du flot liquide qui se déplace, lorsqu'on fait mouvoir le globe.

4° *Aspect des vaisseaux rétiniens.* — Mais c'est surtout l'aspect des vaisseaux rétiniens qui est un des bons éléments de diagnostic. On voit ces vaisseaux ramper sur la partie décollée, trembloter comme la poche rétinienne dont ils suivent les mouvements et dont ils reproduisent les bosselures et les changements de niveau. Un autre phénomène non moins caractéristique, c'est que ces vaisseaux apparaissent avec une coloration beaucoup plus foncée qu'à l'état normal et semblent parfois complètement noirâtres.

B. L'examen à l'image renversée est moins parfait que le précédent, pour permettre d'apercevoir le changement de coloration du fond de l'œil, l'aspect gris bleuâtre de la poche rétinienne et l'apparence noirâtre des vaisseaux rétiniens; mais il a le grand avantage d'en compléter les indications, et c'est grâce à lui que nous pouvons apprécier les points suivants :

1° *Crochet formé par les vaisseaux rétiniens.* — On entend par là le changement de direction que prennent les vaisseaux rétiniens, au moment où ils quittent le plan normal de la rétine pour arriver sur la partie décollée. On les voit à ce niveau s'incurver, former un coude ou un crochet, quelquefois disparaître derrière le décollement ou un de ses plis, pour reparaître dans une direction opposée. Ce soulèvement des vaisseaux est un des caractères essentiels de la maladie. Si faible qu'il soit, il est toujours très appréciable par le déplacement parallactique, c'est-à-dire par le déplacement apparent des vaisseaux soulevés, qui, lorsqu'on imprime des mouvements de latéralité à la lentille, semblent se mouvoir d'un mouvement plus rapide que ceux qui sont situés sur un plan postérieur.

2° *État de la papille.* — La papille est rouge, congestionnée, souvent accompagnée d'un staphylome postérieur, indice de la myopie qui a donné lieu au décollement. Elle est parfois masquée en partie par la rétine soulevée, mais il faut pour cela que le décollement soit très étendu.

3° *État de la rétine.* — La rétine est quelquefois recouverte d'épanchements sanguins au voisinage du décollement, par suite de la rupture de quelques-uns de ses vaisseaux. Elle peut être déchirée dans une étendue plus ou moins grande, lorsque l'épanchement sous-rétinien a été très abondant, ce qui se reconnaît aux bords brillants de la déchirure et à la possibilité d'observer à ce niveau les vasa vorticosa de la choroïde. Enfin, la rétine tout entière peut prendre part au décollement, lorsque celui-ci est très ancien, ce qui constitue le décollement en entonnoir de de Graefe, au fond duquel la papille est difficilement visible.

Symptômes fonctionnels.

Les symptômes fonctionnels ont à leur tour une importance considérable pour le diagnostic et méritent d'être étudiés avec soin.

1° *Début.* — Le décollement de la rétine est une affection à début brusque, soudain, survenant sans douleur et sans changement dans l'aspect extérieur de l'œil. Le plus souvent cependant des prodromes importants se manifestent : ce sont tantôt des mouches volantes apparaissant en nombre inusité ; tantôt des lueurs ou des éclairs sillonnant le champ visuel; quelquefois un obscurcissement passager de la vision, sous forme d'un voile ou d'une ombre masquant momentanément les objets; dans certains cas enfin, ce sont des phénomènes de chrupsies faisant voir au malade les objets diversement colorés. De tels symptômes se manifestant dans un œil myope et apparaissant avec une certaine régularité sont l'expression d'un travail congestif qui prépare le décollement et exigent un traitement préventif énergique.

2° *Vision centrale.* — Dès que la maladie éclate, la vision centrale est considérablement affaiblie, au point que le malade ne peut lire que les gros caractères ou peut à peine compter les doigts. Toutefois ce signe n'est pas constant et on voit certains sujets conserver pendant quelque temps une acuité visuelle suffisante, pour leur permettre de déchiffrer les fins caractères de l'échelle typographique.

3° *Métamorphosie.* — Un autre trouble visuel assez caractéristique, occasionné par le décollement, c'est que les gros objets paraissent quelquefois au malade défigurés, incurvés, tordus, vacillants, comme s'ils étaient entrevus à travers une couche d'eau agitée. Ce phénomène tient à ce que leur image vient impressionner en partie la rétine restée à sa place, en partie la rétine soulevée et tremblotante.

Lorsque la macula est tiraillée, les objets fins tels que les lettres paraissent brisés, coupés, interrompus, comme dans les affections propres à cette région.

4° *Vision périphérique.* — La vision périphérique est abolie, dans la partie de la rétine opposée au décollement, c'est-à-dire en haut et en dedans, puisque celui-ci siège habituellement en bas et en dehors. C'est là un excellent signe de diagnostic, dont on doit toujours rechercher l'existence.

5° *Perte du phosphène externe.* — Si l'on interroge

ensuite les phosphènes, on constate la disparition de celui qui correspond à la partie décollée et qui est généralement le phosphène externe. Ce signe est surtout mis à profit pour le diagnostic des décollements accompagnés de cataracte ou d'un trouble considérable du corps vitré.

6° *Mouches volantes. Photopsies. Chrupsies.* — Les mouches volantes qui ne font en quelque sorte jamais défaut; les sensations de lueurs ou d'étincelles que le malade a souvent au-devant de l'œil atteint; la vision colorée qui est assez fréquente et qui donne aux objets une teinte rouge, bleue ou violette, complètent les principaux traits distinctifs de l'affection qui nous occupe et servent quelquefois à éclairer un diagnostic resté incertain.

7° *Héméralopie.* — Notons aussi que le décollement est une affection dans laquelle le malade a besoin d'une lumière éclatante pour voir et distinguer les objets : il en résulte un contraste frappant entre la vision de jour et la vision du soir, une véritable héméralopie de l'œil malade.

8° *Tension intra-oculaire diminuée.* — Lorsque la maladie est ancienne, la tension intra-oculaire est diminuée, ce qui s'explique par la sécrétion insuffisante des liquides fournis par la choroïde.

9° *Affection monoculaire.* — Ajoutons enfin que cette grave affection est en quelque sorte spéciale à l'œil myope, et se limite le plus souvent à un seul œil; dans notre tableau statistique comprenant 649 cas, elle n'a été trouvée sur les deux yeux que treize fois environ.

Tel est l'ensemble des troubles fonctionnels qui caractérisent la maladie et permettent par leur groupement d'établir tout au moins un diagnostic de probabilité.

Complications. Le décollement de la rétine présente de fréquentes complications, qu'il est très important de connaître, afin de pouvoir diagnostiquer la maladie, sous les différents aspects qu'elle présente et au milieu de tous les symptômes dont elle s'entoure. Ces complications sont les suivantes :

1° *Flocons du corps vitré.* — Ces flocons constituent une complication tellement fréquente du décollement, par suite des altérations choroïdiennes qui l'accompagnent, que lorsqu'ils sont très nombreux et existent chez un malade encore jeune, on doit toujours songer à cette affection et la rechercher avec soin. Malheureusement s'ils permettent de soupçonner la maladie, ils en rendent souvent le diagnostic difficile, en mettant obstacle à l'éclairage du fond de l'œil.

2° *Iritis et irido-choroïdite.* — Il n'est pas rare de voir l'inflammation de la choroïde qui a été le point de départ d'un décollement, se propager par continuité de tissu à l'iris et donner lieu à la formation de synéchies postérieures. Quelquefois la maladie prend les allures de l'irido-choroïdite et il est à noter que celle-ci est alors fort douloureuse et fort rebelle.

3° *Cataracte.* — Le cristallin s'opacifie souvent dans cette affection (cataracte molle), car la choroïde malade ne fournit plus à la lentille qu'une nutrition imparfaite.

4° *Atrophie du globe.* — Enfin l'atrophie de l'œil peut être la conséquence ultime d'un décollement, lorsque le corps ciliaire est tellement altéré, que sa sécrétion est insuffisante à assurer la nutrition générale du globe.

Causes et mécanisme.

Quelles sont maintenant les causes de la maladie et quel en est le mécanisme ? Ce sont là des questions qui méritent quelques développements, tant leur importance est grande pour la thérapeutique.

De toutes les causes du décollement, celle qui occupe le premier rang est incontestablement la myopie, surtout quand elle est accompagnée d'un staphylome postérieur étendu. Cette cause se rencontre environ neuf fois sur dix, fréquence énorme dont nous aurons à rechercher tout à l'heure l'explication.

Les traumatismes du globe viennent en seconde ligne, mais la structure de l'œil a encore ici une grande influence. En effet qu'une contusion du globe provoque un épanchement de sang dans un œil emmétrope ou hypermétrope, elle est rarement suivie de décollement rétinien, tandis que si l'œil est myope, cette complication est fréquente et survient soit immédiatement après l'accident, soit après un intervalle de quelques jours ou de quelques semaines. Les mêmes faits se reproduisent à l'occasion du prolapsus du corps vitré, dans l'opération de la cataracte : autant cet accident se montre souvent peu redoutable pour certains yeux, autant il est désastreux pour les myopes, en les exposant au décollement de la rétine.

Les yeux atteints de myopie présentent une telle prédisposition au décollement, qu'on voit quelquefois celui-ci survenir à la suite d'une commotion ou d'une contusion presque insignifiante. C'est ainsi que des quintes de toux, des efforts de vomissement, l'extraction d'une dent cariée, un soufflet reçu sur la joue peuvent en être la cause déterminante. C'est là un fait dont on doit tenir compte dans les expertises médico-légales, pour apprécier les responsabilités encourues.

Les tumeurs du fond de l'œil et notamment les mélanosarcomes de la choroïde, peuvent aussi être cause du décollement de la rétine, en désorganisant le corps vitré, en provoquant des stases veineuses dans les vaisseaux choroïdiens et une exsudation séreuse consécutive.

Un dernier point sur lequel nous désirons appeler l'attention, c'est l'influence que certains états constitutionnels ont sur la production du décollement, lorsqu'ils ont tendance à déterminer des congestions locales ou des hydropisies. Telles sont par exemple la grossesse, les maladies du cœur et l'albuminurie même en l'absence de toute rétinite.

Enfin certaines maladies diathésiques, comme la syphilis et l'arthritisme, en provoquant des altérations inflammatoires dans le fond de l'œil, peuvent aussi amener le soulèvement de la rétine. C'est là un point qu'il ne faut pas oublier, afin de diriger contre de tels décollements un traitement général approprié.

Voyons maintenant par quel mécanisme la rétine se décolle et devient flottante, question qui a soulevé bien des explications et donné jour à de nombreuses théories.

1° *Décollement par distension.* — De Græfe attribuait le décollement de la myopie au défaut d'extensibilité de la rétine. On sait en effet que l'œil myope déjà trop long a tendance à s'allonger davantage, sous l'influence de la compression exercée par les muscles sur le globe, dans les mouvements de convergence. Or, la sclérotique et la choroïde très adhérentes l'une à l'autre et suffisamment élastiques se laissent distendre, mais la rétine moins extensible ne peut suivre ce mouvement que dans des limites plus restreintes et, à un moment donné, se sépare de la choroïde à laquelle elle n'est du reste que très faiblement unie.

2° *Décollement par soulèvement.* — Selon nous, c'est dans les altérations de la choroïde, accompagnant la myopie, qu'il faut rechercher la cause du décollement et l'explication de sa fréquence. En effet cette membrane amincie, tiraillée par suite de l'allongement que prend le globe, ne fournit plus au corps vitré que des éléments nutritifs incomplets. Celui-ci se liquéfie surtout dans ses couches postérieures, devient susceptible de se résorber en partie, et ne présente plus un appui suffisamment solide à la rétine qu'il a mission de supporter. Il suffit alors qu'un liquide séreux se produise entre la choroïde et la rétine, ou ne filtre plus comme d'habitude à travers cette dernière membrane, pour que celle-ci soit soulevée et refoulée en quelque sorte dans le corps vitré liquéfié. Deux facteurs sont donc, selon nous, nécessaires à la production du décollement, à savoir : 1° la liquéfaction préalable du corps vitré ; 2° une sorte de cyclite séreuse partielle et circonscrite, due à l'altération des vaisseaux de la choroïde.

3° *Décollement par attraction.* — Certains auteurs reconnaissent une troisième variété de décollement, le décollement par attraction, pensant que les membranes exsudatives du corps vitré peuvent par leur rétraction cicatricielle décoller la membrane nerveuse. Nous ne partageons pas cet avis, et lorsqu'un décollement se produit dans les conditions que nous venons d'énoncer, nous l'attribuons, comme la variété précédente, aux altérations choroïdiennes et à la liquéfaction du corps vitré.

Diagnostic. Reconnaître l'existence du décollement et en déterminer les causes, telle est la double question de diagnostic qu'il s'agit de résoudre.

Dans la grande majorité des cas, ce diagnostic est facile et l'ensemble des symptômes fontionnels est déjà très caractéristique. En effet, tout œil myope, qui perd subitement la vision centrale dans une proportion considérable, ainsi que le champ visuel supérieur et le phosphène inférieur, peut être considéré comme atteint de décollement. Les signes opthalmoscopiques sont encore plus tranchés et l'aspect blanchâtre de la partie décollée, ses mouvements d'ondulation, l'apparence noirâtre et le tremblotement des vaisseaux qui rampent à sa surface sont autant de caractères qui ne permettent aucune méprise.

De larges membranes exsudatives, déposées dans les parties déclives du corps vitré, ne peuvent simuler que très grossièrement un décollement de la rétine, même dans le cas où, n'étant pas complètement adhérentes, elles flottent par leur extrémité restée libre. En effet, un tel mouvement est bien différent de l'oscillation en masse et sur place de la rétine décollée. En outre, ces fausses membranes ne présentent jamais sur leur surface de gros vaisseaux noirâtres, comme la poche rétinienne soulevée. Enfin, un dernier caractère utile à se rappeler, c'est que le décollement s'étend toujours jusqu'à l'ora serrata, de sorte qu'il faut se défier de toute affection du fond de l'œil qui en donne l'impression, si elle laisse apercevoir intacte une zone rétinienne quelque étroite qu'elle soit au voisinage de cette région, ce qui peut arriver dans le cas qui nous occupe.

Mais s'il y a des cas faciles à reconnaître, il en est d'autres où le diagnostic présente les plus sérieuses difficultés, et de ce nombre sont les décollements très peu étendus, dans lesquels la rétine ainsi que le liquide épanché ont conservé une entière transparence. C'est l'inspection minutieuse des vaisseaux qui donne alors les meilleurs renseignements. On voit ceux-ci prendre une teinte plus sombre sur la partie décollée, s'incurver légèrement à ce niveau, devenir flexueux et tremblotants dans les divers mouvements du globe. On peut aussi apprécier leur changement de niveau, à l'aide du déplacement parallactique qui sert de réactif très sensible. Enfin, l'étude des signes fonctionnels prend alors une grande importance, et si l'on constate un affaiblissement subit de la vision, si le malade voit les objets colorés en bleu, en rouge ou en violet, si le champ visuel est perdu dans un point correspondant à un décollement présumé de la rétine, le diagnostic peut être regardé comme certain.

Un autre genre de difficulté tient à ce que l'éclairage du fond de l'œil peut être rendu impossible, soit parce que le corps vitré est complètement trouble, soit parce que le cristallin est opaque. Comme ces deux affections sont des complications assez fréquentes du décollement, il faut toujours, en les constatant, songer à la possibilité de son existence, surtout dans les cataractes monoculaires des adultes et des enfants et dans toutes les cataractes traumatiques en général.

C'est à l'aide des commémoratifs et des symptômes fonctionnels qu'on fait alors le diagnostic. S'il n'y a que des flocons dans le corps vitré ou une simple cataracte, le malade doit non seulement pouvoir distinguer le jour de la nuit, mais voir la lumière d'une lampe placée à trois ou quatre mètres de distance. En outre, il n'y a aucune lacune dans la vision périphérique, ce que l'on constate en faisant diriger les yeux du malade sur un point fixe et en promenant une lampe dans toute l'étendue du champ visuel. Enfin, tous les phosphènes existent et la pression intra-oculaire est normale, caractères qui font défaut, lorsque ces affections sont accompagnées de décollement de la rétine.

La seconde partie du diagnostic consiste à rechercher les causes du décollement. Ces causes sont en général faciles à trouver et, comme nous l'avons déjà dit, c'est une myopie plus ou moins forte qui est presque toujours en jeu. Mais il faut savoir que les tumeurs du fond de l'œil, et surtout le mélano-sarcome de la choroïde, se masquent souvent à leur début derrière un décollement de la rétine, et on comprend toute l'importance qu'il y a à ne pas confondre ces deux variétés de décollement, l'un simple, l'autre symptomatique d'une affection fort redoutable ; aussi avons-nous déjà insisté sur ce diagnostic différentiel, en étudiant les tumeurs de la choroïde.

Si le traitement du décollement de la rétine n'est pas encore entièrement sorti de sa période de tâtonnements, nos connaissances sur les causes et sur la pathogénie de cette affection nous ont déjà permis de réaliser quelques progrès importants. Traitement.

Nous ne dirons que quelques mots du traitement prophylactique. Comme c'est la myopie qui est la source la plus habituelle du décollement, c'est dans l'hygiène bien comprise de l'œil myope que l'on trouve les ressources les plus propres à empêcher ce grave accident. Ce traitement hygiénique, sur lequel nous aurons à revenir à propos de la myopie, sera surtout scrupuleusement suivi, lorsque l'œil myope présentera des flocons du corps vitré ou des phénomènes d'irritation, qui sont souvent les symptômes avant-coureurs du décollement. A plus forte raison devra-t-on insister sur le traitement à observer, lorsqu'un œil est déjà atteint de décollement et que son congénère semble en être menacé, car cette affection peut survenir bien que très rarement dans les deux yeux, à un intervalle plus ou moins long.

Deux ordres de moyens thérapeutiques se partagent le traitement du décollement et peuvent du reste se combiner entre eux, à savoir : des moyens médicaux et des moyens chirurgicaux. Traitement curatif.

1° *Moyens médicaux*. — Lorsqu'on est en face d'un décollement de la rétine à son début, une indication très rationnelle à remplir est de conseiller au malade le repos le plus absolu dans le décubitus horizontal et dans une chambre noire. Les deux yeux sont recouverts d'un bandeau compressif et doivent conserver l'immobilité la plus complète. On évite ainsi tout mouvement de ballottement dans la poche rétinienne soulevée, on l'empêche de s'agrandir, et on place le liquide qu'elle contient dans les conditions les plus favorables à sa résorption. Cette sorte de séquestration doit durer environ deux ou trois mois. Sans doute, bien des malades ne l'acceptent pas pour un bénéfice incertain, mais si on a affaire à un sujet docile et facile à se résigner, une telle mesure est complètement justifiée.

En même temps que le repos de l'organe malade est ainsi obtenu, ou dans le cas où le malade a refusé de s'y soumettre, on ne doit pas négliger de mettre en usage tous les moyens antiphlogistiques ou dérivatifs, propres à favoriser la résorption du liquide épanché, et à guérir les affections choroïdiennes qui sont souvent le point de départ de la maladie. Les frictions mercurielles autour de l'orbite, les vésicatoires volants, les sangsues appliquées sur la tempe, et quelques dérivatifs intestinaux, constituent les moyens de traitement les plus généralement employés. On conseille en même temps l'iodure de potassium à l'intérieur comme agent résolutif, et enfin une ou deux instillations alternatives de collyre d'atropine et d'ésérine ou d'homatropine et de pilocarpine pour agir sur l'élément vasculaire du fond de l'œil.

Une autre médication qui a été fort vantée, mais qui n'a pas tenu toutes ses promesses, est le nitrate de pilocarpine en injection sous-cutanée. Au congrès de Londres de 1881, le Dr Dianoux a rapporté plusieurs cas de guérison obtenus par ces injections pratiquées tous les jours à jeun, à la partie postérieure de l'avant-bras, à la dose moyenne de un centigramme environ. De tels succès étaient très encourageants; malheureusement les résultats des autres expérimentateurs sont loin d'avoir été aussi favorables.

2° *Moyens chirurgicaux.* — Le traitement chirurgical du décollement a été inauguré par Sichel père. Ce chirurgien ponctionnait la sclérotique au niveau du décollement, faisait écouler par cette ouverture le liquide sous-rétinien, et cherchait à favoriser ainsi la juxtaposition de la rétine à la choroïde, grâce à la pression exercée par le corps vitré, sur la membrane nerveuse.

Rien de plus facile à renouveler que cette petite opération qu'on exécute de la façon suivante : après avoir placé le blépharostat, on saisit l'œil avec la pince à fixer et on le dévie en sens inverse du décollement, c'est-à-dire en haut et en dedans, puisque le siège de l'affection est généralement en bas et en dehors. On plonge alors dans le centre même du décollement un étroit couteau de de Græfe ou le couteau à double tranchant et à rainure que nous avons fait construire à cet effet, en se tenant assez loin des limites du cristallin pour ne pas être exposé à le blesser : le liquide sous-rétinien s'écoule immédiatement le long des bords du couteau et s'accumule sous la conjonctive. L'opération est alors terminée, et il ne reste plus qu'à appliquer sur l'œil un bandage compressif, quelques compresses d'eau glacée, et à maintenir le malade au repos complet pendant dix ou quinze jours environ.

Une telle opération est rationnelle et permet quelquefois à la rétine de se recoller, même après plusieurs mois de maladie et de récupérer une partie de ses fonctions.

Guidé par des vues différentes et partant de ce fait

clinique bien constaté, que le décollement rétinien diminue quelquefois ou reste tout au moins stationnaire, lorsque la rétine déchirée permet une communication facile entre le liquide épanché et le corps vitré, Bowman essaya de pratiquer la dilacération de la rétine avec deux aiguilles manœuvrées comme dans l'opération de la cataracte secondaire. De Græfe arrivait au même résultat avec une aiguille à double tranchant, qu'il enfonçait profondément dans l'œil, et au moyen de laquelle il ponctionnait la rétine soulevée et la dilacérait, par des mouvements de haut en bas et d'avant en arrière. Ces divers essais ont donné de bien plus mauvais résultats que l'opération de Sichel et ont souvent amené la phthisie du globe. Il ne faut pas s'en étonner, si on songe que le corps vitré déjà malade est un des facteurs importants dont il faut tenir compte dans la production du décollement, et doit être scrupuleusement ménagé dans toutes les opérations pratiquées pour remédier à cette maladie.

Dans le but précisément de respecter le corps vitré et de produire un traumatisme aussi léger que possible, nous avons proposé dès 1877, la ponction du décollement et son aspiration, au moyen d'une petite seringue aspiratrice (modèle Dieulafoy), avec laquelle on pénètre, le vide à la main, dans la poche rétinienne. On opère en se servant de l'ophthalmoscope, et dès que l'aiguille est arrivée à destination, on ouvre le robinet et on voit la rétine s'affaisser, à mesure que sort le liquide. Nous n'avons jamais vu le moindre accident inflammatoire survenir à la suite de cette manœuvre opératoire et nous devons à cette méthode plusieurs cas de succès.

On a aussi conseillé contre le décollement le drainage de l'œil avec un fil d'or, ce fil traversant la poche rétinienne dans une étendue d'environ un centimètre, et étant ensuite noué et abandonné dans le cul-de-sac conjonctival (de Wecker). Cette opération était destinée à assurer la filtration du liquide sous-rétinien, mais les résultats en sont nuls et, de plus, elle a le grave inconvénient de donner lieu à des accidents inflammatoires sérieux et quelquefois même à l'ophthalmie sympathique.

Une autre opération qui nous a donné quelques succès est l'iridectomie. Voyant dans le décollement une affection de la choroïde, une sorte de cyclite séreuse partielle, nous avons été conduit en 1873, à proposer et à pratiquer l'iridectomie. Nous avons ainsi obtenu quelques notables améliorations, mais en nombre trop peu considérable pour être en droit d'ériger cette opération comme méthode générale de traitement.

Tel est l'ensemble des moyens thérapeutiques, médicaux et chirurgicaux, employés contre le décollement. Quelles en sont les indications? quelle en est la valeur? c'est ce qui nous reste à apprécier sommairement.

Disons d'abord que tout décollement de la rétine est une affection fort grave et fort difficile à guérir. Les insuccès sont tellement fréquents que, dans une des séances de la Société française d'ophtalmologie en 1884, plusieurs membres exprimèrent l'avis de s'en tenir à de simples mesures hygiéniques, de renoncer à toute médication de nature à fatiguer le malade et d'abandonner tout traitement chirurgical. Si on peut à la rigueur accepter cette manière de voir pour un décollement stationnaire et monoculaire, il n'en est pas de même lorsque l'affection frappe les deux yeux. On ne saurait alors faire trop d'efforts pour arracher le malade à la cécité qui le menace.

Remarquons du reste qu'au point de vue de la curabilité

il y a plusieurs espèces de décollements qu'il importe de distinguer.

Tout d'abord, il y a le décollement qui est sous la dépendance de la myopie. C'est le plus redoutable, car il a tendance à progresser et amène presque toujours la cécité complète de l'œil, quelque moyen que l'on emploie. Toutefois le décubitus horizontal prolongé, aidé du bandeau compressif, l'application répétée de sangsues tous les dix ou quinze jours et, dans certains cas, l'aspiration du liquide sous-rétinien ou l'iridectomie, s'il se fait des poussées congestives du côté de l'iris, constituent les meilleurs moyens à lui opposer.

Le décollement traumatique comporte un pronostic beaucoup moins sombre, ce qui dépend probablement de l'intégrité relative du corps vitré. C'est dans ces sortes de cas que l'on peut surtout espérer des succès, sous l'influence du traitement que nous venons de proposer.

Il y a enfin des décollements symptomatiques d'affections oculaires diathésiques et notamment de rétino-choroïdites syphilitiques, goutteuses, rhumatismales. Ces décollements sont soumis à toutes les variations de la maladie principale dont ils sont la conséquence et comptent parmi les décollements curables.

Lorsque la syphilis est en cause, nous conseillons les frictions mercurielles à haute dose et nous avons vu plusieurs fois la guérison s'effectuer par des exsudations plastiques, adhérentes, déterminant le recollement de la rétine.

Contre les décollements de nature arthritique ou goutteuse, nous dirigeons un traitemaut général approprié, tout en ayant recours au décubitus horizontal pendant plusieurs mois, au bandeau compressif et à l'appplication répétée de sangsues, en rapport avec la constitution du malade.

AFFECTIONS DE LA MACULA.

Les altérations de la macula sont de même nature que les autres altérations rétiniennes ou choroïdiennes que nous venons d'étudier; mais elles ont des symptômes fonctionnels tout particuliers en rapport avec leur siège, une gravité exceptionnelle en raison de l'importance de la région atteinte, et constituent souvent les seules altérations que l'on peut constater sur le fond de l'œil. Ce sont ces diverses considérations qui légitiment leur description à part et les détails dans lesquels nous allons entrer.

Symptômes ophthalmoscopiques.

Les altérations de la macula sont tantôt des hémorrhagies, tantôt des exsudations, tantôt enfin des plaques d'atrophie choroïdienne. On les reconnaît aux mêmes caractères que les autres altérations similaires du fond de l'œil, car elles n'empruntent en général à la région qu'elles occupent aucun signe opthalmoscopique particuler. Voici du reste la physionomie qu'elles présentent :

1° *Hémorrhagies.* — Les hémorrhagies de la macula proviennent habituellement de la rupture d'un vaisseau capillaire rétinien ou choroïdien et sont souvent sous la dépendance d'une affection cardio-vasculaire. Elles peuvent être très petites et n'occuper qu'un point limité de la fosse centrale, de sorte qu'il est nécessaire de les rechercher avec soin pour en faire le diagnostic.

Dans d'autres cas, ces hémorrhagies sont plus étendues et présentent une particularité intéressante. Le sang, au lieu de s'infiltrer dans les couches de la rétine, s'épanche entre la membrane limitante interne et la membrane hyaloïdienne, se creuse une sorte de loge entre ces deux membranes et s'étale au-devant de la fovea centralis. Les légers déplacements que cette tache exécute dans les diverses positions de l'œil prouvent d'une façon certaine que le sang n'est pas infiltré dans une membrane ou un tissu quelconque, mais collecté en un foyer, où il peut jouir d'une certaine mobilité.

Quoi qu'il en soit, ce que nous devons surtout retenir à propos des épanchements sanguins de la macula, c'est que le sang se résorbe ou subit les mêmes phases régressives que dans les autres hémorrhagies rétiniennes, mais laisse presque invariablement à sa suite un trouble visuel persistant, dû à l'altération des éléments nerveux de cette région.

2° *Exsudations.* — Les exsudations de la macula sont plus ou moins nombreuses et occupent une étendue variable. Elles se développent très souvent sous l'influence de la syphilis, et ne sont souvent que le premier signe d'une rétino-choroïdite syphilitique fort grave à son début.

3° *Atrophies choroïdiennes.* — Les atrophies choroïdiennes envahissent la macula de deux façons : tantôt il existe une choroïdite atrophique qui se généralise et finit par atteindre la fovea centralis; tantôt l'atrophie choroïdienne se déclare spontanément dans cette région. Cette dernière forme de la maladie, se remarque surtout chez les myopes et résulte, selon nous, des phénomènes de compression qui ont lieu sur le pôle postérieur du globe, dans les mouvements de convergence.

Symptômes fonctionnels.

Les symptômes fonctionnels servent ici de symptômes localisateurs précieux et sont très caractéristiques.

1° *Début.* — Les affections de la macula se signalent tantôt par un début brusque, lorsqu'il s'agit d'hémorrhagie ou d'exsudation, tantôt par des allures beaucoup plus lentes, lorsqu'elles sont dues à des atrophies choroïdiennes.

2° *Vision centrale. Scotome.* — Le malade voit au devant de son point de fixation une tache sombre plus ou moins grande, dont il peut dessiner la forme, et qui, pour cette raison, est désignée sous le nom de scotome positif. Cette tache compromet l'acuité visuelle d'une façon fort variable et proportionnelle à son étendue : aux uns, elle permet encore de déchiffrer les caractères ordinaires, mais laisse voir les mots interrompus; aux autres elle dérobe l'objet qu'ils fixent, de sorte qu'ils n'en distinguent que les contours.

3° *Métamorphosie.* — Un autre signe des affections de la macula, c'est le changement de forme que prennent les objets. Certains malades, par exemple, voient tous les objets défigurés, tordus; les lignes droites leur semblent courbes ou en zigzag, les lettres brisées, interrompues, ce qui s'explique par le soulèvement des éléments nerveux de la macula, sous l'influence des altérations qui s'y sont développées.

4° *Micropie.* — Les phénomènes de micropie ne sont pas moins remarquables. Ainsi les malades voient les lettres plus petites qu'elles ne le sont en réalité. S'ils copient une figure géométrique, telle qu'une circonférence, en ne se servant que de l'œil atteint, ils la dessinent plus petite qu'avec l'autre œil.

5° *Vision périphérique.* — Quant à la vision périphérique, elle est toujours conservée, de sorte que le patient peut continuer à se conduire et à vaquer à quelques occupations et n'a pas à redouter la cécité.

Le diagnostic des affections de la macula repose en grande partie sur les symptômes fonctionnels que nous venons de décrire. Nous avons vu qu'un des plus importants consiste en des phénomènes de métamorphosie fort remarquables. Ce signe peut également se rencontrer dans le Diagnostic.

décollement de la rétine, lorsque cette membrane forme des plis au niveau de la macula ou opère sur cette région quelques tiraillements, mais les autres symptômes font facilement éviter l'erreur.

Quant à la nature de l'altération, elle ne peut être dévoilée que par l'ophthalmoscope.

Traitement. Le traitement de ces affections ne diffère en rien de celui des affections analogues observées sur les autres parties de la rétine. En raison de la délicatesse et de l'importance de la région atteinte, ce traitement devra être sévèrement établi et scrupuleusement suivi. Il sera basé surtout sur la cause présumée des altérations.

GLIOME DE LA RÉTINE.

Le gliome de la rétine, décrit autrefois sous le nom de cancer médullaire, de fongus hématode, est une néoplasie qui prend naissance dans les éléments conjonctifs de cette membrane, et a, pour principaux caractères cliniques, de n'atteindre généralement que les enfants en bas âge et d'être une production essentiellement maligne, très sujette à récidiver et à infecter l'économie.

Symptômes. Les symptômes de la maladie varient beaucoup dans le cours de son évolution. C'est pourquoi on lui considère trois périodes principales qui sont les suivantes :

1° *Période de début et d'évolution.* — Le gliome débute sans changement dans l'aspect extérieur de l'œil, sans douleur, sans phénomènes de réaction. Le trouble visuel qu'il occasionne n'est généralement pas accusé par les malades, qui sont presque tous des enfants en bas âge. On ne peut donc tenir aucun compte des symptômes fonctionnels pour le diagnostic, et les signes ophthalmoscopiques seuls peuvent nous renseigner sur la nature de cette terrible maladie.

Si on assiste au début du mal, ce qui est rare, on aperçoit disséminées sur la rétine, de petites taches blanchâtres ou blanc rosé, différentes des exsudations rétiniennes, par leur forme arrondie et bien circonscrite, par leur teinte particulière, par la saillie qu'elles forment sur la surface de la membrane nerveuse. Dans un cas que nous avons observé, les vaisseaux rétiniens avaient acquis un calibre cinq ou six fois plus gros que d'habitude, ce qui contribuait à donner au fond de l'œil un aspect tout à fait particulier.

Peu à peu ces petits foyers néoplasiques s'étendent, se fusionnent, gagnent les parties environnantes, y compris la choroïde, provoquent quelquefois le décollement de la rétine et envahissent enfin le corps vitré. Ils y forment une tumeur mal dessinée, à reflets blanchâtres, qui n'est d'abord visible qu'à l'ophthalmoscope, mais qui se rapproche peu à peu de la face postérieure du cristallin, en prennent un reflet chatoyant métallique tout particulier, connu sous le nom d'œil de chat amaurotique, et devient bientôt très apparente à l'œil nu. La maladie est alors en pleine évolution et présente le caractère type sous lequel elle se révèle habituellement.

2° *Période glaucomateuse.* — A mesure que la tumeur fait des progrès, la dureté de l'œil augmente et un véritable état glaucomateux se manifeste. On voit l'œil s'injecter, la cornée se troubler, la pupille se dilater de plus en plus, en même temps que le cristallin commence à devenir opaque.

Cette augmentation de tension se révèle quelquefois par une simple distension de la cornée, qui devient plus grande que celle du côté opposé (Vetsch) ou par une véritable hydrophthalmie. Ces cas sont rares, mais sont d'accord avec les idées exprimées par Horner et par Dufour, qui considèrent l'hydrophthalmie congénitale comme une des formes variées du processus glaucomateux.

3° *Période de perforation de l'œil et de généralisation.* — Après une durée variable, la tumeur se propage en arrière le long du nerf optique, ce que l'on reconnaît à une légère exophthalmie et à une certaine diminution dans la mobilité du globe, et peut arriver ainsi jusque dans le crâne, où elle produit des phénomènes de compression (coma, hémiplégie) rapidement suivis de mort. Plus souvent elle finit par perforer soit la cornée, soit la sclérotique, soit surtout le point d'union de ces deux membranes. On la voit alors changer d'aspect, se transformer en une masse fongueuse, mollasse, saignant au moindre contact, laissant suinter un liquide ichoreux et envahissant l'orbite avec une étonnante rapidité. C'est alors qu'elle se généralise non seulement par influence de voisinage, mais par métastase et qu'elle atteint principalement le foie.

Il est rare de voir un phlegmon de l'œil arriver à la suite de la tumeur et déterminer l'atrophie du globe. Si cette complication se présente, le gliome n'en continue pas moins sa marche envahissante.

Tels sont les principaux caractères de cette redoutable maladie, qui, si on n'intervient pas, amène la mort après une durée moyenne de quinze à dix-huit mois. Un dernier trait qui peint bien son horrible malignité, c'est qu'il n'est pas rare de la voir frapper successivement les deux yeux, à un intervalle plus ou moins rapproché, et récidiver avec la plus grande facilité.

Causes. Cette affection n'atteint que les très jeunes enfants et apparaît surtout dans les deux premières années de la vie.

Toutefois, il est à présumer que si on examinait les yeux des enfants à la naissance, on constaterait qu'elle est le plus souvent congénitale. Quant à ses autres causes, on ne peut guère signaler qu'une disposition héréditaire, la maladie survenant assez souvent sur les enfants d'une même famille (de Græfe).

Le gliome de la rétine se présente sous des aspects très différents selon la période où on le considère. C'est pourquoi on peut le confondre avec les maladies les plus diverses. Diagnostic.

1° *Avec des exsudations rétiniennes.* — A son début, lorsqu'il ne forme encore que de petits nodules blanchâtres ou blanc rosé disséminés sur la rétine, il offre une certaine ressemblance avec les exsudations rétiniennes, mais il faut avouer que cette ressemblance est trop grossière pour pouvoir induire en erreur. En effet, ce ne sont pas des taches blanches ou grisâtres, situées dans l'épaisseur même de la membrane nerveuse et ne faisant aucun relief, que l'on aperçoitdans le fond de l'œil, mais des taches rosées, groupées à côté les unes des autres et formant une saillie manifeste dans le corps vitré, ainsi qu'on l'observe facilement par les déplacements parallactiques qu'elles exécutent. En outre, ces taches pullulent, s'étendent avec une grande rapidité, et s'accompagnent, au moins dans quelques cas, d'un développement exagéré des gros vaisseaux rétiniens.

2° *Avec un décollement rétinien.* — A une période plus avancée, le gliome forme, par la fusion des petits boutons qui le constituent, une sorte de tumeur opaque, située dans les parties profondes du corps vitré et offrant à l'ophthalmoscope un reflet blanchâtre, qui peut simuler jusqu'à un certain point le décollement de la rétine. Mais de nombreux signes permettent d'établir facilement le diagnostic différentiel de ces deux affections. Ainsi la tumeur gliomateuse a généralement une coloration bien plus vive que celle du décollement; elle ne présente ni les oscillations qui caractérisent la poche rétinienne soulevée, ni les plis qui se forment à sa surface, ni les changements d'aspect que lui impriment les divers mouvements de l'œil. Enfin, lorsqu'on l'examine avec attention, on la voit souvent parcourue par des vaisseaux capillaires de nouvelle formation, qu'il est facile de distinguer des gros vaisseaux rétiniens et qui sont un des signes caractéristiques de la maladie.

La confusion dont nous venons de parler est d'autant plus facile à commettre que le gliome produit parfois lui-même le décollement de la rétine, et se masque derrière cette affection. Le siège souvent insolite du décollement; sa présence à un âge où il n'est pas habituel; l'absence d'oscillations; les vaisseaux de nouvelle formation dont on peut quelquefois constater la présence par derrière la rétine soulevée, constituent les principaux caractères qui permettent de reconnaître ce décollement symptomatique. En outre, la tension intra-oculaire a tendance à s'exagérer, ce qui est le contraire de ce qui se passe dans un décollement simple, et, enfin, on rencontre quelquefois sur les limites de la partie décollée ou à son voisinage, de petites bosselures disséminées, parcourues de vaisseaux, qui ne sont autre chose que des foyers gliomateux et qui ne laissent aucun doute sur la nature de l'affection.

3° *Avec un sarcome de la choroïde ou une choroïdite purulente.* — Mais c'est surtout lorsque la tumeur apparaît avec le reflet chatoyant, métallique, connu sous le nom d'œil de chat amaurotique, qu'on a le plus souvent occasion d'en faire le diagnostic, car la maladie n'est souvent révélée, chez les enfants, que par cet aspect étrange du fond de

LIBRAIRIE J.-B. BAILLIÈRE ET FILS

ANAGNOSTAKIS. — **Contributions à l'histoire de la chirurgie oculaire** chez les anciens. 1872, in-4, avec figures.......... 3 fr.

BARTHÉLEMY (A.-J.-C.). — **Instruction raisonnée pour l'examen de la vision** devant les conseils de révision et de réforme dans la marine et dans l'armée. Paris, 1880, in-8 de 156 p. et 8 fig.......... 3 fr. 50

CALDERON (A.-G.). — **Des irido-choroïdites.** In-8 de 151 pages...... 3 fr.

GIRAUD-TEULON (F.). — **La vision et ses anomalies**, cours théorique et pratique sur la physiologie et les affections fonctionnelles de l'appareil de la vue, 1881, grand in-8, 936 pages avec 117 figures.......... 20 fr.

GRAEFF. — **Clinique ophthalmologique**, par A. DE GRAEFF, professeur à la Faculté de médecine de l'Université de Berlin. Édition française, publiée avec le concours de l'auteur par E. Meyer. Paris, 1867, 1 vol. in-8, 372 p. avec fig. 8 fr.

GRAUX. — **De la paralysie du moteur oculaire** externe avec déviation conjuguée. Paris, 1878, in-8, 143 pages, avec 13 figures et 2 planches..... 4 fr.

HANNOVER. — **La rétine de l'homme et des vertébrés.** 1 vol. in-4, avec 6 planches.......... 25 fr.

HOCQUART. — **Contribution à l'étude des staphilomes antérieurs** (cirsophthalmies). Paris, 1881, in-8, 44 pages avec 4 planches.......... 3 fr.

IMBERT. — **De l'astigmatisme.** Paris, 1883, gr. in-8, 110 pages, avec fig. 2 fr.

MAGNE. — **Hygiène de la vue.** *Quatrième édition*, 1 vol. in-18 jésus, 350 p. avec 30 figures.......... 3 fr.

MIARD (Antony). — **Des troubles fonctionnels et organiques, de l'amétropie et de la myopie** en particulier, de l'accommodation binoculaire et cutanée dans les vices de la réfraction, par le Dr Ant. MIARD, chef de clinique ophthalmologique. 1 vol. in-8 de XIII-460 pages.......... 7 fr.

MOTAIS (D.). — **Du traitement du strabisme.** Paris, 1881, in-8, 94 pages avec planches.......... 5 fr.

NITOT (E.). — **Contribution à l'histoire de la syphilis et de la tuberculose oculaires**, des gommes syphilitiques de l'iris et du corps ciliaire, par le Dr Emile NITOT, aide d'anatomie de la Faculté de médecine. In-8 de 144 pages avec 1 planche lithographiée.......... 3 fr.

PEYROT. — **De la valeur thérapeutique et opératoire de l'iridectomie.** Paris, 1878, gr. in-8, 104 pages.......... 3 fr. 50

RANVIER. — **Leçons d'anatomie générale. Terminaisons sensitives des nerfs, Cornée et appareils nerveux terminaux des muscles**, par le Dr RANVIER, professeur au Collège de France. Paris, 1881, 2 vol. in-8 de 500 pages chacun, avec figures.......... 20 fr.

REDARD (Paul). — **De la section des nerfs ciliaires et du nerf optique**, 1879, in-8, 156 pages.......... 3 fr. 50

— **Examen de la vision chez les employés de chemins de fer.** Paris, 1880, in-8, avec quatre planches coloriées.......... 4 fr.

ROBIN (A.). — **Des troubles oculaires dans les maladies de l'encéphale.** Paris, 1880, 1 vol. in-8 de 601 pages, avec 46 fig. et 1 pl. lithogr. 9 fr.

ROBIN (Ch.). — **Mémoire contenant la description anatomo-pathologique de diverses espèces de cataractes** capsulaires et lenticulaires. 1 vol. in-4.......... 2 fr.

SICHEL. — **Iconographie ophthalmologique**, ou Description avec figures coloriées des maladies de l'organe de la vue, comprenant l'anatomie pathologique, la pathologie et la thérapeutique médico-chirurgicale, par le Dr SICHEL. 2 vol. grand in-4, dont 1 vol. de 840 pages et 1 vol. de 80 planches coloriées, avec texte descriptif.......... 172 fr. 50

THIBAUD. — **Considérations sur un nouveau traitement médical de la cataracte**, suivies de 27 observations, par le Dr THIBAUD. Paris, 1884, in-8 de 84 p.......... 1 fr.

5291-82. — Corbeil. Typ. et stér. CRÉTÉ.

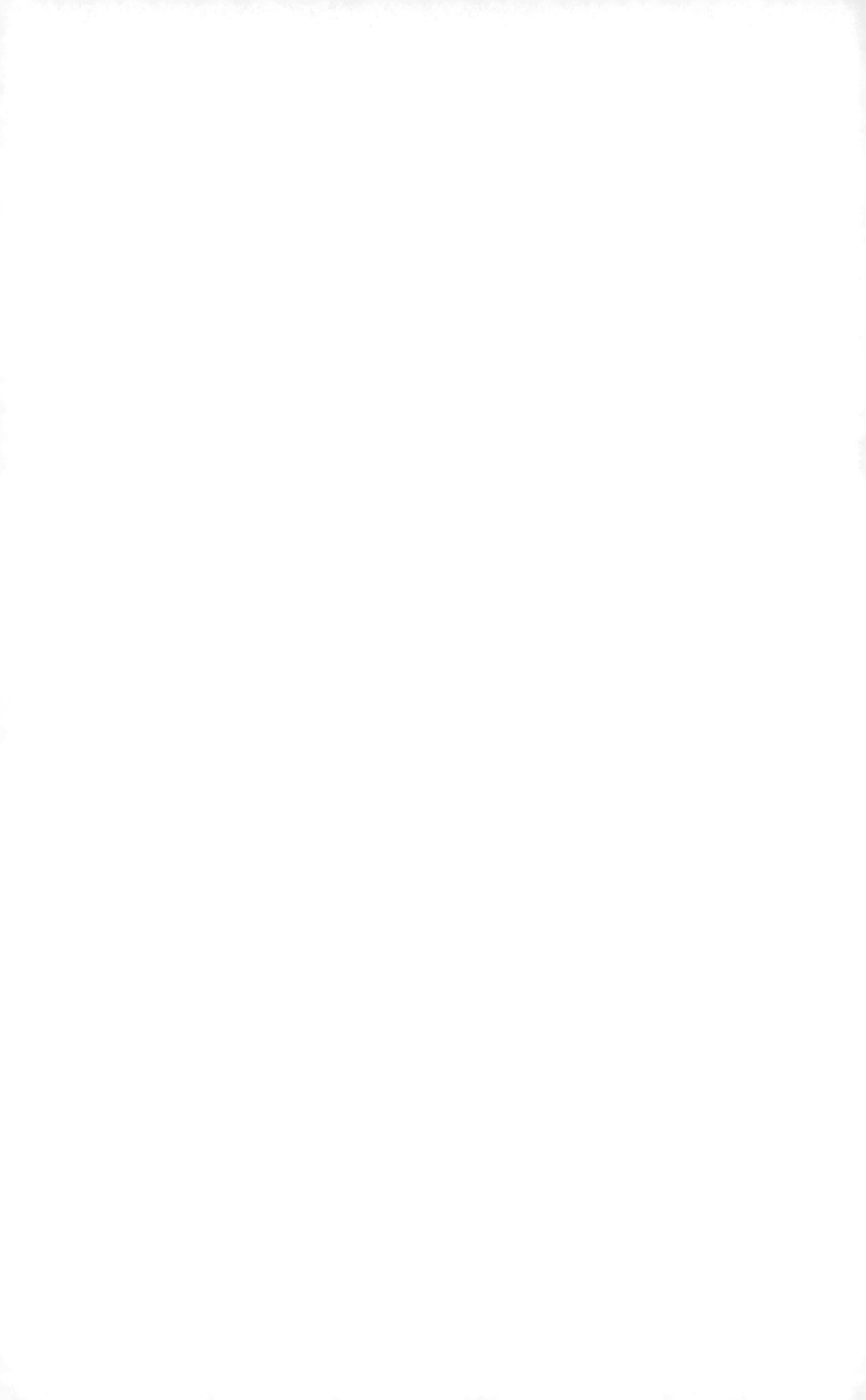